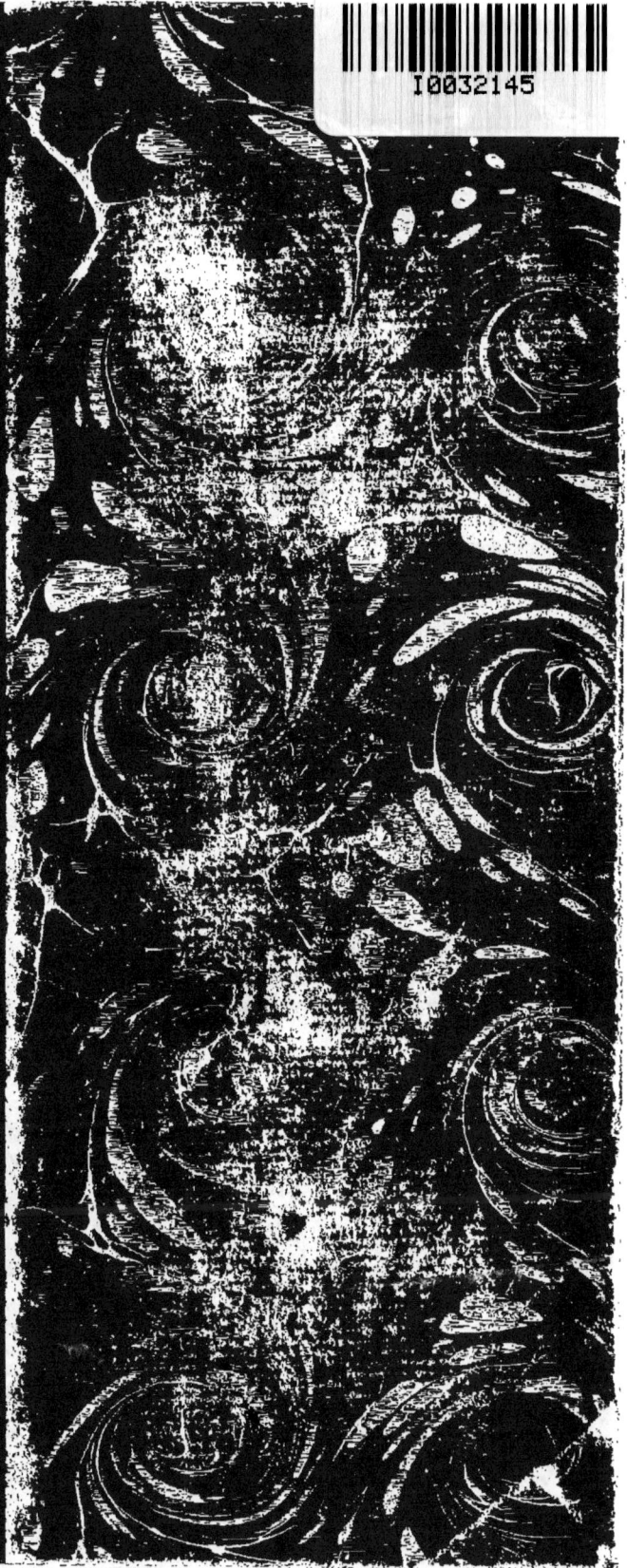

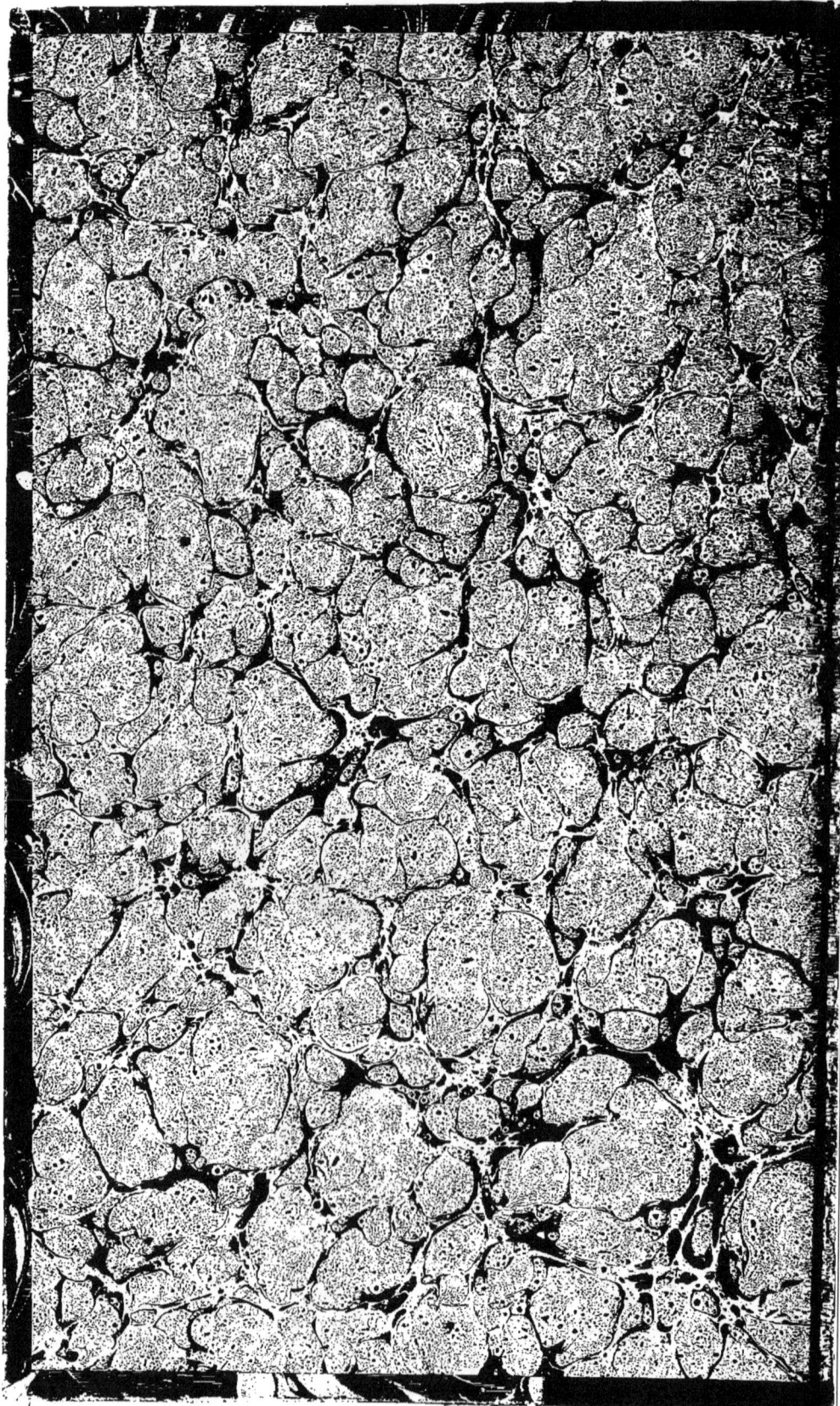

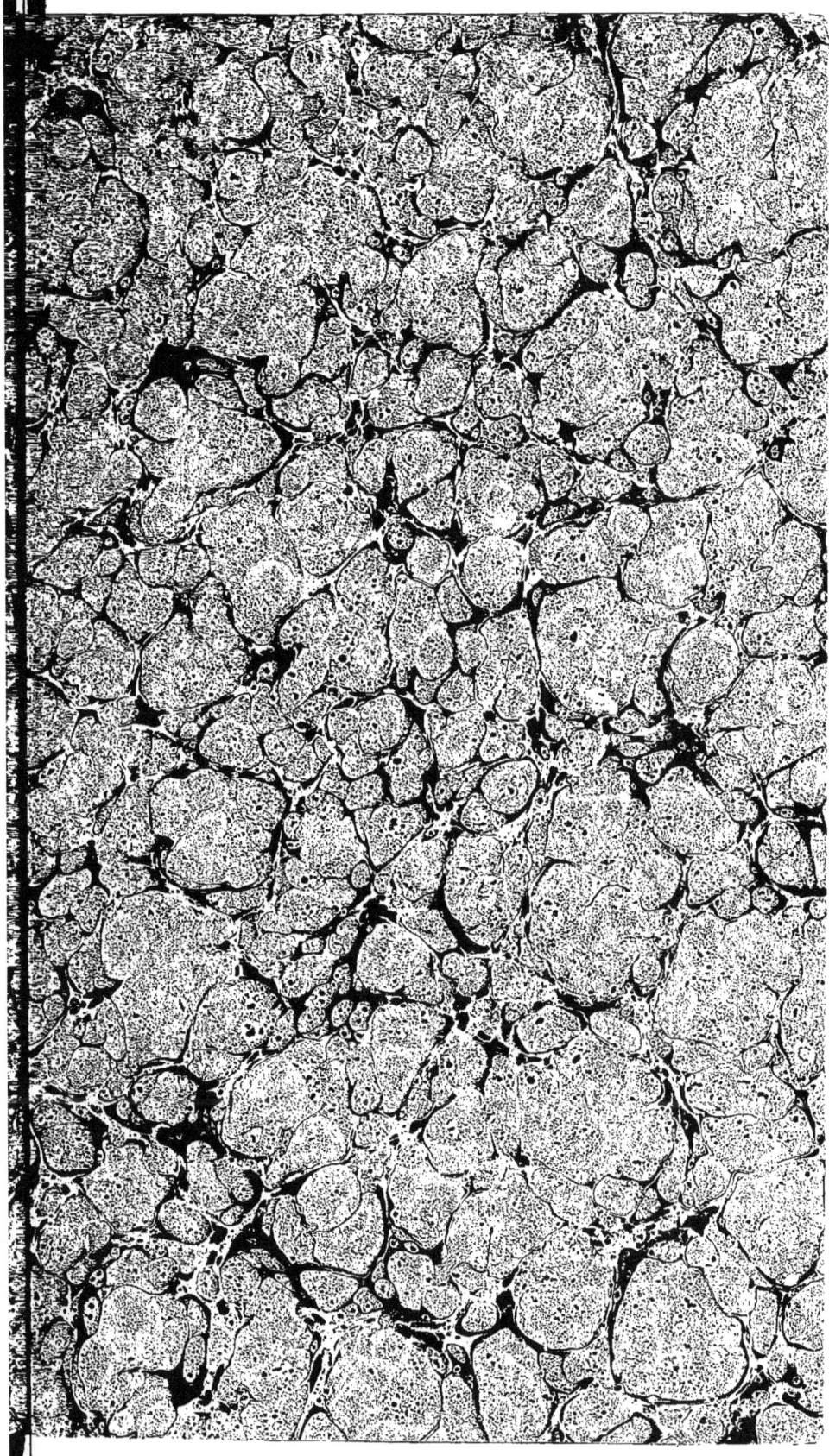

8-

Ta 9
A

A conserver

S 799.
G.a.1.

LEÇONS

D'ANATOMIE COMPARÉE.

2872

LEÇONS

D'ANATOMIE COMPARÉE

DE G. CUVIER,

MEMBRE DE L'INSTITUT NATIONAL,

Professeur au Collége de France et à l'École
centrale du Panthéon, etc.

Recueillies et publiées sous ses yeux par C.
Duméril, Chef des travaux anatomiques de
l'École de Médecine de Paris.

TOME PREMIER.

Contenant LES ORGANES DU MOUVEMENT.

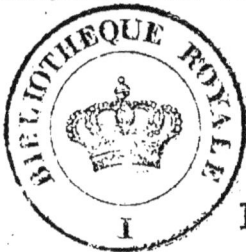

PARIS.

CROCHARD, Libraire, rue de l'École de Médecine, n° 8.
FANTIN, Libraire, quai des Augustins, n° 55.

BAUDOUIN, IMPRIMEUR DE L'INSTITUT.

AN XIV. — 1805.

LETTRE

DE G. CUVIER,

De l'Institut national de France, etc.,

A Jean-Claude MERTRUD, professeur de l'anatomie des animaux au Muséum d'Histoire naturelle de Paris.

LE livre que je vous adresse vous doit son existence; car, si mes leçons ont eu quelqu'intérêt, elles le tiennent sur - tout de l'usage que vous et vos collègues, m'avez permis de faire de la belle collection qui est maintenant confiée à vos soins, et à la formation de laquelle vous avez tant contribué, lorsque Daubenton la créoit, lorsqu'il y puisoit les matériaux de la partie la plus importante d'un ouvrage immortel (1).

---

(1) Le citoyen Mertrud a été démonstrateur d'anatomie au jardin des Plantes, depuis 1750 jusqu'à l'époque de l'érection de cet établissement en école spéciale d'Histoire naturelle, qu'il fut nommé professeur d'Anatomie comparée; c'est lui qui a travaillé avec Daubenton à l'anatomie de la plupart des

1   *a*

Aujourd'hui que cette collection, enrichie par une administration sage et par un travail assidu, surpasse toutes celles qui existent dans son genre; aujourd'hui qu'elle présente, dans le plus bel ordre et dans le plus grand développement, toutes les parties du corps animal prises, dans les espèces les plus éloignées, depuis celles qui s'approchent le plus de l'homme par leur perfection, jusqu'à celles où l'on n'apperçoit plus qu'une pulpe à peine organisée, la simple anatomie comparée est presque devenue un jeu: il suffit d'un coup-d'œil pour appercevoir les variations, les dégradations successives de chaque organe; et si les effets que ces organes produisent ne sont pas encore expliqués, c'est qu'il y a dans les corps vivans quelque chose de plus que ces fibres, que ces tissus qui frappent nos yeux; c'est que la partie mécanique de l'organisation n'est, pour ainsi dire, que l'instrument passif

---

quadrupèdes décrits dans la grande Histoire naturelle. Buffon, qui l'aimoit et qui l'estimoit, a parlé de lui avec éloge dans plusieurs volumes de son immortel ouvrage. Son attachement à sa patrie lui a fait refuser des postes brillans qui lui ont été offerts par des puissances étrangères, et entre autres celui de premier chirurgien du roi de Náples, qui lui fut offert en 1770, et celui de premier chirurgien du roi d'Espagne, auquel il a réellement été nommé en 1772. Il est l'inventeur de plusieurs procédés ingénieux relatifs aux préparations anatomiques.

de la vitalité, et qu'entre le premier ébranle-
ment des élémens imperceptibles et le mouvement sensible qui en est le dernier résultat,
il se passe une multitude de mouvemens intermédiaires dont nous n'avons aucune notion.

Combien de combinaisons, de décomposi-
tions ont eu lieu dans cet intervalle ? combien d'affinités ont joué ? Et quel seroit le physiologiste qui oseroit seulement hasarder quelques conjectures sur le plus grand nombre des
opérations qui se passent dans cet impénétra-
ble laboratoire ? tant la chimie humaine,
malgré les heureux efforts de nos contempo-
rains, est encore dans l'enfance, lorsqu'on la
compare à celle de la nature !

Cependant ces ténèbres ne doivent point
nous effrayer ; c'est à l'anatomiste à y porter
les premières lueurs : c'est à lui de faire connoître au physiologiste la partie matérielle
des phénomènes et les instrumens des opérations ; de décrire les canaux que les liquides
parcourent, les conducteurs qui transmettent
les fluides, d'en suivre les embranchemens et
d'en reconnoître toutes les communications :
c'est à lui de mesurer la vîtesse de chaque mouvement et d'en déterminer la direction.

Mais, pour remplir cette tâche d'une manière satisfaisante, il ne doit pas s'arrêter
uniquement à ce que les phénomènes ont d'in-

dividuel ; il faut qu'il distingue sur-tout ce
qui fait la condition générale et nécessaire de
chacun d'eux : et pour cela, il faut qu'il les
examine dans toutes les modifications que peuvent y apporter leurs combinaisons avec d'autres phénomènes ; il faut aussi qu'il les isole,
qu'il les débarrasse de tous les accessoires qui
les voilent ; en un mot, il faut qu'il ne se
borne point à une seule espèce de corps vivant, mais qu'il les compare toutes, et qu'il
poursuive la vie et les phénomènes dont elle
se compose dans tous les êtres qui en ont reçu
quelque parcelle. Ce n'est qu'à ce prix qu'il
peut espérer de soulever le voile mystérieux
qui en couvre l'essence.

En effet, la physiologie doit nécessairement
suivre la même marche que toutes celles des
sciences physiques que l'obscurité et la complication des phénomènes n'ont point encore
permis de soumettre au calcul ; ne possédant
aucun principe démontré, d'où les faits particuliers puissent se déduire comme des consé-
quences, c'est dans la série de ces faits seulement que la science consiste jusqu'ici ; et nous
ne pouvons espérer de remonter à des causes
générales qu'autant que nous aurons classé les
faits, et que nous serons parvenus à les ranger
sous quelques lois communes : mais la physiologie n'a pas pour cet effet le même avantage

que les sciences qui opèrent sur des substances non organiques ; que la chimie et la physique expérimentale, par exemple. Celles-ci peuvent réduire à une simplicité presque indéfinie les problêmes qu'elles se proposent ; elles peuvent isoler les substances dont elles veulent reconnoître les rapports et la nature, et les combiner ou les rapprocher successivement de toutes les autres. Il n'en est pas de même de la physiologie. Toutes les parties d'un corps vivant sont liées ; elles ne peuvent agir qu'autant qu'elles agissent toutes ensemble : vouloir en séparer une de la masse, c'est la reporter dans l'ordre des substances mortes, c'est en changer entièrement l'essence. Les machines qui font l'objet de nos recherches ne peuvent être démontées sans être détruites ; nous ne pouvons connoître ce qui résulteroit de l'absence d'un ou de plusieurs de leurs rouages, et par conséquent nous ne pouvons savoir quelle est la part que chacun de ces rouages prend à l'effet total.

Heureusement la nature semble nous avoir préparé elle-même des moyens de suppléer à cette impossibilité de faire certaines expériences sur les corps vivans. Elle nous présente dans les differentes classes d'animaux presque toutes les combinaisons possibles d'organes ; elle nous les montre réunis, deux à deux, trois à trois,

a iij

et dans toutes les proportions ; il n'en est, pour ainsi dire, aucun dont elle n'ait privé quelque classe ou quelque genre ; et il suffit de bien examiner les effets produits par ces réunions, et ceux qui résultent de ces privations, pour en déduire des conclusions très-vraisemblables sur la nature et l'usage de chaque organe et de chaque forme d'organe.

On peut observer la même marche, pour déterminer l'usage des diverses parties d'un organe, et pour reconnoître celles qui sont essentielles, et les distinguer de celles qui ne sont qu'accessoires. Il suffit de suivre cet organe dans toutes les classes qui l'ont reçu et d'examiner quelles sont les parties qui s'y trouvent toujours, et quel changement opère dans les fonctions relatives à cet organe, l'absence de celles qui manquent dans certaines classes.

Mais il n'est pas permis de borner ses recherches à quelques espèces : souvent une seule négligée recèle une exception qui détruit tout un système. Cette méthode de raisonner en physiologie ne peut devenir rigoureuse qu'autant qu'on approchera de la connoissance complète de l'anatomie des animaux ; cependant, si dans son état actuel, cette dernière science ne peut nous conduire encore directement à des découvertes certaines, elle est déja du moins la pierre

de touche des résultats obtenus par toutes les
autres voies, et il a souvent suffi d'un seul
fait d'anatomie comparée, pour détruire un
échafaudage entier d'hypothèses physiologiques.

Aussi a-t-on reconnu dans tous les temps l'importance de l'anatomie comparée; et si l'abus
qu'on en avoit fait vers la fin du siècle dernier, en
donnant trop souvent pour humaines des organi-
sations propres aux animaux, avoit porté à la
négliger dans la première moitié du siècle présent,
on l'a reprise avec ardeur, et une multitude
d'hommes recommandables s'y sont livrés de
préférence depuis un certain nombre d'années.

On doit au Muséum national d'histoire naturelle de Paris la justice de dire que les savans qui y ont été employés, ont contribué
dans tous les temps à encourager et à pro-
pager cette étude. Les noms de *Duverney*, de
Ferrein, de *Petit* sont célèbres dans les
fastes de la science; *Buffon* lui donna un
nouvel essor, en faisant voir son importance
dans la partie caractéristique de l'histoire naturelle; son digne collaborateur, *Daubenton*,
en fit par ses immenses travaux la base désor-
mais inébranlable de la zoologie; il encouragea,
il aida de ses conseils, et de la communication des objets confiés à sa garde, cet autre
de vos élèves qui auroit porté à son faîte l'anatomie comparée, si le malheur des temps ne

a iv

nous l'eût enlevé dans la force de l'âge. Ecrivain élégant, physiológiste ingénieux, anatomiste profond, *Vicq - d'Azyr* ne sera jamais remplacé; mais du moins ceux qui le formèrent existent encore; les trésors qu'ils lui confièrent sont augmentés; leurs dépositaires trouveront pour en faire usage des hommes aussi dévoués et aussi reconnoissans.

Les savans qui composent l'administration actuelle du Muséum étoient dignes de suivre les glorieux exemples de leurs prédécesseurs; aussi ai-je reçu de leur part, comme de la vôtre, tous les secours que je pouvois attendre d'un amour éclairé pour la science, embellis de toutes les graces dont pouvoit les orner la plus noble amitié. Rien n'a été épargné de ce qui pouvoit conduire à des découvertes, ou seulement à compléter le systême de nos connoissances en anatomie comparée. Les correspondans du Muséum ont imité l'exemple de l'administration. Le citoyen Baillon sur-tout, ce naturaliste si connu par les observations précieuses qu'il a fournies à Buffon, et par celles qu'il continue de faire, m'a procuré, avec un empressement et une générosité sans égale, les oiseaux et les poissons les plus rares. Le citoyen Hombert du Havre, qui se livre avec le plus grand succès à l'étude des mollusques et des vers marins, m'en a communiqué un grand nombre qui m'ont été très-utiles par leur conservation parfaite; les citoyens Beauvois, Bosc et Olivier, revenus, les deux premiers, de l'Amérique septentrionale; le troisième, du levant de l'Egypte et de la Perse, ont bien voulu me donner quelques-uns des objets précieux qu'ils ont rapportés; aussi je crois n'avoir aucun sujet d'envier la position où se trouvoit Aristote, lorsqu'un conquérant, ami des sciences, et savant lui-même, lui soumettoit des hommes et lui prodiguoit des millions pour le mettre à même d'avancer l'histoire de la nature.

Cette assertion n'étonnera point lorsqu'on saura qu'il m'a été permis de disséquer, non seulement les animaux qui sont morts à la ménagerie, mais encore ceux qui avoient été rassemblés depuis un grand nombre d'années de toutes les parties du monde, et conservés dans la liqueur; collection que le temps seul a pu porter au degré de perfection où elle est aujourd'hui, et pour laquelle aucune puissance n'auroit pu suppléer à celle du temps.

En m'ouvrant vos trésors, en m'associant aux travaux nécessaires à leur arrangement et à leur augmentation, vous ne m'avez imposé qu'une condition; c'est d'en faire jouir les naturalistes, par une description digne de leur importance.

Vous savez avec quelle assiduité j'y travaille, mais vous savez aussi mieux que personne combien de temps un pareil ouvrage exige ; les faits appellent les faits. Quelque riche qu'on en soit, on en desire toujours. Tantôt c'est une espèce que l'on voudroit comparer à celles que l'on connoît déja ; tantôt c'est un organe sur lequel on voudroit encore tenter quelques essais pour en mieux développer la structure. Dans d'autres endroits on a besoin de réflexions plus prolongées ; on ne sent pas encore assez bien l'ensemble de son objet, les rapports de ses parties. C'est sur-tout en histoire naturelle qu'on est toujours mécontent de ce qu'on a fait, parce que la nature nous montre à chaque pas qu'elle est inépuisable. La partie mécanique seule, comme les préparations, les dessins et les gravures, exigeront un temps qu'aucun soin, aucune dépense ne pourroient abréger.

Ainsi je ne puis raisonnablement espérer de terminer mon ouvrage d'ici à plusieurs années ; cependant je m'efforce de faire jouir, autant qu'il est en moi, les jeunes anatomistes de tout ce que les collections contiennent déja de neuf et d'important ; je leur développe les rapports que les faits nous laissent déja entrevoir ; et ne me bornant point à leur exposer dans un ordre quelconque les observations consignées dans les ouvrages imprimés, je ne leur cache aucune de celles que j'ai eu occasion de faire, en marchant, quoique de loin, sur les traces des auteurs célèbres qui m'ont précédé. Cette confiance de ma part, et ces efforts pour rendre le corps de la science aussi complet que l'état actuel des observations le permettoit, ayant attiré à mes cours quelques élèves pleins de talens et d'assiduité, ils ont pris la peine de recueillir mes leçons avec beaucoup d'exactitude, et il en est résulté divers manuscrits, qui pourroient être considérés comme des ouvrages élémentaires différens pour la marche, et, à ce que je crois, plus complets pour la matière que ceux qui ont paru jusqu'ici sur l'ensemble de l'anatomie comparée; et tout imparfaite que devoit être leur rédaction, il en a couru des copies qui ont été employées utilement dans quelques autres cours, et même dans quelques ouvrages imprimés; abus très-léger, à la vérité, et qui ne m'empêchera point de continuer à faire connoître les observations qui me sont propres, à tous ceux qui pourront le desirer, mais suffisant cependant pour que je tâche de m'assurer par l'impression la date et la propriété de quelques-unes. Une raison d'un autre genre a encore contribué à me déterminer à consentir à la publication d'un de ces manuscrits; c'est le besoin réel où sont la plupart des élèves qui suivent un cours quelconque, d'avoir un ouvrage qui contienne, dans un ordre convenable, le détail des faits qui en font l'objet ; détail qu'il est presque impossible de rendre avec exactitude dans un débit oral, où l'on se laisse toujours emporter davantage aux vues et aux réflexions propres à captiver l'attention des auditeurs, et où ceux-ci d'ailleurs ne pourrroient saisir assez rapidement ces faits, sur-tout quand ils sont aussi nombreux et aussi variés que dans l'anatomie comparée. Enfin j'ai pensé que cette impression pourroit encore être agréable et utile, non seulement aux anatomistes qui ne peuvent suivre mes leçons, mais à toutes les personnes qui s'occupent de physiologie et d'histoire naturelle, et qui n'ont eu jusqu'à présent aucun livre qui contînt un ensemble systématique sur l'organisation interne des animaux. Quoiqu'on ne puisse et ne doive considérer celui-ci que comme un espèce d'abrégé ou de programme de l'ouvrage auquel je travaille, il n'en est pas moins vrai qu'il contient déja un ensemble imposant de faits, et qu'il peut servir de base à des recherches ultérieures très-multipliées. Peut-être donnera-t-il lieu aux personnes qui s'intéresseront à son objet, de publier les faits neufs ou isolés qui se seront présentés à elles, et qui pourront occuper une place dans le grand plan ; peut-être m'indiquera-t-on des vues et des corrections importantes ; en un mot, je ne regretterai point d'avoir livré à la critique un ouvrage imparfait, s'il peut en revenir, par moi ou par d'autres, quelque bien à la science.

Ces leçons ont été rédigées, comme le titre l'indique, d'après mes démonstrations orales, par l'un de mes plus chers élèves et de mes meilleurs amis, le citoyen Duméril, dont les talens viennent d'être récompensés par la place importante de chef des travaux anatomiques de l'école de médecine, qui lui a été décernée après un concours solemnel. Ayant suivi mes cours pendant quatre ans, il a recueilli si exactement tout ce que j'y ai développé, qu'il auroit été difficile à moi-même de le faire mieux. J'ai revu son manuscrit avec le plus grand soin ; j'ai suppléé par-tout les faits de détail qui n'étoient point susceptibles d'être exposés dans des leçons publiques ; j'ai rectifié les choses que j'avois pu avancer trop légèrement ; j'ai ajouté ce que mes dissections ou mes lectures m'ont appris depuis que j'ai fait les leçons auxquelles elles se rapportent, et je n'hésite point aujourd'hui à reconnoître cet ouvrage comme le mien, et à avouer toutes les assertions qui y sont contenues.

Au reste, ce n'est point de sa plume seulement que le citoyen Duméril a contribué à cet ouvrage. Il m'a toujours secondé dans les nombreuses dissections qu'il m'a fallu faire ;

il en a suivi plusieurs d'après des vues qui lui étoient propres , et que lui suggéroient ses connoissances étendues en histoire naturelle et en physiologie ; et je dois à sa perspicacité un multitude d'observations piquantes et de faits curieux qui m'auroient échappé.

Je dois aussi beaucoup à la complaisance du citoyen Rousseau , votre aide - anatomiste au Muséum d'histoire naturelle. Cet homme aussi modeste qu'infatigable méritera la re- connoissance de tous les anatomistes par les travaux pénibles qu'il a exécutés , sous vos or- dres , pour la restauration et l'augmentation de la collection d'anatomie ; et il m'auroit été impossible sans lui de rendre mes leçons dignes de paroître en public.

On concevra aisément la nécessité d'un tel secours , si on réfléchit combien les dissec- tions ont besoin d'être multipliées pour un ou- vrage du genre de celui-ci , et combien sont rares les occasions de faire celles de certaines espèces. Celui qui ne décrit que le corps hu- main , travaille tranquillement sur un objet dont il ne lui reste que quelques parcelles à découvrir , et qu'il peut retrouver chaque fois qu'il veut vérifier ou corriger ses observations. Celui qui s'occupe des animaux, lorsqu'il trouve l'occasion d'en disséquer un qui ne l'a point été , est obligé de tout décrire ; si l'espèce est rare, s'il n'a pas l'espoir de la voir plus d'une fois, ni de rien rectifier, il faut qu'il mette plus d'exactitude dans ses recherches, en même temps qu'il en doit faire un plus grand nombre; il faut alors passer les jours et les nuits dans un travail aussi mal-sain que fatigant.

Aussi la partie purement mécanique des études nécessaires à celui qui se livre à l'anatomie comparée, est-elle si pénible qu'il seroit impossible à un seul homme d'y suffire, s'il n'étoit secondé par des amis aussi zélés que lui.

Ils m'ont été d'autant plus nécessaires, que mes leçons, ainsi que les lecteurs s'en appercevront aisément, sont par-tout fondées sur l'observation, et que, hors quelques faits sur lesquels j'ai soigneusement allégué mes autorités, j'ai vu par moi-même tout ce que j'avance. C'est ce qui a rendu peu nécessaire, dans l'abrégé actuel, les citations multipliées que je ne négligerai cependant point dans mon grand ouvrage; car je reconnois qu'il est juste de consacrer la mémoire des premiers observateurs d'un fait utile. Ainsi dans les endroits où je ne cite personne, je ne prétends nullement être regardé comme inventeur, mais je crois devoir être considéré comme un autorité à ajouter à celles qui peuvent déja exister sur les mêmes faits.

Au reste, ce défaut de citations dans les choses

qu'il m'a été possible de vérifier moi-même, et
que j'ai le plus souvent démontrées publique-
ment dans mes cours, ou dont les preuves sont
déposées dans la collection d'anatomie du Muséum , vient plutôt de ce que ces démonstrations et cette exposition publique rendoient
toute autre autorité inutile, que de ma négli-
gence à m'enquérir de ce qui avoit été fait
avant moi. Je ne crois pas être resté très en
arrière de mes prédécesseurs ; et si j'ai cru
dans beaucoup de cas qu'il étoit plus aisé de
recourir à la nature , que de chercher à expliquer les descriptions obscures ou insuffi-
santes de plusieurs modernes, ou que de passer
plusieurs jours pour rencontrer quelques pierres
précieuses , enfouites dans les discussions de
philosophie scholastique qui remplissent les
auteurs du seizième siècle : je regarde cette
méthode comme un avantage que mon heu-
reuse position me procuroit , en me dispen-
sant d'avoir recours à la compilation , et point
du tout comme un sujet de reproche.

Ce qui m'a sur-tout guéri de l'envie de construire avec des matériaux étrangers , ce sont
les résultats informes qu'ont obtenus de cette
façon quelques auteurs estimables ; mais dé-
pourvus des moyens d'observer. Ils n'ont pu
éviter de reproduire des choses fausses , d'autres inexactes ou même contradictoires ; et

comme l'aspect constant de la nature ne maî-
trisoit point leur imagination, ils n'ont pu
s'empêcher de créer des systêmes, ni de mettre
de la partialité dans leur jugement sur les faits,
en choisissant de préférence ceux qui favori-
soient leur manière de voir.

Vous devinez aisément que le plus grand
nombre de ces auteurs se trouve dans une
nation, qui, toute excellente qu'elle est par son
génie inventif et par son infatigable patience
dans les recherches de tout genre, n'a pas toujours su contenir dans des bornes convenables
son penchant à montrer de l'érudition, penchant
qui ne vient peut-être que de trop de modestie et
d'une déférence mal entendue pour les autres.

Une autre nation non moins admirable
par la hardiesse de ses vues, et la force qu'elle
déploie dans les travaux relatifs aux sciences,
semble avoir donné dans un excès opposé à
celui que je viens de reprendre, en méprisant
un peu trop les étrangers, en n'estimant et
même en ne consultant presque que ses compa-
triotes. Cette espèce d'orgueil, utile peut-être en
politique, ne peut, dans les sciences et sur-tout
dans les sciences de faits, que rétrécir les
idées, et conduire à une sécheresse qui fait
le caractère de quelques-uns de ses auteurs en
histoire naturelle et en anatomie comparée.

Vous trouverez, j'espère, que j'ai fait mon

1   b

possible pour éviter ces deux écueils, et qu'en
m'efforçant d'observer toujours la nature, je n'ai
point voulu marcher sans guide, et que j'ai
étudié ceux qui pouvoient m'indiquer des sen-
tiers nouveaux ou utiles.

Je crois avoir employé les principales découvertes des auteurs modernes qui ont traité
l'anatomie d'une manière physiologique. Les
Stenon, les Swammerdam, les Collins, les Duverney, les Petit, les Lyonnet, les Haller,
les Monro, les Hunter, les Geoffroy, les
Vicq-d'Azyr, les Camper, les Blumenbach, les
Scarpa, les Comparetti, les Kielmeyer, les
Poli, les Harwood, les Barthez, m'ont fourni les
données d'où je suis parti ; et quoique j'aie revu
par moi-même une grande partie de ces données, ce n'est pas moins à ces hommes célèbres
que la gloire en est due, puisque, sans leurs écrits,
le plus grand nombre des faits consignés dans cet
ouvrage me seroient échappés.

Je dois aussi reconnoître les services que m'ont
rendus les naturalistes les plus récens. Depuis
que l'histoire naturelle prend enfin la nature pour
base de ses distributions, ses rapports avec l'anatomie sont devenus plus intimes ; l'une de ces
sciences ne peut faire un pas sans que l'autre
en profite. Les rapprochemens que la première
établit indiquent souvent à l'autre les recherches
qu'elle doit faire. Aussi, sans parler de Daubenton

et de Pallas, également placés au premier rang dans l'une comme dans l'autre science, je suis redevable de beaucoup de vues, et sur-tout de plus de régularité dans ma marche, aux nouveaux zoologistes, parmi lesquels je dois sur-tout nommer Ray, Klein, Linné, Buffon, Lacé-pède, Lamarck, Bloch, Fabricius, Latreille, et tous ceux qui ont tenté par différentes voies de s'approcher de cette méthode naturelle unique, qui doit faire le but de tous les efforts des naturalistes quoiqu'elle soit peut-être la pierre philosophale de leur art.

Quelques-uns de ces hommes célèbres m'honorant de leur amitié, je n'ai pas moins profité de leurs conversations que de leurs écrits; et plusieurs de mes idées ont pris leur source dans les leurs, dont je me suis tellement nourri, que j'aurois souvent peine à reconnoître ce que je dois plus particulièrement à chacun d'eux.

J'ai cherché à me rapprocher un peu plus de cette méthode naturelle, dans les tableaux qui sont dans ce volume, que je ne l'avois fait dans mes élémens de zoologie : et je crois avoir fait dans la distribution des animaux plusieurs changemens avantageux, dont je dois aussi une partie aux recherches des hommes que je viens de nommer ; ainsi on reconnoîtra sans peine que j'ai profité du travail du citoyen Lacépède sur les oiseaux et sur les mammifères,

b ij

et de celui du citoyen Lamarck sur les testacés, et que la division des reptiles est celle qu'a proposée récemment le citoyen Brongniard.

Vous reconnoîtrez, sans doute, dans ces aveux, le desir de rendre un témoignage éclatant de reconnoissance à tous ceux dont les idées ou les travaux m'ont été utiles; mais je souhaite encore plus que vous y voyiez celui d'encourager et d'entretenir cet esprit communicatif, si noble, si touchant, qui règne aujourd'hui parmi la plupart des naturalistes. Occupés de défricher ensemble le vaste champ de la nature, ils sont, pour ainsi dire, en communauté de travaux et de succès; et pourvu qu'une découverte soit faite, il leur importe peu qui d'eux ou de leurs amis y attachera son nom.

Je me repose d'ailleurs sur le jugement des personnes instruites en anatomie, pour discerner les observations qui me sont absolument propres; et j'espère qu'on les trouvera assez nombreuses pour me justifier d'avoir consenti à l'impression prématurée de ces leçons. Il m'est d'autant plus permis d'exprimer cet espoir, que je n'ai d'autre mérite, à cet égard, que celui d'avoir profité d'une position favorable.

Ce n'est point dans la partie qui concerne le corps humain que j'ai pu prétendre à donner des observations neuves; je n'en ai dit que ce qui est nécessaire pour en rappeler l'idée au lecteur : et quoique mes descriptions soient faites sur le cadavre, à l'exception de quelques détails de névrologie pour lesquels j'ai suivi Sabattier et Sœmmering, elles ne diffèrent de celles de mes prédécesseurs que par l'expression.

Le citoyen *Duméril* a inséré presque partout sa nouvelle nomenclature, qui est analogue à celle qu'avoit proposée le citoyen *Chaussier*, et qu'ont modifiée, chacun à leur manière, les citoyens *Dumas* et *Girard*. Sans attacher à cet objet une grande importance, il sera cependant intéressant que les anatomistes conviennent de quelque fixation dans leur idiome.

La physiologie n'occupe aussi qu'une place accessoire ; je n'en ai inséré quelque chose, que pour diminuer un peu la sécheresse des détails anatomiques, et pour indiquer diverses vues que l'anatomie comparée peut lui fournir.

C'est dans le même esprit que j'ai cité des traits qui n'appartiennent qu'à l'histoire naturelle proprement dite : il s'agissoit presque toujours de rappeler au lecteur quelque fait propre à appuyer les théories anatomiques, ou d'indiquer quelques corrections que les observations d'anatomie comparée rendent nécessaires dans les distributions méthodiques.

Tels sont les motifs qui m'ont dirigé dans la publication de ces leçons. Il ne me reste qu'à exprimer le desir que les naturalistes ne m'accusent point d'y avoir cédé trop tôt, et que l'ouvrage leur paroisse assez utile pour les engager à me pardonner les imperfections qui s'y trouvent encore.

Accordez-moi en particulier l'indulgence que méritent, sinon l'importance de mon travail, du moins les sentimens respectueux et sincères avec lesquels vous l'offre votre disciple et votre ami.

Au Jardin des Plantes, le 28 ventose an 8.

TABLE

DES MATIÈRES

Contenues dans ce premier volume.

b iv

FIN DE LA TABLE.

LEÇONS
D'ANATOMIE COMPARÉE.

PREMIÈRE LEÇON.

CONSIDÉRATIONS *préliminaires sur l'économie animale.*

ARTICLE PREMIER.

Esquisse générale des fonctions que le corps animal exerce.

L'IDÉE de la *vie* est une de ces idées générales et obscures produites en nous par certaines suites de phénomènes, que nous voyons se succéder dans un ordre constant et se tenir par des rapports mutuels. Quoique nous ignorions la nature du lien qui les unit, nous sentons que ce lien doit exister, et cela nous suffit pour nous les faire désigner par un nom que bientôt le vulgaire regarde comme le signe d'un principe particulier, quoiqu'en effet ce nom ne puisse jamais indiquer que l'ensemble des phénomènes qui ont donné lieu à sa formation.

Ainsi notre propre corps, et plusieurs autres

qui ont avec lui des rapports de forme et de structure plus ou moins marqués, paroissant résister
pendant un certain temps aux lois qui gouvernent
les corps bruts, et même agir sur tout ce qui
les environne, d'une manière entièrement contraire à ces lois, nous employons les noms de *vie*
et de *force vitale* pour désigner ces exceptions, au
moins apparentes, aux lois générales. C'est donc en
déterminant exactement en quoi ces exceptions
consistent, que nous fixerons le sens de ces mots.
Considérons pour cet effet les corps dont je viens
de parler, dans leurs rapports actifs et passifs
avec le reste de la nature.

Examinons, par exemple, le corps d'une femme
dans l'état de jeunesse et de santé : ces formes
arrondies et voluptueuses, cette souplesse gracieuse
de mouvemens, cette douce chaleur, ces joues
teintes des roses de la volupté, ces yeux brillans
de l'étincelle de l'amour ou du feu du génie ; cette
physionomie égayée par les saillies de l'esprit,
ou animée par le feu des passions ; tout semble
se réunir pour en faire un être enchanteur. Un
instant suffit pour détruire ce prestige : souvent
sans aucune cause apparente le mouvement et le
sentiment viennent à cesser ; le corps perd sa chaleur ; les muscles s'affaissent et laissent paroître les
saillies anguleuses des os ; les yeux deviennent
ternes, les joues et les lèvres livides. Ce ne sont là
que les préludes de changemens plus horribles :
les chairs passent au bleu, au verd, au noir ; elles

attirent l'humidité ; et pendant qu'une portion
s'évapore en émanations infectes, une autre s'écoule
en une sanie putride , qui ne tarde pas à se dissiper
aussi : en un mot, au bout d'un petit nombre de
jours, il ne reste plus que quelques principes
terreux ou salins ; les autres élémens se sont dis-
persés dans les airs et dans les eaux pour entrer
dans de nouvelles combinaisons.

Il est clair que cette séparation est l'effet naturel
de l'action de l'air, de l'humidité, de la chaleur,
en un mot de tous les corps extérieurs, sur le corps
mort, et qu'elle a sa cause dans l'attraction élective
de ces divers agens pour les élémens qui le com-
posoient. Cependant ce corps en étoit également
entouré pendant sa vie ; leurs affinités pour ses
molécules étoient les mêmes ; et celles-ci y eussent
cédé également, si elles n'avoient pas été retenues
ensemble par une force supérieure à ces affinités ,
qui n'a cessé d'agir sur elles qu'à l'instant de la
mort.

Voilà de tous les phénomènes dont les idées particulières entrent dans l'idée générale de la vie,
celui qui paroît d'abord en constituer l'essence ,
puisque nous ne pouvons concevoir la vie sans
lui, et qu'il existe évidemment sans interruption
jusqu'à l'instant de la mort.

Mais l'étude suivie d'un corps vivant quelconque
nous montre bientôt que cette force qui retient
ensemble les molécules malgré les forces extérieures qui tendent à les séparer , ne borne pas

A 2

son activité à ce résultat tranquille , et que sa
sphère s'étend au-delà des limites du corps vivant
lui-même. Il ne paroît pas du moins que cette
force différe de celle qui attire de nouvelles molécules pour les intercaler entre celles qui existoient
déja ; et cette action du corps vivant pour attirer
les molécules environnantes n'est pas moins continuelle que celle qu'il exerce pour retenir les
siennes propres : car , outre que l'absorption des
matières alimentaires , et leur passage dans le
fluide nourricier et par lui à toutes les parties ,
ne souffrent guère d'interruption, et se continuent
d'un repas à l'autre , il y a une autre absorption
qui se fait continuellement à la surface extérieure,
et une troisième qui a lieu par l'effet de la respiration. Ces deux dernières sont même les seules
qui existent dans tous les corps vivans qui ne di-
gèrent pas , c'est-à-dire dans toutes les plantes.

Or, comme les corps vivans ne croissent pas
indéfiniment, mais que la nature a assigné à chacun
d'eux des limites qu'il ne peut passer , il faut qu'ils
perdent d'un côté au moins une grande partie de
ce qu'ils reçoivent de l'autre ; et en effet une observation attentive a appris que la transpiration et
une multitude d'autres voies leur enlèvent continuellement de leur substance.

Cela doit modifier l'idée que nous nous étions
formée d'abord du principal phénomène de la
vie : au lieu d'une union constante dans les molécules , nous devons y voir une circulation conti-

nuelle du dehors au dedans, et du dedans au dehors, constamment entretenue et cependant fixée entre certaines limites. Ainsi les corps vivans doivent être considérés comme des espèces de foyers, dans lesquels les substances mortes sont portées successivement pour s'y combiner entre elles de diverses manières, pour y tenir une place et y exercer une action déterminées par la nature des combinaisons où elles sont entrées, et pour s'en échapper un jour afin de rentrer sous les lois de la nature morte.

Seulement il faut observer qu'il y a une différence dépendante de l'âge et de la santé, dans la proportion des parties qui entrent dans ce torrent, et de celles qui en sortent ; et que la vîtesse du mouvement général varie également selon les différens états de chaque corps vivant.

Il paroît même que la vie s'arrête par des causes semblables à celles qui interrompent tous les autres mouvemens connus, et que le durcissement des fibres et l'obstruction des vaisseaux rendroient la mort une suite nécessaire de la vie, comme le repos est celle de tout mouvement qui ne se fait pas dans le vide, quand même l'instant n'en seroit pas prévenu par une multitude de causes étrangères au corps vivant.

Ce mouvement général et commun de toutes les parties est tellement ce qui fait l'essence de la vie, que les parties que l'on sépare d'un corps vivant ne tardent pas à mourir, parce qu'elles n'ont point

A 3

elles-mêmes de mouvement propre , et ne font que participer au mouvement général que produit leur réunion, en sorte que, selon l'expression de Kant , la raison de la manière d'être de chaque partie d'un corps vivant réside dans l'ensemble , tandis que , dans les corps bruts , chaque partie l'a en elle-même.

Cette nature de la vie une fois bien reconnue par le plus constant de ses effets , il étoit naturel qu'on recherchât quelle est son origine , et comment elle est communiquée aux corps qu'elle doit animer. On est remonté à l'enfance des corps vivans ; on a cherché à se rapprocher le plus qu'il a été possible de l'instant de leur formation : mais on ne les a jamais apperçus que tout formés , et jouissant déja de cette force vitale , produisant déja ce mouvement de tourbillon dont on vouloit connoître la première cause. En effet, quelque foibles que soient les parties d'un fœtus ou d'une graine dans les premiers instans où il nous est possible de les appercevoir , ils exercent cependant dès lors une véritable vie , et ils ont déja en eux le germe de tous les phénomènes que cette vie doit développer par la suite. Ces observations s'étant étendues à toutes les classes de corps vivans, elles nous ont amenés à ce fait général , qu'il n'est aucun de ces corps qui n'ait fait autrefois partie d'un corps semblable à lui , dont il s'est détaché ; tous ont participé à la vie d'un autre corps avant d'exercer par eux-mêmes le mouvement vital, et c'est même par l'effet de la force vitale des corps auxquels ils appartenoient alors, qu'ils se sont développés au point de devenir susceptibles d'une vie isolée : car, quoique plusieurs espèces aient besoin pour produire de l'action particulière de l'accouplement, il en est beaucoup qui produisent sans cela ; ainsi cet accouplement n'est qu'une circonstance particulière dans certains cas, qui ne change point la nature essentielle de la génération. Le mouvement propre aux corps vivans a donc réellement son origine dans celui de leurs parens ; c'est d'eux qu'ils ont reçu l'impulsion vitale, et il est évident d'après cela, que, dans l'état actuel des choses, la vie ne naît que de la vie, et qu'il n'en existe d'autre que celle qui a été transmise de corps vivans en corps vivans par une succession non interrompue.

Ne pouvant donc remonter à la première origine des corps vivans, nous n'avons de ressource pour chercher des lumières sur la vraie nature des forces qui les animent, que dans l'examen de la composition de ces corps, c'est-à-dire de leur tissu et du mélange de leurs élémens : car, quoiqu'il soit vrai de dire que ce tissu et ce mélange sont en quelque façon le résultat de l'action des forces vitales qui leur ont donné l'être et qui les ont maintenus, il est clair aussi que ces forces ne peuvent avoir que là leur source et leur fondement ; et si la première réunion de ces élémens mécaniques et chymiques d'un corps vivant quelconque a été effectuée par la force vitale du corps duquel il descend, on doit trouver en lui une force semblable et les causes de cette force, puisqu'il a à exercer une action pareille en faveur des corps qui doivent descendre de lui.

Mais cette composition des corps vivans nous est trop imparfaitement connue, pour que nous puissions en déduire clairement les effets qu'ils nous présentent. Nous voyons qu'en général ils sont composés de fibres ou de lames, dont l'ensemble forme une suite de mailles plus ou moins serrées, qui fait la base de tous leurs solides, tant de ceux qui ont de l'épaisseur en tout sens, que de ceux qui représentent eux-mêmes des lames et des filamens : nous connoissons les formes, la consistance, la position des plus grands de ces solides, les ramifications des plus considérables de leurs vaisseaux, la direction des fluides qu'ils contiennent ; mais leurs branches délicates et leur texture intime échappent à nos instrumens. De même nous connoissons les caractères chymiques des divers fluides les plus apparens, ainsi que des substances concrètes ; nous les décomposons jusqu'à un certain point : mais non seulement cette analyse est très-imparfaite, puisque nous ne pouvons les recomposer ; les phénomènes nous apprennent encore qu'il doit exister plusieurs fluides qu'il nous est jusqu'à présent impossible de saisir.

On auroit donc tort de s'appuyer sur l'inutilité des efforts que les physiciens ont faits jusqu'ici

... les phénomènes des corps vivans aux ... rales de la nature, et d'en conclure que ... phénomènes sont absolument d'un ordre dif-férent.

Mais, d'un autre côté, il seroit téméraire d'entreprendre de nouveau cette tâche, tant que nous n'aurons que des connoissances si bornées des corps dans lesquels ces phénomènes se manifestent : nous ne pourrons en donner qu'une exposition empi-rique, et non un système raisonné ; et tous nos travaux sur l'économie organique se réduiront à en faire l'histoire.

Cependant, si nos connoissances sur la composi-tion des corps vivans ne suffisent pas pour l'ex-plication des faits qu'ils nous présentent, nous pouvons du moins les employer pour reconnoître ces corps, même hors de leur action, et pour en distinguer les débris long-temps après leur mort; car nous ne trouvons dans aucun des corps bruts ce tissu fibreux ou cellulaire, ni cette multiplicité d'élémens volatils, qui forment les caractères de l'organisation, et des corps organisés, soit qu'ils vivent actuellement, soit qu'ils aient vécu.

Ainsi, tandis que les solides bruts ne se com-posent que de molécules polyèdres qui s'attirent par leurs facettes et ne s'écartent que pour se séparer ; qu'ils ne se résolvent qu'en un nombre très-borné de substances élémentaires pour nos ins-trumens, qu'ils ne se forment que de la combinaison de ces substances et de l'aggrégation de ces molé-

cules, qu'ils ne croissent que par la juxta-position
de molécules nouvelles qui viennent envelopper
par leurs couches la masse des premières, et qu'ils
ne se détruisent que lorsque quelque agent mécanique vient en séparer les parties, ou que quelque
agent chymique vient en altérer les combinaisons;
les corps organisés, tissus de fibres et de lames
dont les intervalles sont remplis de fluides, se résolvent presque entièrement en substances volatiles, naissent sur des corps semblables à eux, et
ne s'en séparent que lorsqu'ils sont assez développés
pour agir par leurs propres forces, s'assimilent
continuellement les substances étrangères, et, les in-
tercalant entre leurs molécules, croissent par une
force intérieure, périssent enfin par ce principe
intérieur et par l'effet même de leur vie.

L'origine par *génération*, l'accroissement par
nutrition, la fin par une véritable *mort*, tels
sont donc les caractères généraux et communs à
tous les corps organisés : mais si plusieurs de ces
corps n'exercent que ces fonctions-là et celles qui
en sont les accessoires, et n'ont que les organes nécessaires à leur exercice, il en est un grand nombre
d'autres qui exercent des fonctions particulières,
lesquelles non seulement exigent des organes qui
leur soient appropriés, mais encore modifient
nécessairement la manière dont les fonctions générales sont exercées, et les organes qui sont propres
à ces fonctions.

De toutes ces facultés moins générales, qui supposent l'organisation, mais qui n'en sont pas des suites nécessaires, la faculté de sentir et celle de se mouvoir à volonté, en tout ou en partie, sont les plus remarquables, et celles qui ont la plus grande influence dans la détermination des autres fonctions.

Nous avons la conscience que ces facultés existent en nous, et nous les attribuons, par analogie et d'après les apparences, à un grand nombre d'autres êtres, que nous nommons, à cause de cela, les *êtres animés*, ou, d'un seul mot, les *animaux*.

Ces deux facultés paroissent être nécessairement liées. D'abord l'idée même de *mouvement volontaire* contient en elle celle de *sensibilité*; car on ne conçoit point de *volonté* sans desir, et sans sentiment de plaisir ou de peine. Il peut bien exister des corps qui, quoiqu'inanimés, manifestent à l'extérieur des mouvemens produits par un principe interne; mais ces mouvemens sont de même nature que tous ceux qui constituent les fonctions essentielles à la vie, et ne peuvent mériter le nom de volontaires.

D'un autre côté, la bonté avec laquelle la nature a traité toutes ses productions ne nous permet guère de croire qu'elle ait privé des êtres susceptibles de sensation, c'est-à dire de plaisir et de peine, du pouvoir de fuir l'une et de tendre vers l'autre jusqu'à un certain point; et si parmi les malheurs trop réels qui affligent notre espèce, un des plus touchans est celui de l'homme de cœur qu'une force supérieure retient dans l'impuissance

de résister à l'oppression, les fictions poétiques les
plus propres à exciter notre pitié sont celles qui
nous représentent des êtres sensibles enfermés
dans des corps immobiles; et les pleurs de Clo-
rinde, sortant avec son sang du tronc d'un cyprès,
devoient arrêter les coups de l'homme le plus fa-
rouche.

Mais indépendamment de la chaîne qui lie ces
deux facultés, et du double appareil d'organes
qu'elles exigent, elles entraînent encore à leur suite
plusieurs modifications dans les facultés communes
à tous les corps organisés; et ces modifications,
jointes aux deux facultés propres, sont ce qui
constitue plus particulièrement la nature des animaux.

Par exemple, pour ce qui concerne la nutrition,
les végétaux, qui sont attachés au sol, absorbent
immédiatement par leurs racines les parties nu-
tritives des fluides qui l'imbibent : ces racines,
subdivisées à l'infini, pénètrent dans les moindres
intervalles, et vont, pour ainsi dire, chercher au
loin la nourriture de la plante à laquelle elles
appartiennent; leur action est tranquille, continue,
et ne s'interrompt que lorsque la sécheresse les
prive des sucs qui leur sont nécessaires.

Les animaux, au contraire, qui ne sont point
fixés, et qui changent souvent de lieu, devoient
pouvoir transporter avec eux la provision de sucs
nécessaire à leur nutrition; aussi ont-ils reçu une
cavité intérieure dans laquelle ils placent les ma-

tières qui doivent leur servir d'alimens , et dans les parois de laquelle s'ouvrent des pores ou des vaisseaux absorbans , qui sont, selon l'expression énergique de Boerhaave , de véritables *racines intérieures.* La grandeur de cette cavité et de ses orifices permettoit à plusieurs animaux d'y introduire des substances solides. Il leur a fallu des instrumens pour les diviser , des liqueurs pour les dissoudre : en un mot la nutrition n'a plus commencé immédiatement par l'absorption de substances telles que le sol ou l'atmosphère les fournissoient ; il a fallu qu'elle fût précédée d'une multitude d'opérations préparatoires , dont l'ensemble constitue la *digestion.*

Ainsi la *digestion* est une fonction d'un ordre secondaire , propre aux animaux , et dont l'existence , ainsi que celle de la cavité alimentaire dans laquelle elle s'opère, est nécessitée chez eux par la faculté qu'ils ont de se mouvoir volontairement ; mais ce n'en est pas la seule conséquence.

Les végétaux ayant peu de facultés , ont une organisation très-simple ; presque toutes leurs parties sont composées de fibres parallèles , ou peu divergentes. De plus, leur position fixe permettoit que le mouvement général de leur fluide nourricier fût entretenu par les simples agens extérieurs : aussi paroît-il qu'il se porte de bas en haut par l'effet de la succion de leur tissu spongieux ou capillaire et de l'évaporation qui se fait à leur cime, et que son mouvement dans ce sens est d'autant plus rapide que cette évaporation est plus grande; qu'il peut même devenir rétrograde lorsqu'elle vient à cesser, ou à se changer en absorption par la fraîcheur et l'humidité de l'air.

Non seulement les animaux, destinés à changer continuellement de lieu, et à se trouver dans toutes sortes de situations et de températures, devoient avoir en eux-mêmes un principe actif de mouvement pour leur fluide nourricier; mais leurs facultés plus nombreuses et plus développées, exigeant une complication d'organes beaucoup plus grande, leurs diverses parties étant très-composées, souvent très-divergentes, pouvant même varier leurs positions et leurs directions respectives, il falloit, pour porter ce fluide dans des détours si multipliés, des moyens plus puissans et autrement disposés que dans les végétaux.

Aussi, dans la plupart des animaux, est-il contenu dans des canaux innombrables, qui sont tous des ramifications de deux troncs qui communiquent ensemble, de manière que l'un reçoit dans ses racines le fluide que l'autre a poussé dans ses branches, et le rapporte au centre d'où il doit être chassé de nouveau.

C'est à cet endroit où les deux grands troncs communiquent, qu'est placé le cœur, qui n'est autre chose qu'un organe dont les contractions poussent avec violence ce fluide dans tous les rameaux du tronc artériel; car il y a aux deux orifices du cœur des soupapes disposées de manière que le fluide contenu dans tout le système vasculaire ne peut marcher que dans le sens que nous venons d'indiquer, c'est-à-dire du cœur vers les parties par les *artères*, et des parties au cœur par les *veines*.

C'est dans ce mouvement de rotation que consiste la circulation du sang, qui est, comme on voit, une autre fonction d'un ordre secondaire propre aux animaux, et dont le cœur est l'agent principal et le régulateur : mais cette fonction est moins nécessairement liée à la faculté de sentir et de se mouvoir que ne l'est la digestion ; car nous verrons que deux classes nombreuses d'animaux sont entièrement privées de circulation, et se nourrissent, à la manière des végétaux, par une simple imbibition du fluide préparé dans le canal intestinal.

Dans ceux qui ont une circulation, le sang paroît n'être qu'un véhicule, qui reçoit continuellement de la cavité alimentaire, de la surface extérieure du corps et des poumons, des substances diverses qu'il s'incorpore d'une manière intime, et par lesquelles il remplace celles qu'il fournit à toutes les parties pour leur conservation et pour leur accroissement. C'est lors de son passage aux dernières extrémités des artères, que le sang opère la véritable nutrition des parties ; aussi change-t-il, dans ce passage, de nature et de couleur, et ce n'est que par l'accession des diverses substances que je viens d'indiquer, que le sang veineux redevient propre à la nutrition, ou, en un seul mot, redevient du sang *artériel.*

C'est par des vaisseaux particuliers, nommés *lymphatiques*, que le sang veineux reçoit les substances que la peau et le canal alimentaire lui fournissent ; c'est aussi par eux qu'il reçoit le résidu même de la nutrition, et les molécules qui se détachent des différentes parties, pour être transmises hors du corps par les différens couloirs.

Quant aux poumons, l'air qui y pénètre opère sur le sang veineux une espèce de combustion, dont il paroît que tous les corps organisés ont besoin pour vivre ; car elle a lieu dans tous, quoique de manières fort différentes. Les végétaux et les animaux qui n'ont point de circulation, *respirent* (c'est le nom que porte cette action de l'air sur le fluide nourricier) par toute leur surface, ou par des vaisseaux qui introduisent l'air dans les divers points de l'intérieur de leur corps. Il n'y a que ceux qui ont une circulation véritable, qui respirent par un organe particulier, parce que le sang venant chez eux d'une source commune qui est le cœur, et y retournant sans cesse, les vaisseaux qui le contiennent ont pu être tellement disposés, qu'il ne se rendît aux autres parties qu'après avoir passé par le poumon ; ce qui ne pouvoit avoir lieu dans ceux où ce fluide est répandu par-tout d'une manière uniforme, sans être contenu dans des vaisseaux.

Ainsi la respiration pulmonaire ou branchiale

est une fonction d'un troisième ordre, dont l'existence dépend de celle de la circulation, et qui est une suite éloignée des facultés qui caractérisent les animaux.

Il n'est pas jusqu'à la génération dont le mode dans les animaux ne soit dépendant de leurs facultés particulières, du moins pour ce qui concerne la fécondation des germes ; car la faculté qu'ils ont de se mouvoir et de se porter l'un vers l'autre, de desirer et de sentir, a permis de leur accorder toutes les jouissances de l'amour : et quant à la partie purement mécanique, leur fluide spermatique a pu rester à nud, et être porté immédiatement sur les germes ; tandis que dans les végétaux, qui n'ont par eux-mêmes aucun moyen de lancer ce fluide, il a fallu qu'il fût renfermé dans de petites capsules, susceptibles d'être transportées par les vents, et qui forment ce qu'on nomme la poussière des étamines. Ainsi, pendant que, pour la plupart des autres fonctions, les animaux ont reçu des appareils plus compliqués, à cause des facultés qui leur sont particulières, ces mêmes facultés ont permis que celle-ci s'exerçât chez eux d'une manière plus simple que dans les végétaux.

Ces exemples montrent combien les seules facultés de sentir et de se mouvoir, que les animaux ont reçues de plus que les végétaux, ont d'influence sur les organes de toutes celles qui sont communes à ces deux sortes d'êtres. La comparaison que nous ferons dans la suite des divers

1. B

ordres d'animaux, nous montrera de même que
les modifications de chacune de leurs fonctions
principales exercent une influence pareille sur
toutes les autres : tant il y a d'ensemble et d'harmonie entre toutes les parties d'un corps vivant
quelconque.

Telles sont les fonctions principales qui composent
l'économie animale; on voit qu'elles peuvent se rapporter à trois ordres. Il en est qui constituent les animaux ce qu'ils sont, qui les rendent propres à remplir
le rôle que la nature leur a assigné dans l'arrangement général de l'univers; en un mot, qui seroient
suffisantes pour les faire exister, si leur existence
ne devoit être que momentanée. Ce sont la faculté de
sentir et celle de se mouvoir; celle-ci les met en état
d'exécuter certaines actions, et l'autre les détermine pour telle ou telle des actions dont ils sont
capables. Chacun d'eux peut être considéré comme
une machine partielle, coordonnée à toutes les
autres machines dont l'ensemble forme ce monde;
les organes du mouvement en sont les rouages,
les leviers, en un mot toutes les parties passives :
mais le principe actif, le ressort qui donne l'impulsion à toutes les autres parties, réside uniquement dans la faculté sensitive, sans laquelle l'animal, plongé dans un sommeil continuel, seroit
réellement réduit à un état purement végétatif;
et la plante elle-même pourroit être appelée,
comme l'a dit Buffon, un animal qui dort. Ces
deux fonctions forment le premier ordre, et
portent le nom de *fonctions animales.*

Mais les machines animales ont de plus que celles que nous construisons, un principe intérieur d'entretien et de réparation : il consiste dans l'ensemble des fonctions qui servent à nourrir le corps, c'est-à-dire la *digestion*, l'*absorption*, la *circulation*, la *respiration*, la *transpiration* et les *excrétions*; elles forment le second ordre, et portent le nom de *fonctions vitales*.

Enfin, la durée de chaque animal étant déterminée selon son espèce, la *génération* est une fonction d'un troisième ordre, destinée à faire remplacer les individus qui périssent par des individus nouveaux, et à maintenir l'existence de chaque espèce.

Après avoir considéré ces fonctions en elles-mêmes et dans leurs rapports réciproques, examinons les organes par lesquels elles s'exercent.

ARTICLE II.

Idée générale des organes dont le corps animal est composé.

Aucune partie du corps animal n'est entièrement composée de molécules solides ; toutes donnent des fluides par l'expression, ou en perdent par l'exsiccation : aussi présentent - elles toutes un tissu aréolaire, ou semblable à des mailles.

La division mécanique des solides conduit toujours en dernier résultat à de petites lames, ou

à des filamens qui semblent en être les molécules élémentaires. Lorsque les petites lames
sont écartées, et qu'elles interceptent des vides
sensibles, elles forment ce qu'on nomme de la
cellulosité. Non seulement cette cellulosité enveloppe et pénètre les parties les plus denses, mais
elle paroît presque toujours en former la base;
car les membranes ne consistent qu'en une cellulosité plus serrée, dont les lames sont plus rapprochées, et plus exactement couchées les unes
sur les autres, et la macération les résout en une
cellulosité ordinaire. Les vaisseaux ne sont que
des membranes contournées en cylindres; et toutes
les parties molles du corps, si on en excepte les
fibres, semblent être un assemblage de vaisseaux, et ne différer entre elles que par la nature des fluides que ces vaisseaux contiennent,
par leur nombre, leur direction, et la consistance
de leurs parois.

L'analyse chymique de ces substances tant
solides que fluides nous y démontre un assez
petit nombre de principes qui se trouvent presque
tous dans chacune d'elles, quoique dans des proportions très-différentes. Quelques terres, quelques
sels, le phosphore, le carbone, l'azoth, l'hydrogène,
l'oxygène, un peu de soufre, un peu de fer, com-
binés d'un grand nombre de manières, produisent
divers composés, comme la gélatine, l'albumine,
la fibrine, etc., qui, en s'unissant à leur tour,
forment les solides et les fluides animaux tels que

nous les connoissons. Mais, tout éloignés que nous sommes d'une analyse complète, nous voyons assez, non seulement que nous altérons ces composés par nos expériences, mais encore que plusieurs de leurs principes échappent tout-à-fait à nos instrumens.

L'organe général par lequel nous exerçons la faculté de sentir, est la substance médullaire. Dans tous les animaux où nous pouvons la distinguer, elle est divisée en filets, qui, partant de certains centres, se distribuent à un grand nombre de parties du corps, où ils paroissent avoir encore d'autres usages que celui de procurer des sensations. Les centres dont ces filets partent, communiquent ensemble d'une manière plus ou moins intime, et il y a plusieurs de ces filets qui semblent n'avoir d'autre usage que celui d'établir ces communications.

Le nerf, touché immédiatement par un corps étranger, nous fait sentir de la douleur, quoique son contact avec les parties du corps qui lui sont naturellement contiguës, n'ait point d'effet sensible dans l'état de santé. Ceux des nerfs par lesquels nous avons la sensation des objets extérieurs, sont pourvus, à leurs extrémités, d'organes disposés chacun d'une façon particulière, et qui sont toujours dans un rapport admirable avec la nature des objets que chacun de ces sens doit nous faire connoître.

L'organe général du mouvement est la fibre

B 3

charnue ou musculaire. Cette fibre se contracte
en se fronçant par l'empire de la volonté, mais
la volonté n'exerce ce pouvoir que par l'intermède du nerf. Il n'est aucune fibre charnue qui
ne reçoive un filet nerveux, et l'obéissance de
la fibre cesse lorsque la communication de ce filet
avec le reste du systême est interrompue. Certains
agens extérieurs, immédiatement appliqués sur la
fibre, la font aussi se contracter, et ils conservent leur action sur elle, même après la section
de son nerf, ou sa séparation totale du corps,
pendant un temps plus ou moins long, selon les
espèces d'animaux. Cette faculté de la fibre est
ce que l'on nomme son irritabilité. Dépend-elle
encore dans ce dernier cas de la portion nerveuse
qui est demeurée dans la fibre après la section,
et qui en fait toujours partie essentielle ? ou bien
l'action de la volonté elle-même n'est-elle qu'un
cas particulier et l'effet d'une action irritante du
nerf sur la faculté inhérente à la fibre ? Cette
dernière opinion est celle de Haller et de son
école ; mais chaque jour semble ajouter à la vrai-
semblance de l'opinion opposée.

Quoi qu'il en soit, toutes les parties intérieures
du corps qui doivent produire quelque compression sur les substances qu'elles contiennent, ont
leurs parois garnies de fibres charnues, et reçoivent des filets nerveux ; telles sont les artères, les
intestins, le cœur, etc. Mais le principal usage
de ces fibres, c'est la formation des *muscles* : on

nomme ainsi des faisceaux de fibres charnues , dont les deux extrémités sont attachées à des parties mobiles du corps animal ; lorsque les fibres qui composent le muscle se raccourcissent, les deux points auxquels il s'insère se rapprochent, et c'est par ce seul moyen que sont produits tous les mouvemens extérieurs du corps et des membres , même ceux qui sont nécessaires pour transporter le corps en totalité d'un lieu à un autre.

Les animaux qui ne peuvent que ramper n'ont leurs muscles attachés qu'à divers points de leur peau , à laquelle ils impriment les dilatations et les contractions alternatives qui sont les seuls mouvemens dont ils soient susceptibles ; mais ceux qui se meuvent en tout ou en partie avec quelque vîtesse et par des pas ou des sauts marqués , ont leurs muscles attachés à des parties dures , soit intérieures , soit extérieures , qui servent comme de leviers, et qui prennent les unes sur les autres des points d'appui que l'on appelle leurs *articulations.*

On nomme squelette l'ensemble de toutes ces parties dures : lorsqu'elles sont recouvertes par les muscles , elles portent le nom d'os ; lorsqu'elles les recouvrent , elles prennent ceux de test , de coquille ou d'écaille , selon leur plus ou moins de consistance. Dans les deux cas , elles renferment toujours les viscères , et elles déterminent la forme extérieure du corps et les proportions de ses diverses parties.

B 4

Les articulations sont pourvues d'autant de muscles qu'il est nécessaire pour les différens mouvemens dont elles sont susceptibles, chacun de ces
muscles entraînant l'os auquel il s'attache dans sa
propre direction. Ils peuvent être considérés comme
les puissances motrices ; leur force, le point de
leur insertion, la longueur et le poids des parties
attachées au levier qu'ils doivent mouvoir, déterminent la vîtesse et la durée du mouvement qu'ils
peuvent produire. C'est de ces diverses circonstances que dépendent la force du saut, l'étendue
du vol, la rapidité de la course, l'adresse pour
la préhension, qui ont été attribuées aux différentes espèces d'animaux : mais, comme nous
l'avons vu plus haut, tout cet appareil resteroit
immobile s'il n'étoit animé par le système nerveux.

La substance blanche et molle qui fait l'essence
de ce système est divisée en filets, qui se rapprochent les uns des autres pour s'unir en faisceaux,
qui deviennent toujours plus composés jusqu'à
leur union au faisceau commun de tous les nerfs,
qui porte le nom de moelle épinière, et dont l'extrémité antérieure aboutit au cerveau, c'est-à-dire
à une masse médullaire plus ou moins grande,
et diversement figurée selon les espèces.

Nous ne nous appercevons de l'action des corps
extérieurs sur le nôtre qu'autant que les nerfs qui
en sont affectés communiquent librement avec le
faisceau commun, et celui-ci avec le cerveau. Une

ligature ou une rupture, en interceptant la communication physique, détruisent aussi la sensation.

Le seul sens qui appartienne généralement à
tous les animaux, et qui s'exerce dans presque
toute la surface du corps de chacun d'eux, c'est
le toucher. Il réside dans les extrémités des nerfs
qui se distribuent à la peau, et il nous fait connoître la résistance des corps et leur température.
Les autres sens semblent n'en être que des modifications plus exaltées, et susceptibles de per-
cevoir des impressions plus délicates. Tout le
monde sait que ces sens sont la vue, qui réside
dans l'œil; l'ouïe, qui réside dans l'oreille; l'odorat, qui réside dans les membranes de l'intérieur
du nez; et le goût, dont le siége est sur les tégumens de la langue. Ils sont presque toujours situés
à la même extrémité du corps, qui contient le cerveau, et que nous appelons la tête ou le chef.

La lumière, les vibrations de l'air, les émanations volatiles, flottantes dans l'atmosphère, et
les parties salines ou dissolubles dans l'eau et dans
la salive, sont les substances qui agissent sur ces
quatre sens; et les organes qui en transmettent
l'action aux nerfs sont appropriés à la nature de
chacune d'elles. L'œil présente à la lumière des len-
tilles transparentes qui en brisent les rayons;
l'oreille offre à l'air des membranes et des fluides qui
en reçoivent les ébranlemens; le nez aspire l'air qui
doit aller aux poumons, et saisit au passage les
vapeurs odorantes qu'il contient; enfin la langue

est garnie de papilles spongieuses qui s'imbibent
des liqueurs savoureuses qu'elle doit goûter.

C'est par ces moyens que nous avons le sentiment des choses qui se passent autour de nous :
mais le système nerveux nous procure aussi celui
d'un grand nombre de celles qui se passent en
nous ; et indépendamment des douleurs internes
qui nous avertissent de quelque désordre dans notre
organisation, et de l'état désagréable où nous mettent la faim, la soif et la fatigue, c'est par lui que
nous ressentons les angoisses de la crainte, les
émotions de la pitié, les desirs de l'amour. Ces
dernières sortes de sensations semblent être plutôt les effets de la réaction du système nerveux
que d'impressions immédiates ; et comme à la vue
d'un danger imminent nous nous écartons sans
que la volonté paroisse avoir eu le temps d'inter-
venir, elle ne paroît de même entrer pour rien
dans le transport où nous met la présence de l'objet
aimé, ni dans les larmes que nous arrache l'aspect
de la vertu malheureuse. Ces effets du système
nerveux tiennent aux communications nombreuses
que des nerfs particuliers, nommés *sympathiques*,
établissent entre divers rameaux du tronc général,
et par le moyen desquels les impressions se transmettent plus rapidement que par le cerveau. Ces
nœuds, qui portent le nom de *ganglions* lorsqu'ils
sont renflés, sont des espèces de cerveaux secondaires, et l'on observe qu'ils sont d'autant plus gros
et plus multipliés que le cerveau principal est moins
considérable.

La faculté de sentir, et celle de se contracter, qui dans la plupart des animaux sont exclusivement propres, l'une à la substance nerveuse, et l'autre à la fibre charnue, paroissent être également répandues dans toutes les parties de certains animaux gélatineux dans lesquels on n'apperçoit ni fibres ni nerfs.

C'est par le moyen de ces deux facultés que les animaux sentent, desirent et se procurent leurs besoins. Le plus irrésistible de tous est celui de la faim, qui rappelle sans cesse à l'animal la nécessité de fournir de nouvelles matières à sa nutrition. Cette troisième fonction commence dans la bouche, où les alimens sont pris, et, lorsqu'ils sont solides, mâchés, et imbibés de liqueurs dissolvantes. De là ils traversent le canal alimentaire, qui est plus ou moins long, plus ou moins contourné et dilaté, dont les parois sont composées de plusieurs tuniques continues et analogues à celles qui forment les tégumens extérieurs du corps.

Ces parois agissent d'une manière mécanique sur les substances qu'elles contiennent par les contractions légères des fibres qui les revêtent, et d'une manière chymique par les liqueurs qui s'y versent.

La première dilatation du canal alimentaire se nomme l'estomac. Il est quelquefois multiple, et ses parois produisent un suc qui y réduit les alimens en une bouillie homogène pendant le séjour qu'ils y font. Le reste du canal porte plus parti-

culièrement le nom de boyaux ou d'intestins. Indépendamment des humeurs que leurs parois produisent, il y en a qui sont séparées de la masse
du sang par des glandes, et qui pénètrent dans
l'intestin par des conduits particuliers. Les plus
remarquables et les plus générales de ces glandes
sont le foie et le pancréas. La première sur-tout,
qui produit la bile, est toujours d'un volume considérable ; et indépendamment de l'effet de sa
liqueur sur les intestins, elle en a un autre très-
marqué sur le sang lui-même, qu'elle débarrasse de plusieurs principes.

C'est dans les intestins que les alimens achè-
vent de devenir propres à fournir les matières nécessaires pour la nutrition. Ces matières sont ab-
sorbées pendant l'acte de la digestion, soit par les
pores mêmes de ce canal dans les animaux qui
n'ont pas de circulation, soit, dans ceux qui en
ont une, par des vaisseaux très-déliés qui les portent dans le système général des vaisseaux nourriciers. Ce sont les vaisseaux lymphatiques qui,
très distincts des veines sanguines dans les animaux
voisins de l'homme, s'en rapprochent par degrés
dans les animaux inférieurs, et ne peuvent plus
en être distingués dans ceux dont le sang est blanc.
Les vaisseaux lymphatiques et les veines sanguines
ont des parois minces sans fibres apparentes, et
sont garnis intérieurement de valvules toutes dirigées dans le sens que doit avoir le fluide qu'ils
charient, c'est-à-dire du côté du cœur. Les artères

au contraire sont robustes et musculeuses , mais n'ont point de valvules , l'impulsion violente du cœur suffisant pour y imprimer au sang une direction constante.

Mais le chyle , ou la liqueur produite par la digestion , ne suffit pas pour renouveler le sang veineux , et pour lui rendre la faculté de nourrir les parties ; il faut qu'il éprouve le contact de l'air avant de rentrer dans le torrent artériel. C'est ce qui s'opère par la respiration. Ses organes consistent en général , dans les animaux qui ont des vaisseaux sanguins , cn une ramification de ces vaisseaux , qui multiplie leur surface à tel point, que presque toutes les molécules du fluide ne sont séparées de l'élément ambiant que par une pellicule assez mince pour ne pas en arrêter l'action. Cette ramification se fait sur les parois de certains feuillets dans les animaux aquatiques , et sur celles de certaines cellules dans les animaux aériens. Dans le premier cas, l'organe se nomme *branchie ;* dans le deuxième, *poumon.* Lorsqu'il n'y a point de vaisseaux, l'air arrive dans toutes les parties du corps et agit sur le fluide nourricier à l'instant même où il se combine avec les parties du corps qu'il doit nourrir : c'est le cas des insectes qui ont des trachées. On sent aisément qu'il doit y avoir des organes musculaires appropriés à chacune de ces espèces de respiration pour attirer ou chasser le fluide ambiant vers l'endroit où il doit agir sur le sang. C'est l'office des côtes , du diaphragme , des muscles

du bas ventre, des couvercles des ouïes, et de
plusieurs autres parties selon les diverses espèces.

L'air n'a pu être employé à la formation de la
voix que dans les animaux qui respirent par des
poumons cellulaires, parce que ce n'est que chez
eux qu'il entre et sort par un tube unique et alongé.
A un ou à deux endroits de ce tube se trouvent
des membranes susceptibles de tension, que l'air
fait vibrer en passant contre elles, et qui produisent alors les sons variés que nous appelons
voix. Les animaux qui n'ont point de voix proprement dite ne sont pas pour cela tous dé-
pourvus de la faculté de produire un son, mais
il a lieu chez eux par d'autres moyens.

Le sang éprouve à son passage, dans l'organe
respiratoire, une espèce de combustion qui le débarrasse d'une partie de son carbone en l'enlevant sous forme d'acide carbonique, et qui augmente par là la proportion de ses autres élémens.
L'effet de cette opération sur l'air respiré est de
le priver de son oxygène, qui est le seul des fluides aériformes qui puisse servir à la respiration.
Son effet sur le sang est moins connu : on sait que
dans les animaux à sang rouge il en rehausse la
couleur, et lui donne la faculté de déterminer le
cœur à se contracter. Il y a même lieu de croire
que c'est cette action de l'air sur le sang qui donne
médiatement aux fibres charnues leur faculté contractile. Le sang a besoin de perdre encore plusieurs autres principes ; les reins, qui en séparent

l'urine et qui se trouvent dans tous les animaux à sang rouge, lui en enlèvent plusieurs par cette voie. Les différentes substances qui s'échappent par les pores de la peau, et celles qui coulent continuellement par ceux du canal intestinal, et dont une grande partie passe avec les excrémens, le débarrassent des autres. Ces trois sortes d'excrétions se suppléent l'une l'autre jusqu'à un certain point, et paroissent en cela tendre toutes à un but commun.

Tel est l'ensemble des organes qui constituent l'animal considéré individuellement, et qui suffisent à son existence isolée, tant qu'il ne s'agit point de multiplier son espèce ; tel est, dis-je, leur ensemble dans les animaux d'un ordre élevé : mais il s'en faut bien qu'ils soient tous réunis dans tous les animaux. Nous verrons qu'à mesure qu'on descend dans l'échelle des êtres, ils disparoissent successivement, et qu'on finit par ne trouver dans les derniers des animaux que ce qui est nécessairement lié à l'idée d'animal, c'est-à-dire un sac sensible, mobile, et capable de digérer.

En examinant bien la manière d'agir de tous ces organes, on s'apperçoit que tout ce qui se passe dans le corps animal s'opère par la combinaison et la décomposition des fluides qui y sont contenus. On donne à l'opération animale par laquelle un fluide est séparé d'un autre, ou est formé d'une partie des élémens de l'un mêlés avec une partie de ceux d'un autre, le nom de *secrétion*,

et on borne ordinairement ce nom à ceux de ces
changemens qui se font dans les diverses espèces
de glandes, c'est-à-dire dans les corps plus ou
moins épais, dans lesquels les vaisseaux sanguins
se subdivisent à l'infini pour laisser transsuder de
leurs extrémités l'humeur que la glande doit séparer du sang. Mais l'économie animale nous présente une foule d'autres transformations ou sépa-
rations d'humeurs qui méritent également ce nom.
On ne peut guère concevoir que les nerfs agissent sur les fibres musculaires, sans qu'il arrive
un changement chymique dans la nature d'un
fluide qui seroit contenu dans les uns par l'accession de celui qu'y transmettroient les autres, ni
que les objets extérieurs agissent sur les nerfs autrement qu'en produisant un changement du même
genre : ce fluide, contenu dans le système nerveux, aura dû être séparé du sang par le cerveau,
et en général par tout l'organe médullaire. Le
sang lui-même n'arrive à son état parfait qu'a-
près avoir laissé une multitude de substances
se séparer de lui dans les poumons, les reins,
le foie, etc., et en avoir reçu d'autres qui elles-
mêmes avoient été séparées de la masse alimentaire par les vaisseaux lactés. Cette masse ne devient propre à fournir le chyle qu'après avoir à
son tour reçu du sang des liqueurs diversés qui
en ont été séparées par plusieurs organes, et le
sang ne nourrit les parties qu'il arrose que par les
molécules qui se séparent de sa masse, dans le

même temps que d'autres molécules se séparent des parties pour retourner à la masse du sang par les vaisseaux lymphatiques.

En un mot, toutes les fonctions animales paroissent se réduire à des transformations de fluides ; et c'est dans la manière dont ces transformations s'opèrent, que gît le véritable secret de cette admirable économie, comme c'est dans leur bon état et leur marche régulière que consiste la santé.

Si nous n'appercevons pas d'une manière aussi nette ce genre de changement, lorsque les germes d'individus nouveaux se développent sur ou dans le corps de leurs mères, on le retrouve du moins dans la manière dont se prépare la liqueur du mâle, qui, dans les espèces où l'accouplement est nécessaire, excite ou occasionne ce développement par sa présence ; et comme ce développement lui-même se fait de la même manière que l'accroissement ordinaire, il rentre dans la règle générale.

Ces organes de la génération, les seuls dont il nous reste à parler, sont ceux qui préparent la liqueur prolifique et la portent sur les germes, et ceux qui doivent contenir et protéger les germes pendant les premiers temps de leur développement. Les premiers constituent le sexe masculin, et les seconds le féminin.

Les testicules sont les glandes qui séparent la liqueur séminale ; plusieurs autres glandes préparent des humeurs qui doivent s'y mêler. La verge est traversée par le canal de la semence : elle se

1   C

gonfle par l'accumulation du sang qu'y produisent
les nerfs excités par le desir, et devient par là
en état de pénétrer dans le vagin, qui conduit à
la matrice ou à *l'oviductus*, et d'y lancer le fluide
qui doit réveiller les germes. L'*oviductus*, ou la
trompe, reçoit l'œuf au moment où il se détache
de l'ovaire, le conduit au dehors si l'animal est
ovipare, ou dans la matrice s'il est vivipare. Le
petit germe se développe, et tire sa nourriture
soit du corps de sa mère par la succion d'un tissu
considérable de vaisseaux qui tiennent à ceux de
son propre corps, soit d'une masse organisée qui
lui est attachée de la même manière, et qui forme
ce qu'on nomme le jaune de l'œuf, ou le *vitellus*.
Lorsqu'il est parvenu au point convenable, la matrice le repousse au dehors, où il brise la coque de
l'œuf pour s'échapper.

A R T I C L E   I I I.

*Tableau des principales différences que les
animaux présentent dans chacun de leurs
systèmes d'organes.*

On voit, par l'article précédent, que ce qui est
commun à chaque genre d'organes, considéré dans
tous les animaux, se réduit à très-peu de chose, et
qu'ils ne se ressemblent souvent que par l'effet qu'ils
produisent. Cela a dû frapper sur-tout à l'égard
de la respiration, qui s'opère dans les différentes

classes par des organes si variés, que leur structure ne présente aucun point commun. Ces différences dans les organes de même genre sont précisément l'objet de l'anatomie comparée; et l'exposé rapide que nous allons faire des principales,
sera, pour ainsi dire, le plan général de ce cours.
Nous allons donc reprendre chacune des fonctions dont nous venons de traiter, et examiner les
divers degrés d'énergie qu'elle a, et les moyens
particuliers par lesquels elle s'opère dans les différens animaux.

Les organes du mouvement nous présentent
d'abord deux grandes différences dans leur position respective : tantôt les os forment un squelette
intérieur, articulé, recouvert par les muscles ;
tantôt il n'y a point d'os à l'intérieur, mais seulement des écailles ou des coquilles qui recouvrent
la peau, au dedans de laquelle sont les muscles;
où bien enfin il n'y a aucune partie dure qui
puisse servir de levier ou de point d'appui dans
les mouvemens.

Les animaux qui sont dans le premier cas ont
tous le corps soutenu dans son milieu par une colonne formée de plusieurs pièces osseuses, em-
pilées les unes sur les autres, et nommée épine
du dos, ou colonne vertébrale : aussi portent-ils le
nom d'*animaux vertébrés*. Ce sont les *mammifères*, les *oiseaux*, les *reptiles* et les *poissons*.

Les animaux *sans vertèbres*, ou sont entièrement mous et sans aucune partie dure, ou ont

le corps et les membres enveloppés dans des pièces
écailleuses articulées les unes sur les autres, ou
bien enfin ils sont enfermés dans des coquilles.
Ce sont les *vers mous* , les *insectes* , et les
testacés.

C'est ensuite par le plus ou le moins de développement de certaines parties que les animaux
de ces diverses classes deviennent susceptibles
des diverses sortes de mouvemens.

Les organes des sensations présentent plusieurs
sortes de différences : les unes ont rapport à la
partie interne du système nerveux , les autres aux
sens extérieurs. Les premières produisent trois
classes : celle des animaux qui n'ont point de systême nerveux apparent , et dans lesquels on ne
découvre ni vaisseaux ni nerfs ; ce sont les *zoophytes* ou les *polypes* : celle des animaux dans
lesquels il n'y a que le cerveau qui soit au-dessus
du canal alimentaire, et dont tout le reste du faisceau commun des nerfs est situé au-dessous, et
contenu dans la même cavité que les autres viscères ; ce sont les *mollusques,* les *crustacés* , les
insectes , et une partie des *vers articulés :* enfin
celle des animaux dont le faisceau commun des
nerfs est tout entier du côté du dos , au-dessus
du tube alimentaire , et renfermé dans un canal
qui traverse la colonne vertébrale ; ce sont tous
les animaux vertébrés. Leurs ganglions sont placés
aux côtés de leur cordon médullaire , ou épars
dans les grandes cavités. Parmi les animaux sans

vertèbres, il y en a qui n'ont de ganglions que dans les grandes cavités, comme les mollusques, et d'autres qui les ont tous sur le cordon médullaire même, dont ils paroissent être des renflemens : ce sont les insectes et quelques vers articulés.

Les différences dans les sens extérieurs concernent leur nombre, ou le degré d'énergie de chacun d'eux.

Tous les animaux vertébrés ont les mêmes sens que l'homme.

La vue manque aux zoophytes, à plusieurs vers articulés, à plusieurs larves d'insectes, et aux mollusques acéphales. L'ouïe ne se retrouve, au moins nous n'avons encore apperçu ses organes, que dans quelques mollusques et dans quelques insectes. Les trois autres sens, mais sur-tout le toucher et le goût, ne paroissent jamais manquer.

Mais chacun de ces sens peut varier beaucoup par son énergie et par le degré de complication de ses organes. La perfection du toucher, par exemple, dépend de la délicatesse des tégumens extérieurs, et de la division des extrémités qui exercent plus particulièrement ce sens, en s'appliquant d'une manière plus ou moins exacte aux corps que l'animal peut connoître. C'est sur-tout dans le nombre, la mobilité des doigts et la petitesse des ongles, que l'anatomiste trouve des caractères importans.

Les yeux peuvent être plus ou moins mobiles,

C 3

plus ou moins couverts, plus ou moins nombreux.
Les oreilles peuvent être plus enfoncées dans l'intérieur du crâne, ou plus exposées au dehors ; elles
peuvent même être pourvues de cornets extérieurs
qui rassemblent les rayons sonores. Les membranes
dans lesquelles l'odorat réside, peuvent être plus
ou moins étendues ; celles qui sont le siége du goût,
plus ou moins tendres et humides : mais ce n'est
qu'aux articles particuliers de chacun de ces sens que
nous pourrons nous étendre sur les différences qui
en résultent.

Les organes de la digestion offrent deux grandes
différences dans leur disposition générale. Dans
certains animaux (la plupart des zoophytes)
les intestins forment un sac qui n'a qu'une seule ouverture, laquelle sert à la fois d'entrée aux alimens
et d'issue aux excrémens : tous les autres ont pour
ces usages deux ouvertures distinctes aux deux
extrémités d'un canal unique ; mais les replis de
ce canal peuvent être tels, que ces deux ouvertures
soient plus ou moins rapprochées. Une autre différence qui influe beaucoup sur la nature des alimens appropriés à chaque espèce, c'est que dans
certains animaux la bouche est armée de dents ou
d'autres parties dures, propres à broyer des substances solides, tandis que dans d'autres elle en
est dépourvue : dans ce dernier cas, l'animal ne
peut qu'avaler des corps entiers si sa bouche est
large, ou seulement sucer des substances fluides,
si sa bouche est en forme de tube. La forme de

ces dents influe elle-même beaucoup sur la nature des corps que l'animal peut soumettre à sa mastication ; et le reste du canal alimentaire est aussi très-différent en structure , selon les différentes matières que la bouche peut lui envoyer : de là la plus ou moins grande longueur de ce canal, le nombre plus ou moins grand des estomacs et des cœcums , etc. Tout ce détail doit être renvoyé aux articles particuliers.

Le chyle, produit par l'action des organes digestifs sur les substances alimentaires , est transmis aux parties de deux manières différentes : ou il transsude simplement au travers des parois du canal intestinal pour baigner tout l'intérieur du corps , ou bien il est absorbé par des vaisseaux particuliers qui le portent dans la masse du sang. Le premier cas est celui des zoophytes, et, selon moi, aussi celui des insectes ordinaires , qui ne paroissent avoir aucune sorte de vaisseaux propres à la circulation. Quant aux autres animaux , savoir, les mollusques et tous les animaux à vertèbres qui ont des vaisseaux absorbans , ils offrent deux nouvelles différences. Les derniers ont le sang rouge , et la lymphe et le chyle blancs ; les autres ont presque tous ces deux fluides de la même couleur.

Les animaux vertébrés eux - mêmes diffèrent entre eux par la couleur du chyle , qui est blanc opaque dans les mammifères , et transparent comme d'autre lymphe dans les oiseaux , les reptiles et les poissons. Aussi ces trois dernières

classes n'ont-elles point de glandes conglobées à leurs
vaisseaux chylifères, tandis qu'elles sont très-nombreuses dans la première.

La circulation du sang fournit dans ses organes
des différences très - importantes. D'abord il y a
des animaux qui n'en ont point du tout, les *insectes* et les *zoophytes*. Ceux qui en ont une
l'ont double ou simple. Nous nommons circulation double celle où aucune partie du sang veineux ne peut rentrer dans le tronc artériel qu'a-
près avoir fait un circuit particulier dans l'organe
de la respiration, qui doit être formé des expansions de deux vaisseaux, l'un artériel, l'autre
veineux, à peu près aussi gros chacun, quoique
moins longs que les deux principaux vaisseaux
du corps. Telle est la circulation de l'homme,
des *mammifères*, des *oiseaux*, des *poissons*, et
de beaucoup de *mollusques*.

Dans la circulation simple, une grande partie
du sang veineux rentre dans les artères sans passer
par le poumon, parce que cet organe ne reçoit
qu'une expansion d'une branche du tronc artériel; telle est la circulation des *reptiles*.

Il y a encore d'autres différences dans l'existence
et la position des cœurs ou des organes musculaires destinés à donner l'impulsion au sang. Dans
la circulation simple il n'y en a jamais qu'un:
mais lorsqu'elle est double, il y en a quelquefois
à la base de l'artère principale, et à celle de
l'artère pulmonaire; d'autres fois il n'y en a
qu'à l'une des deux seulement.

Dans le premier cas, les deux cœurs, ou plutôt les deux ventricules, peuvent être unis en une seule masse, comme dans l'homme, les mammifères et les oiseaux, ou bien ils peuvent être séparés comme dans les *sèches*.

Dans le cas où il n'y a qu'un seul ventricule, il peut être placé à la base de l'artère du corps, comme dans les *limaçons* et d'autres mollusques, ou à la base de l'artère pulmonaire, comme dans les poissons.

Les organes de la respiration sont également féconds en différences remarquables. Lorsque l'élément qui doit agir sur le sang est de l'air atmosphérique, il pénètre dans l'intérieur même de l'organe respiratoire ; mais lorsque c'est de l'eau, elle glisse simplement sur une surface plus ou moins multipliée.

Ces feuillets sont ce qu'on nomme des *branchies*. On en trouve dans les poissons et dans beaucoup de mollusques. Au lieu de feuillets, on y voit quelquefois des franges ou des houppes.

L'air pénètre dans le corps par une seule ouverture ou par plusieurs. Dans le premier cas, qui est celui de tous les animaux qui ont un *poumon* proprement dit, le canal qui a reçu l'air se subdivise en une multitude de branches qui se terminent dans autant de petites cellules réunies ordinairement en deux masses, que l'animal peut comprimer ou dilater.

Lorsqu'il y a plusieurs ouvertures, ce qui ne

se voit que dans les insectes, les vaisseaux qui
reçoivent l'air se ramifient à l'infini pour le
porter à tous les points du corps sans exception ;
c'est ce qu'on nomme la respiration par des *trachées.*

Enfin les zoophytes, si on en excepte du moins
les échinodermes, n'ont aucun organe apparent
de la respiration.

Les organes de la voix ne présentent que deux
différences qui puissent être regardées comme générales, elles dependent de la position de la *glotte*
où se forme le son. Dans les oiseaux elle est au
bas de la *trachée* ou du tube qui conduit l'air,
à l'endroit où il se divise en deux branches pour
aller aux poumons : dans les quadrupèdes et les
reptiles, elle est au haut de la trachée, à la base
de la langue.

Il n'y a que ces trois classes qui aient une glotte ;
mais les autres animaux produisent des sons par
d'autres moyens. Tantôt ils y emploient le frot-
tement de certaines parties élastiques, tantôt le
battement de quelques autres parties dans l'air,
ou même le mouvement rapide de certaines portions d'air qu'ils retiennent en quelque endroit de
leur corps.

La génération nous fournit des différences de
deux genres. Les unes sont relatives aux actions
qui l'occasionnent, les autres à son produit.

Dans un petit nombre d'animaux qui appartiennent presque tous à la classe des zoophytes,

la génération se fait sans aucun accouplement, et le jeune animal croît sur le corps de l'adulte comme un bourgeon sur un arbre. Les autres ne produisent qu'en vertu d'un accouplement, et sont par conséquent pourvus des deux sexes ; mais ces deux sexes peuvent être séparés dans des individus différens ou réunis dans le même. Ce n'est que dans des mollusques et des zoophytes que ce dernier cas à lieu : tous les animaux à vertèbres, et les insectes, ont les sexes séparés.

Les animaux qui sont hermaphrodites peuvent se satisfaire seuls, comme les coquillages bivalves : ou bien ils ont besoin d'un accouplement réciproque, dans lequel chacun des deux individus fasse à la fois les fonctions de mâle et de femelle ; c'est ce qui arrive dans les limaçons et les autres mollusques qui rampent sur le ventre.

Le produit de la génération est ou un bourgeon qui se développe en un animal demeurant quelque temps sur le corps dont il provient, et en formant comme une branche ou un fœtus qui se développe dans la matrice de sa mère, à laquelle il tient par un plexus de vaisseaux, et qui en sort vivant ; ou enfin un fœtus enveloppé dans une coque, avec une substance qui lui adhère par des vaisseaux, et qu'il doit absorber avant que d'éclore. Ce sont les générations *gemmipare,* *vivipare,* et *ovipare.* La première n'a lieu que dans quelques zoophytes et quelques vers articulés ; la seconde, que dans l'homme et les mammifères seulement : la troisième est commune à tous les autres animaux ; et lorsque leurs petits sortent vivans de leur corps, comme cela arrive dans la *vipère*, c'est que les œufs sont éclos dans *l'oviductus.*

Enfin, si nous considérons les états par lesquels le jeune animal est obligé de passer avant de devenir lui-même propre à perpétuer son espèce, nous trouvons encore deux principales différences : les uns ont à peu près en naissant la forme qu'ils conserveront toujours, à quelques parties peu considérables près, qui devront encore se développer, ou qui devront changer leurs proportions : les autres ont au contraire une forme toute différente de leur état parfait, et doivent non seulement produire et développer des parties nouvelles, mais encore en perdre des anciennes ; ce sont les animaux qui doivent subir une *métamorphose.* On n'en a observé encore que parmi les insectes et parmi les reptiles sans écaille, c'est-à-dire les *grenouilles* et les *salamandres.*

Telles sont les principales variétés que nous offrent les organes affectés à chacune des fonctions animales.

Nous devons encore en observer une bien importante, qui s'étend à plusieurs de ces fonctions : c'est celle qui concerne les organes secrétoires. Dans les quatre classes d'animaux à vertèbres, et dans celles des mollusques, ce sont ou des *glandes*, ou au moins des expansions de vaisseaux sanguins.

Ce nom de glandes leur est appliqué en particulier, lorsqu'ils forment des corps d'une certaine épaisseur.

C'est ce qui n'arrive point dans les insectes, qui n'ont pour organes secrétoires que des tubes plus ou moins longs qui attirent dans le tissu spongieux de leurs parois toute la partie qu'ils doivent séparer de la masse du fluide nourricier.

On connoît bien peu encore les organes secrétoires des zoophytes, si toutefois ils en ont de particuliers.

ARTICLE IV.

Tableau des rapports qui existent entre les variations des divers systèmes d'organes.

L'ARTICLE précédent nous a fait connoître les principales différences dont les organes affectés à chaque fonction animale sont susceptibles, dans leur structure, ou dans leur manière d'agir. Le nombre de ces différences auroit été beaucoup plus grand, si nous avions pu entrer dans le détail, et descendre aux choses moins importantes; cependant, telles que nous les avons énoncées, on voit qu'en supposant chacune de celles d'un organe unie successivement avec celles de tous les autres, on produiroit un nombre très-considérable de combinaisons qui répondroient à autant de classes d'animaux. Mais ces combinaisons, qui paroissent pos-

sibles, lorsqu'on les considère d'une manière abs-
traite, n'existent pas toutes dans la nature, parce
que, dans l'état de vie, les organes ne sont pas
simplement rapprochés, mais qu'ils agissent les
uns sur les autres, et concourent tous ensemble
à un but commun. D'après cela les modifications
de l'un d'eux exercent une influence sur celles
de tous les autres. Celles de ces modifications qui ne
peuvent point exister ensemble, s'excluent réciproc-
quement, tandis que d'autres s'appellent, pour ainsi
dire, et cela non seulement dans les organes qui sont
entre eux dans un rapport immédiat, mais encore
dans ceux qui paroissent au premier coup d'œil
les plus éloignés et les plus indépendans.

En effet, il n'est aucune fonction qui n'ait besoin de l'aide et du concours de presque toutes
les autres, et qui ne se ressentent plus ou moins de
leur degré d'énergie.

La respiration, par exemple, ne peut s'opérer
qu'à l'aide des mouvemens du sang, puisqu'elle
ne consiste que dans le rapprochement de ce
fluide avec l'élément environnant ; or, comme c'est
la circulation qui imprime les mouvemens au
sang, elle est, pour ainsi dire, un moyen nécessaire pour procurer la respiration.

La circulation elle-même a sa cause dans l'action musculaire du cœur et des artères ; elle ne
s'opère donc qu'à l'aide de l'irritabilité. Celle-ci,
à son tour, tire son origine du fluide nerveux,
et par conséquent de la fonction de la sensibilité,

qui remonte, par une espèce de cercle, à la circulation, cause de toutes les secrétions, et de celles du fluide nerveux comme des autres.

Que seroit la sensibilité, si la force musculaire ne venoit à son secours, jusque dans les moindres circonstances? A quoi serviroit le toucher, si on ne pouvoit porter la main vers les objets palpables? et comment verroit-on, si on ne pouvoit tourner la tête ou les yeux à volonté?

C'est dans cette dépendance mutuelle des fonctions, et ce secours qu'elles se prêtent réciproquement, que sont fondées les lois qui déterminent les rapports de leurs organes, et qui sont d'une nécessité égale à celle des lois métaphysiques ou mathématiques : car il est évident que l'harmonie convenable entre les organes qui agissent les uns sur les autres, est une condition nécessaire de l'existence de l'être auquel ils appartiennent, et que si une de ses fonctions étoit modifiée d'une manière incompatible avec les modifications des autres, cet être ne pourroit pas exister.

Nous allons voir les principaux de ces rapports, en comparant deux à deux les diverses fonctions animales. Ainsi, pour commencer par un des plus évidens, nous voyons que le mode de la respiration est dans une dépendance constante de la manière dont se fait le mouvement du fluide nourricier. Dans les animaux qui ont un cœur et des vaisseaux, ce fluide se rassemble continuellement dans un réservoir central, d'où il est lancé avec

force vers toutes les parties : c'est toujours du
cœur qu'il y arrive, et il retourne toujours au
cœur avant d'y revenir. Il pouvoit donc être exposé dès sa source à l'action de l'air : et en effet,
avant de se rendre par l'aorte et ses rameaux
aux parties qu'il doit nourrir, il commence par
faire un tour dans les poumons ou dans les branchies pour y subir cette action. Mais il n'en étoit
pas de même dans les animaux qui, comme les
insectes, n'ont ni cœur ni vaisseaux : leur fluide
nourricier n'a point de mouvement régulier, il ne
part point d'une source commune, et il n'étoit
pas possible que sa préparation s'opérât dans un
organe séparé avant qu'il se distribuât dans le
reste du corps, puisque, sorti comme une rosée
des pores du canal intestinal, il baigne continuellement toutes les parties, et qu'elles y puisent
sans cesse les molécules qui doivent s'interposer
entre celles qui les constituent déja. L'action de
l'air ne pouvoit donc s'exercer qu'au lieu et au
moment même de cette interposition ; et c'est ce
qui arrive très-parfaitement par la disposition des
trachées, n'y ayant aucun point solide du corps
des insectes où les fines ramifications de ces vaisseaux aériens n'aboutissent et où l'air n'aille immédiatement exercer son action chymique. Comme
nous voyons clairement les causes de ce rapport
entre les organes de ces deux fonctions, nous
sommes autorisés à présumer que d'autres rapports également constans qui existent entre elles,

sont aussi fondés sur quelques causes du même genre, quoiqu'elles ne soient pas aussi évidentes pour nous.

C'est ainsi que parmi les animaux qui ont des vaisseaux, et qui jouissent d'une double circulation, ceux qui respirent l'air immédiatement en le recevant dans les cellules de leurs poumons, ont toujours les deux troncs de leurs artères rapprochés, et armés de ventricules musculaires unis en une seule masse, tandis que ceux qui ne respirent que par l'intermède de l'eau qu'ils font passer entre les feuillets de leurs branchies, ont toujours ces deux troncs séparés, soit que l'un et l'autre soit pourvu de ventricules, comme dans les sèches, soit qu'il n'y en ait qu'à l'un des deux seulement, comme dans les poissons et les mollusques.

On apperçoit un peu mieux la raison des rapports qui lient l'étendue et le mode de la respiration aux diverses espèces de mouvemens généraux dont chaque animal est susceptible, et qui font que l'air leur est d'autant plus nécessaire, que leur manière de se mouvoir les met à même de s'en procurer davantage, ou, ce qui revient au même, que ceux qui peuvent le plus aisément chercher l'air pur sont précisément ceux qui ont le plus de besoin de le respirer.

Les expériences modernes ont montré qu'un des principaux usages de la respiration est de ranimer la force musculaire, en rendant à la fibre

son irritabilité épuisée ; et nous voyons en effet
que parmi les animaux qui respirent l'air immédiatement, ceux qui ont la circulation double,
et dont chaque molécule de sang veineux ne peut
retourner aux parties qu'après avoir respiré, c'est-
à-dire les oiseaux et les mammifères, non seulement se tiennent toujours dans l'air même, et
s'y meuvent avec plus de force que les autres animaux à sang rouge, mais encore que chacune de
ces classes jouit de la faculté de se mouvoir, précisément dans le degré qui correspond à la quantité de sa respiration. Les oiseaux, qui sont, pour
ainsi dire, toujours dans l'air, en sont autant im-
prégués au dedans qu'au dehors : non seulement
la partie cellulaire de leurs poumons est fort considérable, mais ces organes ont encore des sacs
ou des appendices qui se prolongent par tout le
corps. Aussi les oiseaux consomment-ils, dans un
temps donné, une quantité d'air beaucoup plus
grande, à proportion de leur volume, que les
quadrupèdes; et c'est-là sans doute ce qui donne
à leurs fibres une force instantanée si prodigieuse,
et ce qui a rendu leur chair propre à entrer
comme puissance motrice dans des machines qui
exigeoient des mouvemens si violens pour être
soutenues dans l'air par les simples vibrations
des ailes.

Les mammifères semblent tenir, pour la force
des mouvemens et pour la quantité de la respiration, une espèce de milieu entre les oiseaux et

les reptiles, qui forment l'extrémité opposée. La respiration semble n'être chez ceux-ci qu'une chose accessoire; ils peuvent s'en passer presque aussi long-temps qu'ils veulent : leurs vaisseaux pulmonaires ne sont que des branches des grands troncs. Aussi d'une part leurs organes du mouvement les rédui-sent-ils à rester contre terre dans les endroits obscurs et étouffés au milieu des miasmes; leur instinct les porte à s'enfermer souvent dans des cavités où l'air ne peut se renouveler, ou même à s'enfoncer sous les eaux pendant une grande partie de l'année : et de l'autre part, leurs mou-vemens sont assez généralement lents, et ils pas-sent une partie de leur vie dans un repos presque complet.

Et comme c'est une des conditions de l'existence de tout animal que ses besoins soient proportion-nés aux facultés qu'il a pour les satisfaire, l'irrita-bilité s'épuise d'autant moins aisément que la respi-ration est moins efficace et moins prompte à la répa-rer. C'est ce qui fait qu'elle se conserve si bien dans les reptiles, et que leurs chairs palpitent si long-temps après qu'ils sont morts, tandis que celles des animaux à sang chaud perdent cette faculté en se refroidissant.

Ce rapport du degré de la force motrice avec la quantité d'action de l'élément ambiant se trouve confirmé par l'exemple des poissons, qui, ayant le sang froid comme les reptiles, ont aussi comme eux peu de force musculaire, et une irritabilité

D 2

susceptible de se conserver long-temps : il ne faut pas que la vélocité avec laquelle plusieurs d'entre eux nagent, fasse illusion à cet égard, parce que, se trouvant dans un élément aussi pesant qu'eux, ils n'ont aucune force à employer pour se soutenir.

Au reste, si leur respiration a le même résultat que celle des reptiles, c'est par d'autres moyens qu'elle l'obtient. Leur circulation est double, à la vérité, comme dans les animaux à sang chaud ; mais comme il n'y a que l'air mêlé à l'eau qui agisse sur leur sang, le peu d'activité de l'élément a besoin d'être compensé par le prompt retour des molécules du sang dans l'organe pulmonaire : et nous trouvons encore ici un nouveau rapport entre les modifications des organes respiratoires et de ceux de la circulation ; c'est que les animaux, de quelque classe qu'ils soient, qui respirent par des branchies et par l'intermède de l'eau, ont tous la circulation double, tandis que parmi ceux qui respirent l'air lui-même, il y en a plusieurs qui l'ont simple, savoir ceux qui n'avoient pas besoin d'une irritabilité excessive : mais il paroît qu'un degré au-dessous auroit été insuffisant à l'entretien de la force musculaire, et que la réunion de ces deux modes qui affoiblissent l'un et l'autre l'effet de la respiration, auroit empêché le renouvellement de l'énergie de la fibre.

Le système nerveux a aussi des rapports avec

la respiration , relativement aux variétés qu'on observe dans l'une et l'autre de ces fonctions. Les sens extérieurs sont beaucoup moins énergiques , et le cerveau beaucoup moins grand , dans les animaux à sang froid , où il n'occupe qu'une petite partie du crâne , que dans ceux à sang chaud, où il en remplit toute la cavité. C'est sans doute le peu de mobilité de la fibre qui exigeoit ce peu d'activité dans les organes qui la mettent en jeu; des sensations vives et des passions fortes auroient épuisé trop vîte les forces musculaires : et voilà comment les modifications des organes des sens se trouvent liées médiatement à celles des organes de la respiration.

Mais quelle est la cause secrète qui fait que , dans tous les animaux qui respirent par des organes séparés , les masses médullaires sont en petit nombre, et rassemblées dans le crâne , ou du moins écartées de la moelle épinière , tandis que , dans ceux qui respirent par des trachées , des ganglions presque égaux sont répartis sur toute la longueur de ce cordon? Et pourquoi ne trouve-t-on jamais de système nerveux apparent dans les animaux qui n'ont point d'organes particulièrement destinés à la respiration? Ces deux rapports rentrent dans la classe de ceux dont les causes nous sont inconnues.

La digestion elle-même n'est pas exempte de rapport avec la respiration : celle-ci étant une des fonctions qui consomment et expulsent avec le plus de rapidité les substances dont notre corps est composé,

D 3

les forces digestives sont généralement d'autant plus puissantes que la respiration est plus complète, afin que la quantité des molécules qui arrivent soit proportionnée à celle des molécules qui s'échappent.

C'est, pour ainsi dire, par l'entremise de ces liaisons qui existent entre les modifications des organes de la respiration, et celles des organes de plusieurs autres fonctions, qu'une partie de ces derniers se trouvent avoir entre eux des rapports que rien ne sembloit d'abord nécessiter. Voilà pourquoi les oiseaux ont en général l'estomac le plus robuste et la digestion la plus prompte ; voilà pourquoi ils répètent si souvent leurs repas, tandis que les reptiles, qui semblent en tout point leurs antipodes parmi les animaux à sang rouge, nous étonnent par le peu d'aliment qu'ils prennent, et la longueur des jeûnes qu'ils peuvent soutenir. Ce n'est point par la nature des organes du mouvement qui caractérisent ces deux classes, que ces différences dans les forces digestives sont nécessitées, mais bien par celle des organes de la respiration, dont les modifications sont en rapport immédiat avec celles des organes du mouvement.

On sent aisément que ces deux degrés si différens de force digestive dépendent de deux dispositions également différentes dans les organes alimentaires, et que chacune de ces dispositions ne pourra coexister qu'avec celle qui lui correspondra dans les organes respiratoires ; et celle-ci étant aussi toujours liée avec une disposition également déterminée dans ceux du mouvement, dans ceux des sensations, dans ceux de la circulation, ces cinq systêmes d'organes sont, pour ainsi dire, tous régis et gouvernés par chacun d'eux en particulier.

Au reste, le systême des organes digestifs a aussi des rapports immédiats avec ceux des organes du mouvement et de la sensibilité : car la disposition du canal alimentaire détermine d'une manière absolue l'espèce d'alimens dont l'animal peut se nourrir; et on sent que s'il ne trouvoit pas dans ses sens et dans ses organes du mouvement les moyens de distinguer et de se procurer ces sortes d'alimens, il ne pourroit subsister.

Ainsi un animal qui ne peut digérer que de la chair, doit, sous peine de destruction de son espèce, avoir la faculté d'appercevoir son gibier, de le poursuivre, de le saisir, de le vaincre, de le dépecer. Il lui faut donc, de toute nécessité, une vue perçante, un odorat fin, une course rapide, de l'adresse et de la force dans les pattes et dans les mâchoires. Ainsi jamais une dent tranchante et propre à découper la chair ne coexistera dans la même espèce avec un pied enveloppé de corne, qui ne peut que soutenir l'animal, et avec lequel il ne peut saisir. De là la règle que tout animal à sabot est herbivore; et ces règles encore plus détaillées, qui ne sont que des corollaires de la première, que des sabots aux pieds

D 4

indiquent des dents molaires à couronne plate,
un canal alimentaire très-long, un estomac ample
ou multiple, et un grand nombre d'autres rapports
de même genre.

Ces lois, qui déterminent les rapports des systêmes d'organes affectés aux différentes fonctions,
exercent également leur puissance sur les différentes parties d'un même système, et en lient les
variations avec la même force. C'est sur-tout dans
le système alimentaire, dont les parties sont plus
nombreuses et plus distinctes, que ces règles trouvent des applications plus évidentes. La forme des
dents, la longueur, les replis, les dilatations du
canal alimentaire, le nombre et l'abondance des
sucs dissolvans qui s'y versent, sont toujours dans
un rapport admirable entre elles et avec la nature,
la dureté, la dissolubilité des matières que l'animal mange, au point que l'homme exercé, qui
connoît une de ces parties, peut aisément deviner
la plupart des autres, et qu'il peut même, d'après
les règles précédentes, étendre ses conjectures
aux organes des autres fonctions.

La même harmonie existe entre toutes les parties
du système des organes du mouvement. Comme
il n'y en a aucune qui n'agisse sur les autres et
qui n'éprouve leur action, sur-tout lorsque l'animal
se meut en entier, toutes leurs formes sont en
rapport. Il n'est presque aucun os qui varie dans
ses facettes, dans ses courbures, dans ses proéminences, sans que les autres subissent des

variations proportionnées ; et on peut aussi , à la
vue d'un seul d'entre eux, conclure jusqu'à un certain point celle de tout le squelette.

Ces lois de coexistence que nous avons indiquées jusqu'ici ; ont, pour ainsi dire, été déduites,
par le raisonnement , des connoissances que nous
avions de l'influence réciproque des fonctions et de
l'usage de chaque organe. L'observation les ayant
confirmées , nous nous trouvons en droit de suivre
une marche contraire dans d'autres circonstances; et
lorsque l'observation nous montre des rapports
constans de forme entre certains organes, nous
devons en conclure qu'ils exercent quelque action
l'un sur l'autre ; nous pouvons même être menés
par-là à des conjectures heureuses sur les usages
de l'un ou de l'autre. C'est ainsi que la grandeur
plus considérable du foie dans les animaux qui
respirent moins , et la privation totale où en sont
les insectes dont la respiration est la plus complète qu'il soit possible, puisque tout leur corps
est, pour ainsi dire , un poumon , ont fait penser
que le foie supplée jusqu'à un certain point à ce
dernier organe , en enlevant comme lui au sang
ses deux principes combustibles.

C'est ainsi qu'on se rend raison de la blancheur
et de l'opacité du chyle dans certains animaux,
tandis que dans d'autres il est aussi transparent
que la lymphe, lorsqu'on sait que les premiers
sont précisément tous ceux qui ont des mamelles
et qui allaitent leurs petits. C'est même principa-

lement par l'étude approfondie de ces rapports, et par la découverte de ceux qui nous ont échappé jusqu'à présent, que la physiologie a le plus d'espoir d'étendre ses limites : aussi doit-elle regarder l'anatomie comparée comme une des plus riches sources de son perfectionnement.

Au reste, en demeurant toujours dans les bornes que les conditions nécessaires de l'existence prescrivoient, la nature s'est abandonnée à toute sa fécondité dans ce que ces conditions ne limitoient pas ; et sans sortir jamais du petit nombre des combinaisons possibles entre les modifications essentielles des organes importans, elle semble s'être jouée à l'infini dans toutes les parties accessoires. Il ne faut pas pour celles-ci qu'une forme, qu'une disposition quelconque soit nécessaire ; il semble même souvent qu'elle n'a pas besoin d'être utile pour être réalisée : il suffit qu'elle soit possible, c'est-à-dire, qu'elle ne détruise pas l'accord de l'ensemble. Aussi trouvons-nous, à mesure que nous nous éloignons des organes principaux, et que nous nous rapprochons de ceux qui le sont moins, des variétés plus multipliées ; et lorsqu'on arrive à la surface, où la nature des choses vouloit que fussent précisément placées les parties les moins essentielles, et dont la lésion est la moins dangereuse, le nombre des variétés devient si considérable, que tous les travaux des naturalistes n'ont pu encore parvenir à en donner une idée.

Dans toutes ces combinaisons, il s'en trouve

nécessairement beaucoup qui ont des parties communes, et il y en a toujours un certain nombre
qui ne diffèrent que très - peu, en sorte qu'en
plaçant les unes auprès des autres celles qui se
ressemblent le plus, on peut en établir une espèce
de suite qui paroîtra s'éloigner comme par degrés
d'un type primitif. C'est sur ces considérations que
reposent les idées que certains naturalistes se sont
formées d'une échelle des êtres qui les rassemble-
roit tous en une série unique, commençant au
plus parfait et finissant au plus simple, à celui
qui seroit doué des propriétés les moins nombreuses
et les plus communes, et telle, que l'esprit passe-
roit de l'un à l'autre sans presque appercevoir
d'intervalle, et comme par nuances insensibles. En
effet, en restant dans certaines limites, et sur-tout
en considérant chaque organe isolément et en le
suivant dans toutes les espèces d'une classe, on le
voit se dégrader avec une uniformité singulière ;
on l'apperçoit même encore en partie, et comme
en vestige, dans des espèces où il n'est plus d'aucun usage, en sorte que la nature semble ne l'y
avoir laissé que pour demeurer fidèle à la loi de
ne point faire de saut. Mais d'une part les organes
ne suivent pas tous le même ordre de dégrada-
tion : tel est à son plus haut degré de perfection
dans une espèce, et tel autre l'est dans une espèce
toute différente, de manière que si on vouloit
ranger les espèces d'après chaque organe considéré
en particulier, il y auroit autant de séries à former

que l'on auroit pris d'organes régulateurs, et
que, pour faire une échelle générale de perfection, il faudroit calculer l'effet résultant de chaque
combinaison ; ce qui n'est presque pas possible.

D'un autre côté, ces nuances douces et insensibles s'observent bien tant que l'on reste sous
les mêmes combinaisons des organes principaux ;
tant que ces grands ressorts centraux restent les
mêmes. Tous les animaux chez lesquels cela a lieu
semblent formés sur un plan commun, qui sert de
base à toutes les petites modifications extérieures :
mais du moment où on passe à ceux qui ont d'autres
combinaisons principales, il n'y a plus de ressemblance en rien, et on ne peut méconnoître l'intervalle ou le saut le plus marqué.

Quelque arrangement qu'on donne aux animaux
à vertèbres et à ceux qui n'en ont point, on ne
parviendra jamais à placer à la fin de l'une de
ces grandes classes, ni à la tête de l'autre, deux
animaux qui se ressemblent assez pour servir de
lien entre elles.

ARTICLE V.

*Division des animaux d'après l'ensemble de
leur organisation.*

L'anatomie comparée ayant pour but d'indiquer
les différences que présente chaque organe considéré dans tous les animaux, son exposition seroit

très-longue et très-embrouillée, si on étoit obligé
de nommer chaque fois tous les animaux dans
lesquels tels ou tels organes ont une structure uniforme. Il seroit beaucoup plus commode d'en indiquer la totalité sous un nom de classe ou de genre
qui les comprendroit tous : mais, pour que cela se
pût, il faudroit que tous les animaux qui composent
un genre ou une classe, eussent de la ressemblance, non pas dans un organe seulement, mais
dans tous; autrement on seroit obligé d'adopter des
classes et des genres nouveaux, et une nomenclature particulière, chaque fois que l'on traiteroit
d'un nouvel organe, ce qui produiroit une confu-
sion plus grande que celle qu'on vouloit éviter.
C'est cependant ce qui arriveroit, si on prenoit les
caractères de ses subdivisions des différens degrés
dans des organes et dans des modifications d'organes choisis au hasard et arbitrairement. Pour
peu que l'organe qu'on auroit choisi se trouvât
être parmi les moins importans, parmi ceux qui
ont le moins d'influence sur l'ensemble, il n'y
auroit pas de raison pour que les autres organes
se ressemblassent dans tous les animaux où celui-là
se ressembleroit : ainsi on ne pourroit rien affirmer
touchant ces autres organes, qui convînt à toute
une des classes ou à tout un des genres d'animaux
que l'on auroit distingués par des caractères pris
dans cet organe peu important.

Supposons, par exemple, qu'on ait divisé les
animaux en volatiles, en terrestres et en aquatiques,

comme on le faisoit autrefois ; il se trouveroit dans
la première classe, outre les oiseaux ordinaires,
des mammifères (les chauves-souris), des reptiles
(le dragon), des poissons (les diverses espèces de
poissons volans), et une multitude d'insectes. Il en
seroit de même, plus ou moins, des deux autres
classes. Ainsi, si on vouloit parler d'un seul de leurs
organes, du foie, par exemple, on ne trouveroit
pas une seule qualité qui pût lui être attribuée dans
toute une classe, ni une qui fût affectée exclusivement à l'une des trois, à l'exception des deux autres.

Cet exemple est propre, par son évidence, à
montrer de quelle importance il est de bien choisir
les caractères de ses divisions ; car, quoiqu'on ne
fasse plus aujourd'hui, dans la formation des méthodes et des systêmes d'histoire naturelle, des
fautes aussi grossières que celle-là, plusieurs naturalistes n'ont pas laissé d'adopter, même dans ces
derniers temps, des divisions qui ont aussi, dans le
détail, de ces sortes de résultats.

Le but de toute bonne méthode est de réduire la
science à laquelle on l'applique, à ses moindres
termes, en élevant les propositions qu'elle comprend
à la plus grande généralité dont elles soient susceptibles. Ainsi, pour en avoir une bonne en anatomie
comparée, il faut qu'elle soit telle, que l'on puisse
assigner à chaque classe, et à chacune de ses subdivisions, des qualités communes touchant la plus
grande partie des organes. On peut arriver à ce but
par deux moyens différens, qui peuvent se servir

de preuve et de vérification l'un à l'autre : le premier, et celui auquel tous les hommes ont dû avoir
recours naturellement, c'est de passer de l'observation des espèces à leur réunion en genres, et en
collection d'un ordre supérieur, suivant qu'on s'y
voit conduit par l'ensemble de leurs attributs ; le
second, que la plupart des naturalistes modernes
ont employé, est de fixer d'avance certaines bases
de division, d'après lesquelles on range les êtres à
mesure qu'on les observe.

Le premier moyen ne peut tromper ; mais il
n'est applicable qu'aux êtres dont on a une connoissance parfaite. Le second est d'un usage plus général ; mais il est sujet à erreur. Lorsque les bases
qu'on a adoptées ne rompent point les combinaisons auxquelles l'observation conduit, et lorsque
ces bases sont indiquées par les résultats de l'observation, les deux moyens se trouvent d'accord,
et on peut être certain que la méthode est bonne.

Mais, dans le cas où il n'est pas possible d'employer le premier moyen, il faut calculer par le
raisonnement la valeur de ses bases ; et c'est là que
l'importance des organes dans lesquels on les prend
est d'un grand secours. Les naturalistes n'ont pas
ignoré ces principes ; et c'est sur ces considérations
qu'ils ont établi leurs distinctions entre les organes
du premier, du second, du troisième rang, etc.

Mais ils auroient dû porter plutôt leur attention
sur les fonctions elles-mêmes que sur les organes :
car toutes les parties, toutes les formes, toutes les

qualités d'un organe du premier rang, ne sont pas également propres à fournir des caractères pour les classes supérieures ; ce sont seulement celles de ces formes et de ces qualités qui modifient d'une manière importante la fonction à laquelle cet organe est affecté, celles qui lui donnent, pour ainsi dire, une autre direction et d'autres résultats. Toutes les autres considérations auxquelles un organe, de quelque rang qu'il soit, peut donner lieu, ne sont d'aucune importance tant qu'elles n'influent pas directement sur les fonctions qu'il exerce. C'est ce qui a égaré quelques naturalistes, qui ont cru que tout étoit important dans un organe important, et qui ont bouleversé sans raison des divisions bien faites. Au reste, ce n'est pas ici le lieu de nous appesantir sur ces principes, et encore moins de les appliquer : la formation des méthodes est l'objet de l'histoire naturelle proprement dite ; l'anatomie les reçoit, pour ainsi dire, toutes faites. C'est d'elles qu'elle prend ses premières directions : mais elle ne tarde pas à leur rendre la lumière qu'elle en a reçue d'abord ; elle est même la plus forte épreuve de leur bonté ; et c'est en appliquant une méthode d'histoire naturelle à l'anatomie comparée, qu'on est bientôt en état de reconnoître si elle s'écarte ou non de la marche de la nature.

Nous allons donc porter nos regards sur l'ensemble du règne animal, et reconnoître ce que les familles des divers rangs qui le partagent, ont chacune de commun dans leur organisation. Cette revue générale nous est encore nécessaire pour une autre fin : dans les descriptions que nous ferons dans la suite de ce cours, des différens organes et de leurs conformations variées, nous serons à chaque instant obligés de citer les divers genres et les diverses familles d'animaux ; il faut donc que nous en ayons au moins une connoissance sommaire, et c'est ce que nous procurera l'examen que nous allons en faire.

Le règne animal entier se divise d'abord en deux grandes familles : celle des animaux à vertèbres et à sang rouge, et celle des animaux sans vertèbres, qui ont presque tous le sang blanc.

Les premiers ont toujours un squelette intérieur articulé, dont le principal soutien est la colonne vertébrale, qui porte la tête à son extrémité antérieure, et dans le canal de laquelle est renfermé le faisceau commun des nerfs ; son extrémité postérieure se prolonge le plus souvent pour former la queue ; les côtes, qui manquent rarement, s'attachent aux deux côtés de cette colonne. Il n'y a jamais plus de quatre membres, dont il peut manquer cependant une paire, quelquefois même les deux.

Le cerveau est toujours renfermé dans une cavité osseuse particulière de la tête, nommée le crâne. Les nerfs de l'épine contribuent tous, par des filets, à la formation d'un cordon nerveux, qui tire son origine de quelques-uns des nerfs du crâne, et qui se distribue à la plupart des viscères.

Les sens sont toujours au nombre de cinq. Il y a

1. E

toujours deux yeux mobiles à volonté ; l'oreille a toujours au moins trois canaux semi-circulaires ; le sens de l'odorat réside toujours exclusivement dans des fosses creusées au devant de la tête.

La circulation se fait toujours au moins par un ventricule charnu ; et lorsqu'il y en a deux, ils ne sont jamais séparés. Les vaisseaux lymphatiques sont distincts des veines sanguines.

Les deux mâchoires sont toujours horizontales, et la bouche s'ouvre par leur écartement de haut en bas. Le canal intestinal est continu depuis la bouche jusqu'à l'anus, qui est toujours situé derrière le bassin, c'est-à-dire derrière la ceinture osseuse qui porte les extrémités postérieures. Les intestins sont entourés d'un sac membraneux nommé péritoine. Il y a toujours un foie et un pancréas qui y versent des liqueurs dissolvantes, et une rate dans laquelle une partie du sang qui doit se rendre au foie, subit une préparation préalable.

Il y a toujours deux reins pour la séparation de l'urine, situés aux côtés de l'épine et hors du péritoine ; les testicules sont au nombre de deux. Sur les reins sont toujours deux corps dont l'usage est inconnu, et qu'on a nommés capsules atrabilaires.

Ces animaux à vertèbres se subdivisent à leur tour en deux branches : ceux à sang chaud, et ceux à sang froid.

Les animaux vertébrés et à sang chaud ont toujours deux ventricules au cœur et une circulation double. Ils respirent par des poumons, et ne peuvent se passer de respirer. Leur cerveau remplit exactement la cavité du crâne ; leurs yeux se ferment par des paupières. Leur oreille a son tympan enfoncé dans le crâne ; toutes les parties du labyrinthe sont étroitement enveloppées par les os, et on y voit toujours, outre les canaux semi-circulaires, un organe à deux loges, analogue au limaçon. Leurs narines communiquent toujours avec l'arrière-bouche, et servent au passage de l'air pour la respiration. Leur tronc est toujours environné de côtes, et ils ont presque tous quatre membres.

C'est plutôt par des privations que par des propriétés communes, que les animaux vertébrés et à sang froid se ressemblent. Plusieurs d'entre eux sont privés de côtes ; il y en a qui n'ont aucun membre. Leur cerveau ne remplit jamais toute la cavité du crâne ; leurs yeux ont rarement des paupières mobiles. Le tympan de leur oreille, lorsqu'il existe, est toujours à fleur de tête ; il manque souvent, ainsi que les osselets : le limaçon manque toujours. Les diverses parties de l'oreille ne sont point attachées au crâne d'une manière très-serrée ; souvent même elles sont libres dans la même cavité que le cerveau.

Chacune de ces deux branches se subdivise en deux classes.

Celles des animaux à sang chaud sont les *mammifères* et les *oiseaux*.

Les mammifères sont vivipares, et nourrissent

E 2

leurs petits, dans le premier âge, du lait fourni par
leurs mamelles; ils ont, en conséquence, toujours
une matrice à deux cornes : les mâles ont toujours
une verge qu'ils peuvent introduire.

Leur tête est portée sur la première vertèbre par
deux éminences. Les vertèbres du cou ne sont jamais
moins de six, ni plus de neuf. Leur cerveau est
plus compliqué que dans les autres animaux : il a
des parties qu'on ne trouve point dans les autres
classes, telles que le corps calleux, la voûte, le
pont, etc.

Leurs yeux n'ont que deux paupières; leur oreille
a quatre osselets articulés, et un limaçon véritablement spiral ; leur langue est entièrement molle
et charnue ; leur peau est recouverte de poils dans
le plus grand nombre, et il y en a au moins quelques-uns dans tous.

Leurs poumons sont étroitement renfermés dans
la poitrine, qui est séparée de l'abdomen par un
diaphragme charnu. Ils n'ont qu'un larynx, situé à
la base de la langue, et recouvert par une épiglotte
lorsque l'animal avale.

Leur mâchoire inférieure est seule mobile; toutes
les deux sont garnies de lèvres.

Leur canal biliaire et le pancréatique s'insèrent
au même point. Leurs vaisseaux lactés charient un
chyle blanc laiteux, et ils traversent une multitude
de glandes conglobées situées dans le mésentère.
Une membrane nommée épiploon, suspendue à
l'estomac et aux parties voisines, recouvre les

intestins par-devant. La rate est toujours dans le côté gauche, entre l'estomac, les côtes et le diaphragme.

Les *oiseaux* sont ovipares. Ils n'ont qu'un seul ovaire et un seul *oviductus;* ce qui leur est entièrement particulier. La tête ne porte sur la première vertèbre du cou que par une seule éminence. Les vertèbres du cou sont très-nombreuses ; le sternum est fort large. Les membres de devant ne peuvent servir qu'à voler, et l'oiseau ne marche que sur ceux de derrière.

Leurs yeux ont trois paupières. Leur oreille n'a jamais de pavillon extérieur : son tympan n'a qu'un osselet; son limaçon est en cône légèrement courbé. Leur langue a un os intérieurement. Le corps est recouvert de plumes. Les poumons sont attachés aux côtes, et se laissent traverser par l'air, qui communique dans tout le corps, n'y ayant aucun diaphragme. La trachée a un larynx à chacune de ses extrémités ; le supérieur n'a point d'épiglotte. Leur bouche est un bec revêtu de corne, sans lèvres, ni dents, ni gencives, dont les deux mandibules sont mobiles.

Le pancréas et le foie produisent chacun plusieurs canaux excréteurs, qui entrent dans l'intestin par divers points. Le chyle est transparent, et il n'y a point de glandes mésentériques, ni d'épiploon. La rate est au centre du mésentère. Les uretères aboutissent dans une cavité commune aux excrémens solides et aux œufs, nommée cloaque. Il n'y a point de vessie.   E 3

Les classes des animaux à sang froid sont les *reptiles* et les *poissons*.

Les *reptiles* diffèrent entre eux par des points très-importans, et ils n'ont pas peut-être des qualités communes en aussi grand nombre que les autres classes. Il y en a qui marchent, d'autres qui volent, d'autres qui nagent ; un grand nombre ne peut que ramper. Leurs organes des sens, et sur-tout l'oreille, varient presque autant que ceux du mouvement ; elle n'a cependant jamais de limaçon. Leur peau est ou nue, ou revêtue d'écailles. Leur cerveau est toujours très-petit. Leurs poumons flottent dans la même cavité que les autres viscères, mais ne se laissent point traverser par l'air ; les cellules en sont fort grandes. Il n'y a qu'un larynx sans épiglotte. Les deux mâchoires sont mobiles. Il n'y a ni épiploon, ni glandes mésentériques ; la rate est au centre du mésentère. La femelle a toujours deux ovaires et deux *oviductus*. Il y a une vessie.

Les poissons respirent par des organes en forme de peignes, disposés aux deux côtés de leur cou, entre lesquels ils font passer l'eau ; ils n'ont en conséquence ni trachée, ni larynx, ni voix. Leur corps est disposé pour nager ; leurs nageoires manquent quelquefois. Outre les quatre qui représentent les membres, ils en ont de verticales sur le dos, sous la queue et à son extrémité.

Leurs narines ne servent point à la respiration ; leur oreille est entièrement cachée dans le crâne ; leur peau est nue, ou recouverte d'écailles ; leur

langue est osseuse; leurs deux mâchoires sont mobiles ; le pancréas est souvent remplacé par des
cœcums; il y a une vessie; les ovaires sont doubles.

Les animaux privés de vertèbres n'ont pas autant de choses communes , et ne forment pas une
série aussi régulière que ceux dont nous venons de
parler ; cependant leurs parties dures, lorsqu'ils
en ont, sont généralement à l'extérieur, du moins
lorsqu'elles sont articulées. Leur système nerveux
n'a pas sa partie moyenne renfermée dans un étui
osseux ; elle flotte dans la même cavité que les
autres viscères.

Il n'y a que le cerveau qui soit au-dessus du
canal alimentaire ; il fournit deux branches qui
enveloppent l'œsophage comme un collier, et dont
la continuation forme le reste du faisceau commun
des nerfs.

Ils ne respirent jamais par des poumons cellulaires, et aucun d'eux n'a de voix. Leurs mâchoires
ont toutes sortes de directions ; souvent même ils
n'ont que des suçoirs. Ils n'ont jamais de reins, ni
d'urine. Ceux d'entre eux qui ont des membres
articulés, en ont toujours au moins six.

Considérés anatomiquement, ils doivent être divisés en cinq classes.

Les *mollusques* forment la première.

Leur corps est charnu , mou, sans membres
articulés, quoiqu'il ait quelquefois en dedans des
pièces dures, et qu'il soit souvent recouvert par des
écailles pierreuses. Ils ont des vaisseaux artériels

E 4

et veineux, dans lesquels le sang subit une véritable circulation.

Ils respirent par des branchies; leur cerveau est
une masse distincte, de laquelle partent les nerfs
et une moelle alongée; il y a des ganglions en
divers endroits du corps.

Les sens extérieurs varient pour le nombre,
quelques-uns ayant des yeux et des oreilles bien
marqués, tandis que d'autres paroissent réduits au
goût et au toucher. Il y en a beaucoup qui peuvent
mâcher, et d'autres qui ne peuvent qu'avaler.

Il y a un foie volumineux qui fournit beaucoup
de bile; les organes de la génération sont fort variés.

Les *crustacés* forment la seconde classe.

Leur corps est revêtu de pièces écailleuses. Ils
ont des membres articulés souvent très-nombreux.
Leur système nerveux consiste dans un long cordon
noueux, des ganglions duquel partent tous les nerfs.
On leur voit des yeux composés, durs, mobiles,
et des oreilles, mais très-imparfaites. Ils ont, pour
le toucher, des antennes et des palpes comme les
insectes. Il y a un cœur, des vaisseaux artériels
et veineux, et des branchies pour la respiration.
Leurs mâchoires sont transversales, fortes et nombreuses; leur estomac a des dents à l'intérieur;
de nombreux cœcums fournissent une humeur
brune qui tient lieu de bile. Le mâle a deux verges;
la femelle deux ovaires.

Les *insectes* forment la troisième classe.

Dans leur état parfait, ils ont, comme les crus-

tacés; des membres articulés et des antennes; la
plupart même ont des ailes membraneuses qui leur
permettent de voler : ceux-là ont tous passé par
d'autres états, dont l'un est souvent entièrement
immobile. Tous ont le système nerveux semblable
à celui des crustacés; mais ils n'ont ni cœur ni
vaisseaux, et ne respirent que par des trachées.
Non-seulement le foie, mais toutes les glandes
sécrétoires, sont remplacés chez eux par de longs
vaisseaux qui flottent dans leur abdomen. La forme
de leur canal intestinal est souvent très-différente
dans le même individu, selon ses trois états.

Les animaux qui ressemblent à des larves d'insectes, et ont, comme elles, le cordon médullaire
noueux, peuvent être joints aux insectes, quoiqu'ils ne se métamorphosent point : mais il y en a
dans le nombre qui ont des vaisseaux sanguins bien
évidens, et qui doivent faire une classe à part, intermédiaire entre les mollusques, les crustacés et les
insectes; tels sont les *vers de terre* et les *sangsues.*

Cette classe étant la quatrième, les *zoophytes*
formeront la cinquième.

Ils ont les parties de leur corps disposées en
étoile, ou en rayons d'un cercle, au centre duquel
seroit leur bouche; ils n'ont ni cœur ni vaisseaux,
et on ne leur apperçoit ni cerveau ni nerfs.

Reprenons chacune de ces neuf grandes classes,
qui forment le règne animal, et divisons-les elles-
mêmes en familles d'un ordre inférieur.

La classe des mammifères nous présente d'abord

un ordre dont les espèces sont privées de pieds de
derrière, et ont le cou si court et la queue si épaisse,
qu'on les prendroit, au premier coup d'œil, pour
des poissons : aussi se tiennent - ils constamment
dans l'eau, quoiqu'ils ne puissent respirer que
l'air; mais leurs narines s'ouvrent au sommet de
leur tête, afin qu'ils puissent inspirer cet air sans
faire sortir leur muscau de l'eau. Ces narines leur
servent aussi à expulser l'eau superflue qui entre
dans leur bouche chaque fois qu'ils veulent avaler
leur proie. Elles sont par-là peu propres à exercer
le sens de l'odorat, pour lequel la nature a pratiqué
des cavités particulières.

Les *cétacés*, c'est le nom qu'on donne à cet
ordre de mammifères, ont la peau lisse, recou-
vrant un lard épais; point de pavillon à l'oreille;
des dents qui servent à retenir la proie et non à la
mâcher, et qui sont quelquefois remplacées par des
lames de corne; un estomac multiple; un canal
intestinal uniforme, sans cœcum; des reins très-
divisés; des poumons et un foie dont les lobes sont
peu nombreux; un larynx en forme de pyramide,
qui va s'ouvrir dans les narines; des testicules cachés
en dedans, et des mamelles situées aux côtés de
la vulve. Leurs pieds de devant sont tellement
raccourcis, les os et les articulations en sont tellement cachés sous la peau, qu'ils représentent des
espèces de rames, uniquement propres à nager.

Parmi les mammifères à quatre extrémités, il y
en a un assez grand nombre qui ont les doigts telle-

ment enveloppés de corne , que leurs pieds ne peuvent servir qu'à les soutenir dans la course et dans la marche.

Ils sont tous herbivores , et ont en consé-quence des dents disposées pour broyer les subs-tances végétales ; leurs intestins sont très - longs , et rendent leur ventre gros. Ils forment trois familles.

Celle des *ruminans*, qui est la plus nombreuse , a le pied fourchu ; leur mâchoire supérieure manque de dents incisives , elles y sont remplacées par un bourrelet de substance calleuse. Leur estomac est divisé en quatre cavités , et les alimens qui ont tra-versé les deux premières , reviennent à la bouche pour être mâchés une seconde fois. Leur canal intestinal est extraordinairement long , ainsi que leur cœcum. Leur graisse devient dure et cassante par le refroidissement. Leurs mamelles sont situées entre les cuisses de derrière. La verge du mâle n'a point d'os à l'intérieur.

Celle des *pachydermes* a plus de deux doigts aux pieds, et des incisives aux deux mâchoires, souvent d'énormes canines. Leur estomac a quelques étran-glemens , mais il n'est point divisé en plusieurs poches , et ces animaux ne ruminent point. Leurs mamelles s'étendent sous le ventre lorsqu'elles sont nombreuses.

Celle des *solipèdes* n'a qu'un doigt apparent à chaque pied ; des incisives aux deux mâchoires ; un estomac simple, petit ; mais de très-gros intestins , et sur-tout un énorme cœcum. Leurs mamelles sont dans l'aîne, comme celle des ruminans. Les cétacés et les animaux à sabot, en général, ont le foie très-peu divisé.

. Les mammifères, dont les doigts sont distincts, et seulement armés d'onglets à leur extrémité, présentent aussi plusieurs familles, auxquelles on peut assigner des caractères communs, tirés de l'ensemble de leur organisation.

La moins nombreuse et la moins parfaite est celle des *paresseux.* Quoique leurs doigts ne soient pas enveloppés de corne, ils sont réunis par la peau, et ne peuvent se mouvoir séparément; ils sont d'ailleurs peu nombreux. Les dents incisives manquent aux deux mâchoires. L'estomac est quadruple, comme dans les ruminans; mais les alimens ne reviennent point à la bouche. Les mamelles sont placées sur la poitrine; et les pieds de devant sont si longs, qu'ils gênent beaucoup la marche de l'animal.

Une seconde famille, qui ressemble aussi à la précédente par le peu de liberté des doigts et par le défaut d'incisives, est celle des *édentés:* plusieurs de leurs espèces manquent même absolument de dents. Leur estomac est simple; leurs mamelles sont sous l'abdomen; ils ont tous le museau plus ou moins alongé, et sont la plupart couverts d'armes défensives comme des écailles, des cuirasses, etc.

Les *rongeurs* forment une troisième famille de mammifères onguiculés, caractérisée par deux longues incisives à l'extrémité de chaque mâchoire, que suit un intervalle vuide, sans canines. Cette organisation les force de limer leurs alimens, ou de les réduire en petits fragmens, au lieu de les couper en morceaux, comme font ceux qui ont beaucoup d'incisives courtes. Les rongeurs se nourrissent de matières végétales ou animales, ou mêlent les unes aux autres, selon que leurs molaires ont des couronnes plates, ou armées de pointes, ou seulement élevées en tubercules mousses. Leurs intestins sont longs, leur estomac simple; ils ont presque toujours un grand cœcum. Leurs pieds de derrière sont plus longs que les autres, et leur donnent une marche sautillante; quelquefois même ils sont si longs, que ces animaux ne peuvent employer ceux de devant à la marche.

Les *carnassiers*, qui ne diffèrent pas beaucoup des rongeurs par la disposition de leurs ongles, ont une denture bien plus complète; leurs incisives sont courtes et fortes, leurs canines grosses et pointues, et leurs molaires dentelées et tranchantes; et ces trois sortes de dents forment ensemble une série non interrompue. Le canal alimentaire des carnassiers est court; leur estomac et leur cœcum petits. Ce dernier n'existe même pas dans ceux d'entre eux qui marchent sur la plante entière du pied, ou dont le corps très-alongé est porté sur des pieds très-courts: tous ont le ventre plus ou moins grêle, à cause de la petitesse de leurs intestins.

Ces deux familles, les rongeurs et les carnassiers, ont les mamelles situées sous le ventre, et l'urètre enveloppé en partie dans un os. Tous les quadrupèdes dont nous venons de parler, ont la verge renfermée dans un étui attaché au ventre.

Les *mammifères amphibies* forment une petite famille semblable aux carnassiers par beaucoup de circonstances, mais dont les membres sont si courts, qu'ils ne peuvent guère s'en servir que pour nager.

Les *chauves-souris* sont encore une petite famille assez semblable aux carnassiers par ses dents et ses intestins, mais dont les doigts, très-alongés, ont leurs intervalles remplis, ainsi que ceux des membres, par une peau fine qui les met en état de voler. Elles n'ont point de cœcum. Leurs mamelles sont sur la poitrine, et leur verge est pendante.

Ces deux dernières circonstances se retrouvent dans les *quadrumanes*, ceux de tous les mammifères qui ressemblent le plus à l'homme. Ils ont, comme lui, le pouce des mains séparé des autres doigts, et susceptible de leur être opposé lorsqu'il s'agit de faire quelque opération délicate : celui des pieds l'est de même ; mais il est plus court que les autres doigts, qui sont aussi longs que ceux des mains. Les dents sont comme celles de l'homme ; seulement les canines sont plus alongées que les autres dents. Le canal alimentaire est composé, comme dans l'homme, d'un estomac simple, de petits et de gros intestins, et d'un cœcum gros et court, excepté dans quelques espèces. Le foie des animaux onguiculés est divisé en lobes plus nombreux que dans l'homme et les animaux à sabots.

La classe des oiseaux ne présente pas autant de caractères anatomiques que celle des mammifères , pour distinguer en familles les espèces qui la composent. La forme de leurs pieds ne détermine pas , comme dans les quadrupèdes , le genre de leurs alimens , parce que la faculté de voler , et celle de nager et de plonger, leur donnent d'autres moyens de poursuivre leur proie.

Les *oiseaux de proie* proprement dits ne sont pas les seuls qui vivent de chair. On les distingue à leur bec et à leurs ongles crochus. Leur estomac est membraneux ; leurs cœcums très-courts ; leur larynx inférieur n'a qu'un seul muscle.

Les *oiseaux piscivores*, de la famille des oiseaux de rivage, tels que les *hérons*, etc. ont un grand estomac membraneux, et un cœcum unique et très-court.

D'autres piscivores , de la famille des oiseaux nageurs, les *cormorans*, *pélicans*, etc., et de celle des passereaux , les *martins-pêcheurs*, ont aussi un estomac membraneux. Il se retrouve tel dans des oiseaux vivant de vers, comme les *pics*, etc. ; mais il est très-musculeux dans la plupart des autres oiseaux , et sur-tout dans ceux qui vivent uniquement de grains.

Les autres parties intérieures ne fournissent point des caractères assez saillans ; ou bien ces parties

n'exerçant point une grande influence sur l'ensemble, elles sont trop variables dans leur structure.

En nous bornant donc à la considération des
organes du mouvement, nous trouvons, outre la
famille des oiseaux de proie, dont nous venons de
parler, celle des *oiseaux nageurs*, qui ont les pieds
courts, palmés, le plumage serré, huilé, et qui se
tiennent sur les eaux ; celle des *oiseaux de rivage*,
qui ont les pieds longs, les jambes nues par en-bas,
le cou et le bec alongés, et qui marchent à gué sur
le bord des eaux, ou dans les ruisseaux et les ma-
rais ; celle des *gallinacés*, qui ont les pieds courts,
le vol pesant, ou même qui ne volent point du tout,
le bec court et voûté, et qui se tiennent à terre, où
ils vivent de grains : ceux-ci ont tous un jabot très-
ample, un gésier fort charnu, des intestins, et sur-
tout deux cœcums très-longs ; leur larynx inférieur
n'a point de muscle propre. La famille des *grimpeurs* se distingue par ses doigts disposés deux en
avant et deux en arrière, et par la faculté que cette
organisation leur donne de grimper dans toutes
les directions sur les troncs des arbres. Il y en a
parmi eux qui ont un estomac membraneux, et
manquent de cœcum, les *pics* ; d'autres l'ont musculeux, et manquent également de cœcum, les
perroquets ; d'autres enfin ont des cœcums et un
gésier, les *coucous*, etc. : les uns vivent d'insectes,
les autres de fruits.

Les genres très-nombreux d'oiseaux qui n'ont pu
entrer dans les familles précédentes, sont connus

sous les noms généraux de *passeres* et de *coraces* par les naturalistes. Il est difficile de leur assigner des caractères communs ; mais on peut encore établir parmi eux des tribus d'un ordre inférieur, qui forment des réunions assez naturelles. Telles sont : celle des petits oiseaux à bec fin, qui vivent d'insectes, et quittent nos climats en hiver ; celle des petits oiseaux à gros bec, qui vivent de graines, et dévastent les champs cultivés ; celle des oiseaux à bec long et épais, qui vivent de fruits, de grains et de substances animales, et dont plusieurs ne dédaignent pas même les charognes, etc.

Les reptiles se prêtent beaucoup mieux que les oiseaux à une division régulière : ceux d'entre eux qui n'ont point de pieds, ou les *serpens,* ont une forme de corps très-alongée, à laquelle celle des viscères correspond ; leurs mâchoires sont mobiles l'une et l'autre, et les deux branches de chacune peuvent s'écarter au point que l'animal avale des corps plus épais que lui ; leur langue cartilagineuse et fourchue rentre et sort à volonté d'une espèce de gaîne ; leur estomac est alongé, membraneux ; leur canal alimentaire est court et sans coecum. Le mâle a deux verges hérissées de pointes : la femelle produit des œufs revêtus d'une coque, qui éclosent quelquefois dans l'*oviductus.*

Il n'y a que très-peu de reptiles à deux pieds.

Parmi ceux qui en ont quatre, on doit distinguer les tortues, qui sont en partie couvertes d'un test osseux, et les lézards, qui ont la peau écailleuse,

1   F

d'avec les grenouilles et les salamandres, qui ont
la peau nue, parce que les deux premiers genres
pondent des œufs tout fécondés, dont la coque est
dure, et que les petits qui en sortent ont la forme
qu'ils doivent toujours conserver; tandis que les
deux autres pondent des œufs mous, qui s'enflent
après être entrés dans l'eau, et que leurs petits ont
d'abord une forme assez semblable à celle des
poissons, vivent comme eux dans l'eau, et respirent par des branchies pendant un temps assez
long, après lequel ils prennent la forme de leurs
parens.

Les poissons se distinguent en deux familles principales, très-différentes en nombre. La plus petite,
celle des*cho ndroptérygiens*, ressemble assez à
certains reptiles, sur tout par les organes de la
génération de la femelle, qui consistent en deux
oviductus très-longs, aboutissant d'une part aux
ovaires, et de l'autre à une matrice commune.

La seconde famille comprend tous les autres
poissons, parmi lesquels l'anatomiste ne peut établir
d'autre distinction que celle qui est fondée sur la
dureté des os, et qui sépare les *poissons cartilagineux* des *poissons osseux*. Les autres caractères
employés par les naturalistes ont rapport à la
position respective des nageoires, et à quelques
pièces peu importantes qui peuvent se trouver de
plus ou de moins dans les parties qui recouvrent
extérieurement les branchies; mais elles n'indiquent rien de constant dans l'organisation interne.

La classe des mollusques se divise en trois ordres, qui paroissent parfaitement naturels. Le premier comprend les animaux nommés *céphalopodes*, parce qu'ils portent les pieds sur la tête ; leur corps est en forme de sac ; ils ont trois cœurs ; ils respirent l'eau par des branchies ; leur bouche est au centre des pieds, et ressemble à un bec ; leur tête porte aussi des yeux très-grands, et a des oreilles dans l'intérieur ; leur estomac est musculeux comme un gésier ; leur foie est très-volumineux. Une glande particulière produit une liqueur noire, qu'ils répandent dans le besoin pour obscurcir l'eau de la mer et s'y cacher. Leurs sexes sont séparés.

Les *gastéropodes*, ainsi nommés parce qu'ils rampent sur le ventre, forment le second ordre. Ils ont une tête mobile, souvent pourvue de tentacules ; leur cœur est simple ; leurs organes de la respiration varient en forme et en position, selon les genres ; leur foie est très-volumineux. Les deux sexes sont réunis dans tous les individus : mais ils ne peuvent se féconder eux-mêmes, et ils ont besoin, pour cela, d'un accouplement réciproque. Un grand nombre d'espèces sont pourvues de coquilles, mais ces coquilles ne sont jamais bivalves.

C'est dans le troisième ordre, celui des *acéphales*, qu'on en trouve de telles. Il y a bien quelques-uns de ces animaux qui rampent aussi sur le ventre : mais leur tête est enveloppée sous le manteau charnu dont les coquilles sont doublées ; ou plutôt il n'y a point de tête du tout, mais seulement une bouche.

F 2

Le cœur est simple, situé vers le dos, et les branchies sont des feuillets placés des deux côtés, en
dedans du manteau. Ces animaux n'ont point d'accouplement du tout. Plusieurs ne peuvent même
changer de place, et restent perpétuellement attachés aux rochers.

Les *vers*, que nous plaçons à la suite des mollusques, sont ceux des animaux qui portoient autrefois ce nom, dans lesquels on observe un système
vasculaire, uni à une moelle épinière, noueuse
comme celle des insectes. Ils forment deux familles;
ceux qui ont des branchies apparentes au dehors,
et ceux qui en sont privés. Ces derniers paroissent
avoir les sexes réunis comme les gastéropodes.

Les *crustacés* ne fournissent non plus que deux
divisions.

Les insectes se divisent d'abord en deux grands
embranchemens. Le premier comprend ceux qui
ne peuvent mâcher des corps solides, et ne vivent
qu'en suçant des liqueurs végétales ou animales.
Les uns (les *hémiptères* ou *ryngotes*) ne subissent
qu'une demi-métamorphose, c'est-à-dire que les
larves ne diffèrent des insectes parfaits que par les
ailes dont elles manquent. Ces insectes ont un bec
aigu, qui contient plusieurs soies capables d'entamer
la peau. Leur estomac est simple, musculeux;
leurs intestins assez courts.

D'autres (les *diptères* ou *antliates*) subissent
une métamorphose complète. Leur larve ressemble
à un ver; leur nymphe est immobile. L'insecte

parfait n'a que deux ailes ; son suçoir est armé de soies ou de lancettes, et ils ont souvent en outre une trompe charnue à deux lèvres ; les trachées donnent dans des sacs à air, qui occupent souvent la plus grande partie de l'abdomen.

Un troisième ordre, celui des papillons (*lépidoptères* ou *glossates*), subit aussi une métamorphose complète. Sa larve (la chenille) est pourvue de fortes mâchoires, d'un canal intestinal, court, droit, gros, très-musculeux, de vaisseaux hépatiques très-longs, et de vaisseaux propres à produire de la soie. L'insecte parfait a des boyaux très minces, tortueux ; un estomac boursouflé, des trachées garnies de vésicules, etc. Sa bouche est un double siphon contourné en spirale.

Enfin il y a un petit nombre des insectes de cet embranchement qui n'ont point de métamorphose du tout, et ne prennent jamais d'ailes.

L'autre embranchement, celui des insectes pourvus de mâchoires et se nourrissant de substances solides, comprend aussi plusieurs ordres. Les *coléoptères* ont deux ailes qui peuvent se replier sous deux étuis. Leur métamorphose est complète ; leur larve a six pattes courtes, un corps en forme de ver, une tête écailleuse, des mâchoires fortes, un intestin court et gros, quatre longs vaisseaux hépatiques, des trachées tubuleuses, etc. L'insecte parfait a quatre mâchoires, dont les deux inférieures portent les palpes, et sont en partie recouvertes par la lèvre inférieure, qui en porte aussi.

F 3

Son canal intestinal est souvent beaucoup plus long que celui de la larve. Les parties de la génération remplissent la plus grande partie de l'abdomen.

Cet ordre pourroit être lui-même subdivisé en familles, dont plusieurs ont de très-bons caractères anatomiques ; par exemple : Les *scarabées ;* leur larve a un canal alimentaire divisé en estomac, intestin grêle, colon et rectum ; le colon est gros et boursoufflé ; l'estomac a plusieurs couronnes de cœcums ; les trachées sont tubuleuses. L'insecte parfait a des intestins très-longs, minces, sans dilatations sensibles : ses trachées sont vésiculaires ; ses testicules sont très-nombreux. Les *carnassiers*, qui ont six palpes : leur canal intestinal, dans l'état parfait, est très-court ; ils ont deux estomacs, dont le second est velu par dehors, etc.

Le second ordre des insectes à mâchoires est celui des *orthoptères* ou *ulonates*. Les étuis de leurs ailes sont mous ; elles se replient en éventail dessous. Leurs mâchoires sont recouvertes par une pièce particulière, nommée galète. Leur estomac est quadruple ; souvent même il y en a plus de quatre : leurs vaisseaux hépatiques sont extrêmement nombreux et multipliés. Ces insectes ne subissent qu'une demi-métamorphose ; on voit même souvent dans leurs larves l'ébauche des parties de la génération.

Le troisième de ces ordres comprend les *névroptères*, dont les quatre ailes sont garnies de nervures qui se croisent en forme de treillis. Il paroît peu naturel dans son ensemble, n'ayant pas beaucoup de caractères anatomiques communs ; mais il comprend quelques familles naturelles remarquables, comme : Les *libelles* ou *odonates* ; leur larve atteint sa proie de loin, par l'extension subite qu'elle peut donner à la lèvre inférieure ; son canal alimentaire est court, droit, et peu dilaté à l'endroit de l'estomac ; le rectum est en même temps l'organe principal de la respiration, les trachées y prennent presque toutes leurs racines : les parties internes de l'insecte parfait sont plus grêles que celles de la larve, et ses trachées sont vésiculaires. Les *agnathes* : leur larve est long-temps sans se métamorphoser, mais l'insecte parfait périt au bout de quelques heures ; il n'a que des vestiges de mâchoires, etc.

Le quatrième ordre est celui des *hyménoptères* ou *piézates*, qui ont quatre ailes veinées, mais non en treillis. Ces insectes ont des rapports avec les coléoptères par la disposition de leurs mâchoires et par leur métamorphose complète. Leur canal intestinal, fort gros dans l'état de larve, l'est beaucoup moins dans l'insecte parfait, où il n'a qu'une ou deux légères dilatations. C'est parmi les hyménoptères que se trouvent les insectes les plus industrieux, et notamment les abeilles.

Enfin il y a un petit nombre d'insectes à mâchoires, sans ailes, dont il n'y a rien à dire de général concernant leur anatomie.

Les zoophytes se divisent très-naturellement, selon l'ordre de leur simplicité. Le premier ordre,

F 4

les *échinodermes*, comprend des zoophytes pourvus
de pieds , de dents, d'un estomac et d'un canal
intestinal distincts, et qui ont des organes respiratoires bien marqués ; ce sont les *oursins*, les *étoiles
de mer*, etc. On peut faire un second ordre de ceux
qui ont encore des organes digestifs , ou des organes
respiratoires distincts , sans dents ; ce sont les *méduses*, les *actinies* , etc. Enfin les *polypes*, tant
ceux qui sont nus , que ceux qui se forment ces
demeures pierreuses appelées *coraux*, semblent ne
consister qu'en un sac gélatineux dont l'ouverture
est entourée de quelques tentacules , et ils se trouvent placés au dernier rang de l'animalité.

N. B. Les tableaux placés à la fin de ce volume
contiennent le résumé du chapitre précédent, et
l'énumération de tous les genres qui entrent dans
les différentes divisions et subdivisions que nous
venons d'exposer.

DEUXIÈME LEÇON.

Des organes du mouvement en général.

Nous allons employer la première partie de ce cours à décrire les organes du mouvement, c'est-à-dire les os et les muscles ; mais, avant de traiter de ce qui regarde chaque os et chaque muscle en particulier, examinons la structure mécanique, la nature chymique et les fonctions organiques du systême osseux et du systême musculaire en général, et les variations qu'ils subissent sous ces trois rapports, dans les diverses classes d'animaux.

ARTICLE PREMIER.

De la fibre musculaire.

Une portion quelconque de muscle présente, au premier coup d'œil, des filamens tantôt rouges, tantôt blancs, selon l'espèce d'animal dont elle vient, qui sont rangés aux côtés les uns des autres, et semblent former des faisceaux minces, ou plutôt des filamens plus gros, qui eux-mêmes constituent le muscle par leur réunion. On voit quelques intervalles entre les faisceaux : dans les animaux à sang rouge et les mollusques, ces intervalles sont remplis par une cellulosité plus fine que celle qui sépare les muscles, et moins serrée que celle qui forme leurs enveloppes. Les filamens qui composent chaque faisceau sont unis par une cellulosité encore plus fine que toutes les autres ; et lorsqu'on examine un de ces filamens au microscope, on voit qu'il se divise encore en filamens plus petits, quoique semblables et réunis de la même manière. Cette division se continue aussi loin que nous pouvons la suivre, et nos instrumens ne nous en montrent point le terme.

Les derniers de ces filamens, ou les fibres les plus déliées que nous puissions appercevoir, ne paroissent point creuses : on ne voit nullement qu'elles contiennent une cavité ; et il semble qu'on peut les regarder comme les réunions les plus simples des molécules essentielles de la substance charnue. En effet, elles se forment, on pourroit même dire se crystallisent à vue d'œil, lorsque le sang se fige ; car lorsqu'un muscle a été débarrassé, par l'ébullition et la macération, du sang, des autres humeurs, et en général de toutes les substances étrangères à sa fibre, qu'il pouvoit contenir, il présente un tissu filamenteux, blanc, insoluble, même dans l'eau bouillante, et ressemblant, par toutes ses propriétés chymiques, à la substance qui reste dans le caillot du sang, après qu'on en a enlevé la partie colorante par le lavage. Cette matière a sur-tout, par l'abondance d'azote qui entre dans sa composition, un caractère d'animalité peut-être plus marqué que les autres substances

animales. Les élémens de la substance fibreuse
paroissent donc tellement rapprochés dans le sang,
qu'il suffit d'un peu de repos pour qu'ils se coa-
gulent ; et les muscles sont sans doute, dans l'état
de vie, les seuls organes capables de séparer cette
matière de la masse du sang, et de se l'approprier.

Ce n'est pas seulement le sang rouge qui contient de la *fibrine* (les chymistes ont donné ce
nom à la substance qui nous occupe) : le fluide
blanc qui tient lieu de sang à tant d'animaux, en
contient également ; mais elle ne s'y prend pas en
caillot, et ses filamens nagent seulement dans le
sérum (1).

Comme les substances dont se forme le sang ne
contiennent, au moins dans les animaux qui se
nourrissent d'herbe, rien qui ressemble à cette
matière fibreuse, et que, même dans ceux qui
vivent de chair, elle paroît se décomposer par l'acte
de la digestion, et n'est plus manifestementconte-
nue ni dans leur chyle ni dans leur lymphe, on
peut croire que c'est par la respiration que la
composition du sang se trouve altérée, de manière
à le rendre propre à engendrer cette substance.
Cette idée s'appuie sur la nature des opérations

(1) Cette observation n'ayant point encore été publiée
par son auteur, je dois dire qu'elle appartient au citoyen
Hombert (du Havre), chymiste très-ingénieux, qui
s'occupe avec succès de la chymie animale comparée.

chymiques qui constituent l'acte de la respiration,
et sur l'effet de cette fonction dans le systême organique. En effet, la respiration enlevant sur-tout
au sang de l'hydrogène et du carbone, elle y augmente la proportion de l'azote; et, comme on sait
que c'est elle qui entretient l'irritabilité musculaire,
il est naturel de penser qu'elle le fait en augmentant la quantité de la substance dans laquelle seule
cette irritabilité réside.

Mais, quoiqu'il n'y ait point d'irritabilité sans
fibrine, cette propriété ne se manifeste point dans
la fibrine pure, isolée, et hors de l'agrégation
organique; elle ne la conserve que dans l'état de
vie, et tant que subsistent ses connexions naturelles
avec les nerfs et les vaisseaux, ou du moins avec
leurs dernières branches. En effet, il n'est point de
chair distinctement telle, qui ne soit pénétrée dans
tous les sens par des filets nerveux; et quoiqu'on
ne puisse suivre ces filets jusqu'aux endroits où ils
se distribuent à chaque fibre en particulier, la sensibilité de toutes les portions, même les plus
exiguës, de la substance musculaire, ne permet pas
de douter que cette distribution n'ait lieu. Les
animaux qui n'ont point de nerfs distincts et séparés
n'ont point non plus de fibres charnues visibles;
et, comme nous l'avons déja vu, l'irritabilité et la
sensibilité ne paroissent point exclusivement attribuées chez eux à des systêmes particuliers d'organes.
L'existence des vaisseaux et celle de la cellulosité
ne sont ni aussi nécessaires ni aussi générales;

car les muscles des insectes, quoique très-distincts et très-puissans, ne contiennent ni l'une ni les autres. Les fibres qui composent ces muscles sont simplement contiguës et parallèles, sans être adhérentes; et comme elles ne sont fixées que par leurs extrémités, si on coupe leurs attaches, elles s'écartent, se séparent, comme les fils d'une toile dont on arrache la trame. La cellulosité est même déja très-rare dans les muscles des mollusques, quoiqu'ils aient des vaisseaux assez nombreux; mais, dans tous les animaux à sang rouge, les fibres musculaires sont fortement unies par le tissu cellulaire, et elles sont par-tout entrelacées de nombreux vaisseaux sanguins.

La substance colorante du sang paroît même s'attacher ici avec une sorte de préférence à la substance fibreuse, comme lors de la formation du caillot, puisque la couleur rouge paroît plus particulièrement propre à la chair musculaire, quoique d'autres espèces d'organes paroissent bien contenir autant de sang à proportion. Au reste, à la couleur près, la fibre des animaux à sang blanc est absolument semblable à celle des animaux à sang rouge: ceux-ci présentent plusieurs nuances de rouge, certaines classes ayant en général les muscles plus pâles, savoir, les reptiles et les poissons; et les muscles eux-mêmes n'ayant pas tous la même intensité de rouge.

L'irritabilité musculaire est cette propriété qu'a la fibre charnue de se raccourcir en oscillant, et en

se fronçant à l'occasion de certaines actions déterminées, extérieures à la fibre elle - même, et dans
lesquelles on ne voit point de cause mécanique d'un
tel raccourcissement. Cette propriété est bien distincte de leur élasticité qui leur est commune avec
beaucoup d'autres corps naturels, et d'une autre
faculté qui leur est commune avec beaucoup de
parties du corps vivant, par laquelle elles tendent
continuellement à se raccourcir, et le font en effet,
sitôt qu'elles sont libres : l'irritabilité n'est point
continuelle ; et lorsqu'elle existe, elle les fait se
raccourcir, malgré les obstacles ordinaires.

Les choses qui excitent occasionnellement les
fibres à s'irriter, sont de cinq ordres : la volonté ;
des actions extérieures dirigées sur les nerfs ; des
actions extérieures dirigées sur la fibre elle-même ;
des actions mixtes, dans lesquelles on opère sur le
nerf et sur la fibre ; et enfin certains états maladifs,
ou certaines passions violentes.

La volonté, dans l'état de santé et de veille, exerce
l'empire le plus constant et le plus prompt sur ceux
des muscles qui, pour cette raison, ont été nommés
volontaires. Il y en a un petit nombre qui ne lui
sont point soumis ; ce sont ceux qui produisent dans
l'intérieur les mouvemens nécessaires à la vie,
et qui ne peuvent être interrompus, comme le
cœur et les intestins. Il faut remarquer que quelques-uns de ces muscles, qui sont involontaires
dans l'homme et dans plusieurs animaux, obéissent
à la volonté dans d'autres ; tel est, par exemple,

l'estomac des animaux ruminans, dont les mouvemens se dirigent à leur gré dans deux sens différens.
Quelques autres paroissent d'une nature mixte, en
ce que la volonté peut bien en arrêter l'action, mais
que l'habitude nous les fait mouvoir, sans même
que nous y pensions, ni que nous ayons besoin de
le vouloir formellement ; tels sont les muscles de la
respiration.

Les muscles absolument involontaires sont continuellement exposés à l'action d'une cause irritante,
de l'ordre des extérieures, puisque le sang veineux
qui arrive à chaque diastole détermine le cœur à
se contracter, et que les alimens en font autant sur
les intestins. On conçoit par-là qu'ils n'ont pas besoin
de la volonté pour agir, et que la volonté ne peut
les arrêter ; car un muscle exposé à nu à l'action
de causes irritantes se contracteroit même dans
l'homme vivant, indépendamment de toute partici-
pation de la volonté. On doit même remarquer que
les nerfs de ces muscles involontaires sont généralement moindres que ceux des autres muscles, au
point qu'on a douté long-temps que le cœur
en eût véritablement, et cependant l'irritabilité
des premiers est plus durable et plus facile à réveiller que celle des seconds ; ce qui prouve que
cette faculté n'est pas entièrement en rapport avec
la grandeur des nerfs, quoiqu'elle dépende, au
moins en partie, de ces derniers organes.

En effet, la cause irritante dont nous parlons
la volonté, n'agit que par l'intermède des nerfs ;

et si un nerf est coupé ou lié, les muscles auxquels
il se distribue n'obéissent plus. On peut imiter cette
action de la volonté en ébranlant, ou piquant, ou
déchirant les troncs nerveux ; il en résulte sur-le-
champ des convulsions dans toutes les parties musculaires auxquelles leurs branches aboutissent,
et cela a lieu même après la mort. L'irritation de
la moelle alongée après la décollation agite tous
les muscles du visage , et celle de la partie cervicale
de la moelle épinière met tout le corps en con-
vulsion.

On pourroit , jusqu'à un certain point , regarder
les passions violentes comme des actes d'une volonté
fortement excitée , et alors il se trouveroit des cas
où celle-ci agit même sur les muscles involontaires :
les palpitations du cœur et des grands vaisseaux,
la suspension même de leurs mouvemens, en sont
des exemples.

On sait qu'on peut empêcher ces accidens en
modérant par la sagesse l'exaltation des sentimens
qui les occasionnent ; la volonté a même, dans les
maladies nerveuses qui paroissent avoir le moins
de rapport avec les passions, du moins avec celles
qu'on peut ressentir dans le moment, le pouvoir
d'en empêcher les accès, lorsqu'on prend sur soi
d'y résister avec fermeté.

L'action de la volonté sur les muscles n'est donc
pas immédiate ; elle dépend d'une action du nerf
sur la fibre , que nous pouvons déterminer en vertu
de cet empire à jamais incompréhensible que l'ame

exerce sur le système nerveux : mais si ce rapport
de l'entendement avec le nerf est au-delà des bornes
fixées à nos connoissances, il n'est pas impossible
que nous découvrions un jour la nature du rapport
du nerf avec la fibre, qui ne peut être que purement physique, et de corps à corps.

Les expériences galvaniques rendent extrêmement probable que cette action s'opère par un
fluide invisible, dont les nerfs sont les conducteurs
dans le corps animal, et qui change de nature ou
de quantité sur la fibre, dans des circonstances
déterminées.

Ces expériences consistent, comme on sait, à
établir entre un muscle et le tronc des nerfs qui s'y
rendent, une communication extérieure, au moyen
d'une substance, ou d'une suite de substances, qui
s'étendent de l'un à l'autre. Les métaux ne sont pas
les seules substances qu'on puisse employer, et en
général ces conducteurs ne sont pas exclusivement
les mêmes que ceux de l'électricité. On a réussi
quelquefois en laissant de l'intervalle dans la série
des excitateurs (c'est le nom qu'on donne à ces
substances étrangères); ce qui prouve qu'il y a une
atmosphère.

A l'instant où le contact a lieu, le muscle éprouve
de violentes convulsions; ces expériences réussissent
sur le vivant, et sur les animaux récemment morts,
même sur les parties séparées du corps, absolument
comme celles de l'irritabilité hallérienne, sans qu'il
soit nullement besoin de corps pointus, ou de

1   G

liqueurs âcres, et même dans des cas où ces moyens
ont perdu leur effet.

Il est évident que les convulsions galvaniques ne
peuvent être rapportées qu'à un changement d'état
intérieur du nerf et de la fibre, à la production
duquel ces deux organes concourent. On a même,
dans les sensations galvaniques qui arrivent sur le
vivant, lorsqu'on établit la communication excita-
trice entre deux branches nerveuses, la preuve
que ce changement d'état peut avoir lieu dans le
nerf seul, soit qu'il consiste en un simple mouvement de translation, ou en une décomposition chymique. La fibre seroit donc simplement passive
dans ces contractions : mais il faudroit toujours
reconnoître qu'elle est la seule partie du corps
constituée de manière à recevoir cette sorte d'impression de la part du nerf; car des nerfs se distribuent à une multitude d'autres parties sans leur
communiquer la moindre apparence d'irritabilité.

Ainsi l'influence et le concours du nerf sont bien
démontrés dans quatre des causes irritantes que
nous avons établies plus haut; c'est-à-dire la volonté,
les passions et maladies nerveuses, une action
mécanique dirigée immédiatement sur le nerf, et le
galvanisme, où l'on agit à la fois sur le nerf et sur
la fibre.

Il reste un cinquième ordre de causes irritantes
à examiner : celles qui agissent, lorsqu'on les
applique immédiatement sur la fibre, et sur la fibre
seule; c'est-à-dire tous les *stimulus* extérieurs,

comme des corps pointus, etc. Comme il n'y a
aucune portion musculaire qui ne soit pénétrée par
la substance nerveuse, il est difficile de ne pas
l'affecter en touchant la fibre, et il peut paroître
probable que les contractions que celle-ci éprouve
dans ce cas, proviennent, comme dans tous les
précédens, de l'influence du nerf dont le fluide
intérieur aura changé d'état par l'action du *stimulus*.
Un muscle arraché du corps conserve sans doute
encore assez de portion nerveuse pour être quelque
temps irritable, et les muscles sur lesquels la volonté
a perdu son empire par une paralysie, ou par la
ligature du nerf, peuvent également obéir aux
stimulus extérieurs, parce que le nerf, dans cet
état, conserve la faculté de produire ou de trans-
mettre le fluide qui doit faire contracter la fibre;
car, comme nous ignorons absolument la manière
dont la volonté agit sur les nerfs, nous ne pouvons
pas prétendre que l'interruption de son action
doive être constamment accompagnée de l'interruption de celle que les nerfs eux-mêmes exercent sur
les muscles.

Au reste, tout prouve que cette action du nerf
sur la fibre n'emporte pas nécessairement conscience et sensation. Cela se voit par ces exemples
de membres insensibles, qui non seulement se
contractoient par les *stimulus*, mais qui obéissoient
même quelquefois à la volonté; par ceux des viscères, qui sont dans un mouvement continuel en
nous sans que nous nous en appercevions; et enfin

par les expériences faites sur des fragmens d'animaux : car il paroît répugner aux notions que nous avons du *moi*, et de l'unité de notre être, d'accorder des sensations à ces fragmens , quoiqu'il faille avouer que nous avons plusieurs exemples d'animaux dans chaque partie desquels il se forme , à l'instant même de leur division , un centre particulier de sensations et de volonté. Cette différence de l'irritabilité , même de celle qui est volontaire , d'avec la sensibilité proprement dite , est encore mieux prouvée par les expériences d'Arnemann, dans lesquelles un nerf coupé et réuni a recouvré, au bout de quelque temps , la première de ces facultés , et non l'autre. Les nerfs et leurs fonctions ne dépendent de l'intelligence qu'autant qu'ils tiennent à l'arbre général des nerfs : mais ils paroissent pouvoir exercer par leur propre substance la partie purement physique de ces fonctions ; et si elles dépendent d'un fluide, ce fluide doit pouvoir naître de tous les points de la substance médullaire. C'est l'opinion de Reil, et elle s'appuie sur des expériences déja anciennes de Stenon et d'autres , dans lesquelles la ligature d'une artère paralyse les muscles auxquels elle se rend.

Tout ce que nous venons de dire s'applique également aux diverses classes d'animaux. Toutes sont irritables , et toutes celles où il y a des nerfs et des muscles distincts sont sujettes au galvanisme. M. Humboldt en a même tiré un moyen ingénieux de distinguer dans les plus petits animaux les nerfs

d'avec les artères, ou d'autres parties, en se servant
d'une aiguille d'or et d'une d'argent, qu'on applique
l'une aux muscles, l'autre au filet dont on veut
reconnoître la nature, et qu'on fait se toucher par
leur autre extrémité. Si c'est un nerf, des contractions doivent s'ensuivre.

Une fois qu'on a reconnu que le concours du nerf
est nécessaire pour produire la contraction de la
fibre, et que de son côté la fibre charnue est seule
susceptible de subir cet effet de la part du nerf, il
resteroit à savoir comment, par quel agent, par
quel intermède, le nerf produit cet effet sur elle.
Ce qui fait la principale difficulté de cette question,
est la force prodigieuse avec laquelle les muscles
se contractent, et la grandeur des poids qu'ils peuvent soulever dans l'état de vie, tandis qu'immédiatement après la mort ils sont déchirés par des
poids infiniment moindres. Cela porte à croire qu'au
moment de l'action, non seulement les particules
qui composent la fibre tendent à se rapprocher dans
le sens de sa longueur, mais encore que leur cohésion, ou la ténacité de la fibre, devient à l'instant
même beaucoup plus grande, sans quoi sa tendance
à se raccourcir n'empêcheroit pas sa rupture. Or,
en supposant même, ce qui paroît au moins bien
difficile, qu'on puisse imaginer des textures de fibres
telles que l'accession d'un fluide ou d'une vapeur
puisse leur donner cette tendance, il faudra toujours convenir qu'il n'y a qu'un changement subit
dans leur composition chymique, qui puisse en

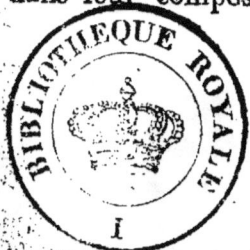

G 5

augmenter aussi vîte et aussi fortement la cohésion. Nous avons déja des exemples de la prodigieuse force avec laquelle les molécules des corps tendent à prendre une nouvelle situation, pour peu que leur mélange chymique soit changé ; et le plus connu de tous est celui que fournit l'eau qui se glace. La perte d'un peu de calorique dispose ses molécules à se solidifier en aiguilles ; et elles le font avec tant de force, qu'elles font éclater les vases les plus solides. La fibre vivante et contractée n'est donc plus, absolument parlant, le même corps, n'a plus le même mélange chymique que la fibre lâche ; et ce sont les diverses causes irritantes qui opèrent sur elle ce changement par le moyen du nerf. Est-ce en perdant et en abandonnant au nerf quelqu'un de ses élémens, ou bien est-ce en recevant du nerf quelque élément nouveau, que la fibre change ainsi sa composition ? car on ne peut choisir qu'entre ces deux partis. Quel est d'ailleurs cet élément qui passe de l'un à l'autre ? existoit-il tout formé dans l'un des deux, et est-il simplement transmis à l'autre ? ou bien se forme-t-il à l'instant de l'irritation par composition ? ou enfin se développe-t-il par décomposition ? Voilà les questions dont il faut s'occuper ; les nouvelles expériences galvaniques, et celles plus anciennement connues sous le nom impropre de *magnétiques*, jointes aux découvertes de la chymie moderne, et suivies avec la délicatesse et la précision qu'on met aujourd'hui dans la physique, nous permettent d'en espérer la solution. Mais pour engager les hommes à se livrer à ces recherches, il ne faut pas les habituer à rapporter chaque effet particulier à une fo rce propre et occulte.

ARTICLE II.

De la substance des os et des parties dures qui en tiennent lieu.

LES os des animaux à sang rouge ont une organisation et une manière de croître toutes différentes de celles des parties qui les remplacent dans les autres animaux; il faut donc en traiter séparément.

La substance des os, abstraction faite de la moelle et des autres corps étrangers dont on ne peut la débarrasser complétement, donne à l'analyse une quantité variable de gelée animale, ou gélatine, dissoluble dans l'eau bouillante, se prenant en gelée par le refroidissement, altérable par le feu et la putréfaction, et d'une matière terreuse, dissoluble dans les acides, que l'on a reconnue être une combinaison de chaux et d'acide phosphorique, ou un phosphate de chaux.

La quantité du phosphate de chaux augmente avec l'âge dans les os: la gélatine, au contraire, s'y trouve d'autant plus abondante, que l'on se rapproche davantage de l'époque de la naissance, et dans les premiers temps de la gestation, les os

G 4

du fœtus ne sont que de simples cartilages, ou de
la gelée durcie ; car le cartilage se résout presque
entièrement en gelée par l'action de l'eàu bouillante. Dans les très-jeunes embryons, il n'y a pas
même de vrai cartilage, mais une substance qui
a toute l'apparence et même la demi-fluidité de la
gélatine ordinaire, mais qui est déjà figurée et
enveloppée par la membrane qui doit par la suite
devenir le périoste. Dans ce premier état, les os
plats ont l'air de simples membranes ; ceux des os
qui doivent se mouvoir les uns sur les autres
ont déjà des articulations visibles, quoique le périoste passe de l'un à l'autre et les enveloppe tous
dans une gaîne commune : mais ceux qui ne seront
distingués que par des sutures, ceux du crâne, par
exemple, forment un tout continu, où rien n'an-
nonce que ces sutures existeront un jour.

C'est dans cette base gélatineuse que se dépose,
par degrés, le phosphate de chaux, qui doit donner
aux os leur opacité et leur consistance : mais il
ne s'y dépose pas uniformément ; encore moins
s'y mêle-t-il de manière à former avec elle un
tout homogène.

Il s'y développe des fibres ou des lames d'abord
séparées, que des fibres ou des lames nouvelles
viennent réunir, et qui finissent par s'étendre en
tout sens.

La surface est plus généralement formée de
fibres serrées et rapprochées plus ou moins régu-
lièrement, c'est-à-dire divergentes en rayons dans

les os plats, et parallèles dans les os longs. Ces fibres naissent de certains centres que l'on nomme points d'ossification. Chaque os long en a ordinairement trois : un vers son milieu, qui l'entoure comme un anneau, et dont les fibres s'étendent parallèlement à l'axe ; et un principal à chaque extrémité, accompagné quelquefois de plusieurs plus petits : même lorsque les trois pièces osseuses qui résultent de l'extension successive de ces trois centres d'ossification, sont parvenues à se toucher, elles demeurent quelque temps sans se souder, et il y a entre elles une couche purement gélatineuse, que l'eau bouillante ou la macération peuvent détruire. Ces extrémités portent, tant qu'elles sont ainsi distinctes, le nom d'*épiphyses*, par opposition avec le corps de l'os, qui porte celui de *diaphyse*. Dans les os plats, les centres d'ossification représentent, pour ainsi dire, des soleils dont les rayons sont les fibres osseuses que leur blancheur opaque fait ressortir à l'œil, sur le fond demi-transparent du cartilage dans lequel elles se développent. Dans les os ronds, ces centres ressemblent à des grains ou à des noyaux. Dans les os très-anguleux, ils ont des positions et des formes variées.

Lorsque les fibres d'un centre sont parvenues à toucher de toutes parts celles des centres voisins, les os ne sont plus séparés que par des sutures, qui peuvent s'effacer plus ou moins promptement. Plusieurs des fibres s'écartent pour se rapprocher

de leurs voisines, à droite ou à gauche ; en sorte
qu'au total il en résulte un véritable réseau : des
couches nouvelles se placent sur ou sous les premières, et donnent à cette partie extérieure des
os un aspect lamelleux. On a coutume de regarder
comme des os simples ceux dont les parties ossifiées
se soudent dès la première jeunesse, comme les
vertèbres, l'os occipital, le frontal, etc. ; tandis
qu'on regarde comme des os distincts ceux qui ne
se soudent avec les os voisins que dans un âge
très-avancé, et on leur donne des noms particuliers. Ainsi le frontal, qui demeure quelquefois
séparé des pariétaux jusque dans la dernière vieillesse, est regardé comme un os distinct ; mais en
même temps on le regarde comme un os simple,
quoique les deux parties qui le composent toujours
dans les premières années, restent souvent séparées
jusqu'à trente et quarante ans.

Pendant que la surface des os arrive, par cette
accumulation successive de phosphate calcaire, à
une consistance plus ou moins grande, leur intérieur reçoit aussi des lames et des fibres de cette
même substance, mais qui s'y rapprochent ordinairement beaucoup moins : les lames y sont jetées,
pour ainsi dire, au hasard, comme les lames molles
le sont dans le tissu cellulaire ordinaire ; en sorte
que leur ensemble représente une véritable cellulosité durcie par l'accession de la matière terreuse.
A mesure que ce tissu spongieux prend de la consistance, la substance gélatineuse qui remplissoit

d'abord toute la solidité de l'os, semble disparoître, et se concentrer dans les parties vraiment ossifiées. Il se forme par là des vuides qui viennent à être occupés graduellement par une matière grasse, appelée suc moelleux. Les choses restent toujours ainsi dans les os plats, où cette partie spongieuse et imbibée de moelle, comprise entre deux surfaces compactes, est nommée *diploé*. Mais dans les os longs il se forme au milieu du corps de l'os un vuide plus considérable, qui s'étend successivement vers les extrémités, en faisant disparoître la substance spongieuse; de façon qu'à la fin l'os forme un véritable tube, dont les extrémités seulement sont remplies par une spongiosité osseuse, et dont toute la partie moyenne est occupée par une espèce de cylindre d'une moelle renfermée dans une membrane très-fine, et pourvue de vaisseaux et de nerfs abondans, qui y pénètrent par les trous de la substance compacte de l'os.

L'ossification ne se fait pas avec la même rapidité dans tous les animaux, ni dans tous les os du même animal. Ainsi nous voyons que dans l'homme et dans les autres mammifères, les os que renferme l'oreille interne sont non seulement ossifiés avant tous les autres, mais encore qu'ils les surpassent tous par leur densité, et par la quantité proportionnelle de phosphate de chaux qu'ils contiennent. L'os de la caisse du tympan, dans les cétacés, et sur-tout dans la *baleine* et le *cachalot*, devient d'une densité et d'une dureté supérieures

à celles du marbre. Sa coupe paroît aussi homogène, et ne laisse appercevoir aucun vestige ni de
fibres, ni de tissu cellulaire, ni de vaisseaux. Il
est au contraire d'autres os qui ne prennent qu'assez
tard la consistance qu'ils doivent avoir : les épiphyses, par exemple, ne s'ossifient qu'assez long-
temps après le corps des os auxquels elles appartiennent. Il y a enfin des cartilages qui, dans certaines classes d'animaux, n'admettent jamais assez
de phosphate calcaire pour obtenir une consistance
entièrement osseuse ; tels sont ceux des côtes et du
larynx : en sorte que, malgré la propension qu'a
en général la gélatine à recevoir la substance calcaire, comme on le voit par l'exemple des tendons
et des autres organes blancs qui s'ossifient plus aisément que les autres, et quoiqu'il n'y ait aucun
os qui n'ait été auparavant à l'état de cartilage, il
y a plusieurs cartilages qui ne se changent jamais
en os.

Les mêmes différences qui existent à cet égard
entre les divers os d'une même espèce, se retrouvent d'espèce à espèce à l'égard du squelette
entier.

Non seulement les os d'un animal prennent
d'autant plus tard la dureté qu'ils doivent avoir,
que cet animal est plus de temps à prendre son
accroissement ; mais il y a des animaux dont l'ossification n'est jamais complète, et dont le squelette demeure toujours cartilagineux. Tels sont les
squales, les *raies*, les *esturgeons*, et tous les

poissons nommés à cause de cela les cartilagineux, ou les *chondroptérygiens;* et quoique les os des poissons ordinaires, des reptiles et des serpens, durcissent davantage, ils conservent cependant toujours beaucoup plus de flexibilité, et la partie gélatineuse y reste dans une proportion beaucoup plus considérable que dans ceux des animaux à sang chaud. Aussi ces animaux-là croissent-ils pendant toute leur vie; car on a remarqué que c'est le cartilage seul qui croît, et qu'une fois que l'os a atteint toute sa dureté, il a aussi atteint toutes ses dimensions. Alors l'animal ne peut plus prendre que de la grosseur; c'est même là l'époque où commence la marche rétrograde de son économie, et où il fait les premiers pas vers la vieillesse et la décrépitude.

Indépendamment de la rapidité de l'ossification et des proportions entre les parties constituantes des os, les animaux diffèrent entre eux par le tissu de ces os, et par les cavités de différente nature qu'on y observe. L'homme a un tissu intérieur très-fin; les lames de sa spongiosité sont minces et rapprochées; les endroits où ce tissu approche davantage de l'apparence d'un réseau, présentent des fibres longues et déliées. Les quadrupèdes ont généralement ce tissu plus grossier; les cétacés l'ont plus lâche: leurs cellules sont plus grandes; les lames qui les forment, plus l████es; et il est facile de distinguer les fibres de l███████e extérieure, qui, dans les mâchoires et les côtes des baleines et des cachalots, deviennent, par la macération, aussi distinctes que celles d'un bois à demi pourri, quoiqu'elles ne suivent pas à beaucoup près pour la grandeur la proportion des animaux auxquels elles appartiennent, la fibre osseuse ayant en général, ainsi que la musculaire, des dimensions qui paroissent dépendre plutôt de son mélange chymique que d'autres circonstances.

Les os des oiseaux sont d'une substance mince, ferme, élastique, et qui semble formée de lames collées les unes sur les autres. Les reptiles et les poissons montrent en général plus d'homogénéité: la matière calcaire semble plus uniformément répandue dans la gélatineuse; et cela devient d'autant plus marqué, qu'on s'approche davantage des poissons cartilagineux, dans lesquels la gélatine prend le dessus et semble masquer les parcelles de phosphate qui s'y mêlent.

Plusieurs animaux n'ont point de grandes cavités médullaires, même dans leurs os longs. On n'en trouve aucune dans ceux des *cétacés* et des *phoques.* Caldesi avoit remarqué cela, il y a long-temps, à l'égard de la *tortue;* et je l'ai observé comme lui: cependant le *crocodile* en a de très-marquées.

Il se développe encore dans certains os d'autres cavités qui ne contiennent point de moelle, et qui portent le nom de *sinus :* elles communiquent plus ou moins ▉iatement avec l'extérieur. L'homme en a ▉ l'os frontal, dans le sphénoïde, dans les os maxillaires qui communiquent avec la cavité nasale.

Dans plusieurs mammifères, ces sinus s'étendent beaucoup plus loin; ils pénètrent dans une grande partie de l'épaisseur du crâne; ils vont jusqu'à l'occiput dans le *cochon*; et ce sont eux qui gonflent si singulièrement le crâne de l'*éléphant*. Ils pénètrent jusque dans l'épaisseur des os des cornes dans les *bœufs*, les *boucs* et les *moutons*. Les *gazelles* ont seules, parmi les animaux à cornes creuses, le noyau de leur corne solide ou spongieux, sans grande cavité.

Nous avons d'autres sinus dans l'os temporal, qui communiquent avec la caisse du tympan. C'est sur-tout dans les oiseaux que ceux-ci s'étendent; ils y occupent autant de place que les sinus du nez dans les quadrupèdes; ils ont même sur le crâne de la *chouette* le même effet que les autres sur celui de l'éléphant.

Les oiseaux ont à cet égard une structure fort particulière : tous leurs os, presque sans exception, sont vuides à l'intérieur; mais leurs cavités ne contiennent que de l'air, et jamais de moelle. Ce sont de véritables sinus dans leur genre, qui, au lieu de se borner à la tête, comme ceux des quadrupèdes, s'étendent à tout le squelette, et qui sont en communication directe avec les poumons; l'air qu'on pousse dans la trachée artère ̶ ̶ ̶ ̶tant par un trou fait à un os quelconque, et ré ̶ ̶ ̶ ̶ment. Cette organisation réunit dans leurs os ̶ ̶ ̶ereté et la force dont ils avoient besoin pour le genre de mouvement qui leur avoit été assigné; et elle les éloigne, comme tout le reste de leur structure, des animaux à sang froid, dans les os desquels les cavités quelconques sont rares ou peu considérables.

Le *périoste* est une membrane blanche, forte, qui adhère à toute la superficie des os, excepté à leurs facettes articulaires : on lui donne le nom de *périchondre,* lorsqu'il ne recouvre que des cartilages. Cette membrane a beaucoup de vaisseaux ; c'est par elle que passent ceux qui portent le sang aux cartilages et aux os. On sait que la gélatine est contenue en nature dans le sang, et qu'elle fait une assez forte partie du sérum, ou de la portion de ce fluide qui demeure liquide lors de la formation du caillot. On sait également qu'il y a du phosphate de chaux dans le sang, et sur-tout que le lait, nourriture naturelle de l'homme et de plusieurs animaux à l'époque où leur ossification est la plus active, contient beaucoup de cette substance. Ainsi on conçoit aisément d'où les os tirent leur nourriture ; mais on n'est pas d'accord sur la manière dont le phosphate calcaire s'y dépose : les uns pensent qu'il transsude des parois des artères; d'autres, qu'il traverse simplement leurs extrémités ouvertes; d'autres enfin, que les artères s'ossifient elles-mêmes. Il seroit peut-être plus probable qu'il se combine avec la gélatine du cartilage, et que cette combinaison a lieu s.... à l'époque où l'abondance du phosphate est p.... considérable dans le sang par le genre de nourriture que prend l'animal, ou par la disposition générale des organes qui agissent dans la formation de son sang. On ne sait que trop qu'il y a des maladies dans lesquelles le phosphate calcaire se trouve enlevé aux os par des affinités plus puissantes ; et d'autres où sa trop grande abondance porte la rigidité dans des organes auxquels elle est nuisible, ou produit des excroissances plus ou moins monstrueuses. Sa mauvaise proportion dans le corps vivant y cause les maladies les plus douloureuses et les plus incommodes.

Parmi les phénomènes les plus singuliers de l'*ostéogénie*, ou du développement de la substance osseuse, l'anatomie comparée nous présente surtout la formation du bois du cerf.

Ce bois, dans son état parfait, est un véritable os, et par son tissu, et par ses élémens : sa partie extérieure est dure, compacte, fibreuse ; l'interne est spongieuse, très-solide, sans grands vuides, sans cavité médullaire, et sans sinus. On sait assez quelles sont ses formes extérieures, soit dans les différentes espèces, telles que l'*élan*, le *renne*, le *daim*, le *cerf*, le *chevreuil*, etc., soit aux différens âges d'une même espèce. Ces objets appartiennent à l'histoire naturelle proprement dite. Sa base adhère et fait corps avec l'os frontal, de manière qu'à certaines époques on ne pourroit point déterminer dans leur tissu intérieur de limite entre l'un et l'autre : mais la peau qui recouvre le ▓▓▓ne va point au-delà ; un bourrelet osseux et ▓▓▓lé l'arrête ; et il

1.   H

n'y a sur ce bourrelet et sur le reste du bois, ni peau ni périoste. On y voit seulement des sillons plus ou moins profonds, qui sont des vestiges des vaisseaux qui rampoient à sa surface lorsqu'il étoit encore mou. Ce bois, ainsi dur et nu, ne demeure jamais qu'une année sur la tête du cerf : l'époque de sa chûte varie selon les espèces ; mais lorsqu'elle est prochaine, on voit, en le sciant longitudinalement, une marque de séparation rougeâtre entre lui et la proéminence de l'os frontal qui le porte. Cette marque devient de plus en plus forte ; et les particules osseuses qui se trouvent en cet endroit finissent par perdre leur adhérence. A cette époque, un choc, souvent léger, fait tomber l'un et l'autre de ces bois, à deux ou trois jours de distance au plus.

La proéminence de l'os frontal ressemble alors à un os rompu ou scié en travers, sur lequel on apperçoit à nu le tissu spongieux. La peau du front ne tarde pas à la recouvrir ; et lorsque le bois doit repousser, on voit s'élever un tubercule, qui est et qui demeure couvert par une production de cette peau, jusqu'à ce qu'il ait acquis son parfait accroissement. Pendant tout ce temps, ce tubercule est mou et cartilagineux : sous sa peau est un véritable périoste sur lequel rampent des vaisseaux, souvent gros comme le petit doigt, qui pénètrent dans tous les sens la masse du cartilage. Celle-ci s'ossifie petit à petit comme tout autre os ; elle passe par les mêmes états qu'un os de fœtus ou

d'enfant, et elle finit par devenir un os parfait.
Pendant ce temps le bourrelet de sa base, entre
les dentelures duquel passent les vaisseaux, se développe aussi. Ces dentelures, en grossissant, res-
serrent les vaisseaux, et enfin les obstruent : alors
la peau et le périoste du bois se dessèchent, meurent
et tombent ; et l'os se retrouvant à nu, ne tarde
pas à tomber lui-même pour renaître de nouveau,
et toujours plus considérable.

Les bois de cerf sont sujets à des maladies absolument semblables à celles des os ordinaires. On
en voit dans lesquels la matière calcaire s'est
extravasée, et a formé différentes exostoses ; et
d'autres où elle s'est trouvée trop peu abondante,
et qui sont restés poreux, légers et sans consistance.

Les coquilles sont des enveloppes d'une substance
calcaire, d'un tissu tantôt feuilleté, et tantôt aussi
dense et aussi dur que le marbre : elles servent
d'enveloppe à un grand nombre d'animaux de la
classe des mollusques ; et chacun sait que la va-
riété de leurs formes, les nuances plus ou moins
tranchées de leurs couleurs, et l'éclat de leur nacre,
en font un des plus beaux ornemens des cabinets
des curieux. L'histoire naturelle fait suffisamment
connoître leurs formes, et les rapports de ces formes
avec les ordres et les genres des animaux qui les
habitent : il n'est question ici que de leur texture,
de leur accroissement, et de la manière dont elles
sont liées au reste du corps.

H 2

Elles sont composées, comme les os, d'une matière calcaire, intimement unie à une substance gélatineuse, et qu'on peut également en séparer par le moyen des acides : mais cette matière n'est point disposée par lames ou par fibres ; elle est uniformément répandue dans tout le corps de la coquille ; on distingue seulement dans quelques espèces des couches assez faciles à séparer, et collées les unes sur les autres, comme les feuilles de papier qui forment un carton. L'observation a appris que ces couches n'existent point toutes dans les jeunes animaux ; il n'y a que les plus intérieures, qui sont en même temps les plus petites. A mesure que l'individu avance en âge, il se forme à la face interne de la coquille une couche nouvelle qui déborde toutes les couches précédentes ; en sorte que cette coquille prend à chaque fois un accroissement en longueur et en largeur, comme en épaisseur. Voilà des faits certains : il suffit, pour s'en assurer, de comparer des coquilles de même espèce qui aient appartenu à des individus de différens âges ; on verra toujours moins de couches à celles qui proviennent d'individus plus jeunes. Les jeunes moules, qu'on peut observer avant même qu'elles aient quitté la matrice de leur mère, n'ont alors qu'une seule couche à leur coquille, et cette coquille n'est pas pour cela molle ou gélatineuse : elle a la même rigidité que la coquille adulte ; et si elle est beaucoup plus fragile, c'est qu'elle est beaucoup plus mince.

Mais ces couches qui doivent successivement venir en augmenter l'épaisseur, sont-elles produites par développement, ou par simple juxta-position ? Des vaisseaux nourriciers vont-ils déposer le suc calcaire dans les divers points de leur épaisseur, ou transsudent-elles seulement au travers de la peau de l'animal pour se coller aux couches préexistantes ? Voilà des questions sur lesquelles les physiologistes ne sont point d'accord.

Le corps des limaçons ne paroît adhérer à la coquille qu'à l'endroit des muscles seulement ; et Réaumur ayant placé entre ce corps et les endroits de la coquille qu'il avoit cassés exprès, des pellicules minces, ces cassures ne se sont point réparées, tandis que celles où aucun obstacle n'arrêtoit les sucs qui pouvoient y arriver de la surface de la peau, se remplissoient promptement.

Ces faits prouveroient en faveur de la simple juxta-position, d'une matière transsudée ; cependant on voit, d'un autre côté, que l'huître et la moule adhèrent à leur coquille non seulement par les muscles, mais encore par tout le bord de leur manteau. De plus, l'huître a toujours à sa valve convexe, entre les deux dernières couches calcaires, un vuide considérable, rempli d'une eau fétide et amère, et qui communique avec l'intérieur du corps par une ouverture particulière. Comment ce vuide se formeroit-il, et sur-tout comment se détruiroit-il à chaque nouvelle formation de couche, si des vaisseaux artériels et des vaisseaux absorbans ne pénétroient dans l'intérieur des couches, n'en déterminoient la position, et n'en enlevoient de temps en temps les molécules ?

Quelques observations semblent prouver qu'il y a des testacés qui se dépouillent entièrement de leurs coquilles à certaines époques, pour en produire de nouvelles : mais cette reproduction pourroit bien aussi se faire par développement comme celle des bois de cerf ; et si c'est aussi un développement qui produit les couches intérieures des coquilles qui ne tombent point, on pourra le comparer à celui qui produit les couches intérieures des cornes creuses des bœufs, des moutons, et de tant d'autres mammifères ruminans, et même à celui qui produit l'épiderme dans tous les animaux ; c'està-dire que ce sera un dessèchement, une espèce de mort d'une membrane qui sembloit avoir une sorte d'organisation tant qu'elle étoit restée à l'abri du contact de l'élément extérieur, ou qu'elle n'avoit pas acquis toute la solidité qui lui convenoit.

Il paroît que c'est là la manière dont se développent toutes les parties dures qui remplacent les os dans les animaux sans vertèbres. Dans les écrevisses, par exemple, la croûte calcaire, qui leur tient lieu en même temps de peau et de squelette, ne croît plus lorsqu'elle a une fois atteint son degré de dureté ; l'animal n'en continue pas moins pour cela à développer toutes ses parties molles. Lorsqu'elles sont trop serrées par l'enveloppe, celle-ci se fend et se détache ; mais il s'en trouve à point

nommé une autre dessous, qui se formoit pendant que l'autre perdoit sa connexion avec le corps,
et mouroit, pour ainsi dire. Cette enveloppe nouvelle est d'abord molle, sensible, et même pourvue
de vaisseaux ; mais une quantité de molécules calcaires, amassées auparavant dans l'estomac, ne
tardent pas à y être portées, à la durcir, à en obs-
truer les pores et les vaisseaux, à la rendre, en un
mot, toute semblable à celle qu'elle a remplacée.

Les insectes ne prennent leur dureté complète
que lorsqu'ils ont acquis leur dernière forme, et
qu'ils ne doivent plus changer de peau ; mais toutes
les peaux qu'ils ont rejetées auparavant, quoique
plus molles, étoient mortes, et déja remplacées par
d'autres qui s'étoient développées dessous lorsqu'elles sont tombées.

Ainsi toutes ces parties dures extérieures dans
les animaux à sang blanc, quelles que soient d'ailleurs leur consistance et leur nature chymique,
doivent plutôt être comparées à l'épiderme, aux
ongles et aux cornes creuses, qu'à de véritables os,
par leur manière de croître. On doit peut-être en
dire autant de certaines parties extérieures des
poissons, quoique leur substance soit véritablement
osseuse : je veux parler des boucliers de l'*esturgeon* et du *cycloptère*, et des tubercules épineux de
la *raie*.

Quelques animaux à sang blanc ont aussi des
parties dures dans leur intérieur ; mais elles ne
sont point articulées de manière à servir de base à

des membres mobiles , et leur tissu diffère aussi
considérablement des os ordinaires. Les plus remarquables de ces sortes de parties dures sont les
dents de l'estomac des écrevisses , dont nous renvoyons la description , ainsi que celle des dents ordinaires , à l'article où nous traiterons de la digestion , et les os des sèches et des calmars, dont nous
allons donner une idée.

La sèche ordinaire (*sepia officinalis*) a dans
les chairs de son dos un corps ovale , convexe en
avant et en arrière , blanc , ferme , friable , de
substance calcaire. Ce corps n'a point d'adhérence
avec les chairs, dans lesquelles il se trouve, pour
ainsi dire , comme un corps étranger qui s'y seroit
introduit : aucun vaisseau, aucun nerf visible, ne le
pénètre , et il ne donne attache à aucun tendon. Il
est composé de lames minces , parallèles , qui ne
se touchent pas immédiatement , mais dans les intervalles desquelles sont une infinité de petites colonnes creuses qui vont perpendiculairement d'une
lame à l'autre , et qui sont disposées en quinconce
très-régulier. Comme les lames sont planes, et que
les deux faces de l'os sont convexes, elles les cou-
pent nécessairement. Les endroits de ces intersections sont marqués sur les faces par des stries cur-
vilignes très-régulières. Cet os a des espèces d'ailes
qui sont d'une nature moins opaque , moins cassante, et plus ressemblante à une corne mince et
élastique.

C'est aussi à cette dernière substance que ressemblent les parties qu'on a appelées os dans les *calmars* (*sepia loligo*): elles sont transparentes , élastiques , assez cassantes ; leur forme est tantôt celle d'une feuille, tantôt celle d'une lame d'épée. Leur connexion avec les parties molles est la même que celle de l'os du calmar.

On trouve aussi une petite plaque , demi-cornée, demi-friablé , dans l'épaisseur du lobe charnu qui recouvre les branchies de l'*aplysie*, et même il y en a une encore plus petite dans le manteau de la *limace.*

Tout fait croire que ces diverses parties dures de l'intérieur des mollusques se développent par couche, comme leurs coquilles, et que ce sont des espèces de coquilles internes.

Deux genres que nous plaçons parmi les zoophytes, mais qui devront peut-être être rangés plus haut lorsque leur organisation sera plus complétement connue , les étoiles de mer (*asterias*) et les oursins (*echinus*), ont une espèce de squelette , dont la nature paroît se rapprocher aussi de celle des coquilles des mollusques.

Dans les *oursins*, c'est une enveloppe calcaire solide , souvent très-dure, percée d'une foule de petits trous qui laissent passer des pieds membraneux, et garnis de tubercules , sur lesquels jouent librement des pointes d'une substance analogue à celle de la coquille.

Dans les *étoiles de mer*, la partie calcaire forme une tige composée de beaucoup de petites ver-

tèbres articulées, qui règne sous le milieu de chacune des branches du corps, et à laquelle tient une
sorte de grillage osseux qui soutient tout le reste de
l'enveloppe de cette branche, et qui se fait remarquer même à l'extérieur par sa saillie et par les
tubercules de différentes figures qui hérissent toute
la surface.

Cette tige osseuse ne peut pas être regardée comme
absolument extérieure, parce qu'elle est recouverte en dehors par un épiderme et par d'autres
parties molles. C'est peut-être la plus forte exception à la règle que les animaux à sang blanc n'ont
jamais de squelette intérieur articulé.

On n'a point suffisamment examiné comment se
fait l'accroissement de ce squelette de l'étoile de mer.
Ceux de quelques *holothuries* sont absolument de la
même nature.

Enfin les coraux et les autres zoophytes et lithophytes ont des parties dures, tantôt cornées, tantôt calcaires, tantôt spongieuses, mais qui croissent
par simple juxta-position, ou tout au plus par développement successif de plusieurs couches, comme
les coquilles. Il en est dans lesquels ce développement se fait à l'extérieur, et où la substance sensible enveloppe les couches anciennes par des
couches nouvelles qu'elle recouvre elle-même. Tels
sont tous les *lithophytes* et les *cératophytes*.

Dans d'autres, les parties qui ont une fois atteint
leur dureté n'augmentent plus en grosseur ; mais
il se forme seulement de nouvelles pousses, ou

même de nouvelles branches, à leurs extrémités. Tels sont tous les zoophytes articulés. Toutes ces productions contiennent un mélange de matière terreuse et de gélatine animale, comme les os et les coquilles.

ARTICLE III.

Des jonctions des os, et de leurs mouvemens.

On sait que les os se divisent, d'après leurs formes, en os longs, en us plats, et en os dont toutes les dimensions sont à peu près égales.

On connoît les noms imposés à leurs éminences, à leurs creux, à leurs échancrures, et ceux qui désignent l'état de leurs surfaces ; toutes ces choses sont de simple description, et auroient pu s'exprimer sans un si grand appareil de termes techniques.

Nous ne nous arrêterons qu'à ce qui concerne leurs articulations, parce que ce sont elles qui déterminent les mouvemens dont les os sont susceptibles, et qu'elles ont une très-grande influence dans l'économie des divers animaux.

Il y a de ces articulations qui ne permettent aucun mouvement ; d'autres laissent exécuter un mouvement obscur et très-borné ; d'autres enfin sont disposées de manière que les os qui les composent se meuvent l'un sur l'autre librement, soit dans un seul, soit dans plusieurs sens.

Non seulement les os correspondans ne sont pas

toujours articulés de la même manière dans tous les animaux, mais encore il y en a qui, ne se touchant même pas dans la plupart, s'articulent ou s'engrènent les uns avec les autres dans quelques espèces : il y a même des animaux dans lesquels on observe des espèces d'articulations particulières qui n'existent point dans les autres.

On nomme *suture* une sorte d'articulation sans mouvement, ou de *synarthrose*, qui a lieu lorsque deux os plats se touchent par leurs bords sans intermédiaire : elle est *dentée*, lorsque ces bords ont des dents qui engrènent les unes dans les autres ; *harmonique*, lorsqu'ils se touchent simplement ; et *écailleuse*, lorsque le bord aminci de l'un recouvre celui de l'autre. Les os du crâne et de la face de l'homme présentent des exemples de ces diverses sortes de sutures : ce sont même les seuls qui soient unis de cette façon dans le corps humain ; mais on en trouve d'autres exemples dans les animaux. Les côtes de la tortue sont extrêmement élargies, et s'engrènent entre elles et avec les vertèbres du dos pour former le test. Ces sutures en ont même imposé à plusieurs naturalistes, qui ont pris des fossiles de tortue pour des fragmens de crânes humains. Les pièces du sternum de la tortue, ou plutôt de son plastron, sont aussi unies entre elles par des sutures dentées. Il en est de même de plusieurs des os qui forment la ceinture osseuse à laquelle sont attachées les nageoires pectorales des poissons. L'union inférieure et mitoyenne est une suture dentée très-parfaite dans les *silures*, et dans quelques autres genres applatis horizontalement par-devant.

Les unions dés os de la tête des mammifères sont à peu près semblables à ce qu'on observe dans celle de l'homme, et les unes et les autres disparoissent avec l'âge par les progrès de l'ossification. Les os de la tête des oiseaux et des poissons s'unissent presque tous par des sutures harmoniques et écailleuses, et ils paroissent se souder ensemble avec plus de promptitude que ceux des quadrupèdes.

On remarque dans les parties latérales de la tête des poissons, et dans les couvercles de leurs branchies, une espèce particulière d'articulation, qui ressemble à la suture écailleuse, en ce qu'elle consiste dans le recouvrement des bords amincis de deux os plats, mais qui en diffère, parce qu'elle permet un mouvement plus ou moins étendu, par lequel ces os peuvent se ployer ou glisser l'un sur l'autre.

La *gomphose* est une seconde espèce d'articulation sans mouvement, dans laquelle un os entre comme un pivot dans une fosse d'un autre os, où il est contenu comme un arbre l'est dans la terre par sa racine. Les dents en sont le seul exemple dans l'homme et dans les quadrupèdes. Le *poisson scie* en offre un second dans les crochets qui sont enfoncés aux deux côtés de son long museau, et qui lui ont donné le nom qu'il porte.

chacune d'un cartilage lisse et poli, et leur intervalle est rempli par une liqueur, et quelquefois par des corps solides, comme des glandes ou un disque cartilagineux.

Les deux os sont attachés par une continuation du périoste, qui ne revêt point les cartilages articulaires, mais qui passe d'un os à l'autre, et forme ainsi une espèce de capsule dans laquelle les faces articulaires sont renfermées, de manière que rien ne peut sortir de leur intervalle ni y entrer. Il y a souvent encore d'autres ligamens, soit en dedans, soit en dehors de la capsule, qui la fortifient, ou qui bornent le mouvement des os plus que la capsule seule ne l'auroit pu faire.

C'est du nombre et de la roideur de ces ligamens, et encore plus de la forme des creux et des éminences des faces articulaires des os, que dépendent l'étendue et la direction des mouvemens.

Un os qui s'articule avec un autre par une de ses extrémités, ne peut se mouvoir sur lui que de deux manières : par flexion, ou par torsion. La flexion a lieu lorsque l'os mu rapproche de l'os sur lequel il se meut celle de ses extrémités qui est opposée à l'articulation ; car c'est lorsque les deux os sont en ligne droite, que cette extrémité est le plus éloignée. La torsion a lieu lorsque l'os mu tourne autour de son propre axe, ou autour d'un axe imaginaire pris dans l'espace, et passant par l'articulation.

On sent aisément que la torsion ne peut avoir

lieu qu'autant que les faces articulaires sont planes ou sphériques, et qu'il n'y a que ces dernières seulement qui puissent permettre les flexions dans tous les sens. Mais pour peu que ces faces soient en portion de cylindre, ou qu'elles soient chacune en partie convexe et en partie concave, le mouvement de flexion sera borné en un seul sens ; l'os demeurera toujours dans le même plan, tant que celui auquel il tient ne sera pas déplacé, et il décrira un secteur de cercle, dont le centre sera dans l'articulation.

L'articulation qui ne permet de flexion que dans un seul sens, se nomme *ginglyme* ; celle qui la permet dans tous les sens, *énarthrose*, ou *arthrodie*, selon que les faces sont plus ou moins convexes, et qu'elles permettent des flexions plus ou moins complètes.

Lorsqu'un os tient à un autre par deux extrémités, il est réduit à tourner autour ; c'est une espèce particulière de ginglyme, à laquelle on a donné le nom de *rotation*.

La tête est attachée au tronc, la mâchoire l'est à la tête, et toutes les parties des extrémités le sont entre elles par ces différentes espèces d'articulations mobiles ; mais elles ne le sont pas toujours de la même manière : ainsi la tête des mammifères s'articule par ginglyme ; celle des oiseaux par arthrodie ; le radius de l'homme s'articule par arthrodie avec l'humérus, et par rotation avec le cubitus ; dans les *rongeurs*, les *cochons*, etc., il

I.

tient à l'humérus par ginglyme, et il est immobile sur le cubitus; il s'y soude même entièrement dans certaines espèces.

Quelques poissons présentent des modes particuliers d'articulations mobiles, dont le squelette de l'homme et des mammifères n'offre point d'exemple.

Le premier, qui pourroit aussi se rapporter au ginglyme, est l'articulation en anneau, dans lequel un os est comme enfilé par une branche, ou du moins par une proéminence cylindrique et presque détachée d'un autre os. Les premières épines des nageoires anales de quelques *chétodons* sont attachées ainsi.

Le second est une articulation qui peut devenir immobile au gré de l'animal. L'os mobile a un petit crochet, et l'animal peut, en tordant cet os, faire entrer ce petit crochet dans une fossette de l'os immobile; et en lui faisant faire une légère flexion il l'y accroche, de manière que l'os ne peut plus être dérangé qu'en reprenant une marche précisément contraire à celle qui l'a mis dans cet état, et que tout effort dans un autre sens est inutile. C'est ainsi que les *silures* et les *épinoches* fixent les premières épines de leurs nageoires pectorales, lorsqu'ils veulent s'en servir pour le combat.

Nous avons déjà parlé plus haut de l'espèce d'articulation mobile qui a lieu entre les bords amincis de deux os plats, et qui leur permet de glisser l'un sur l'autre. On trouve dans les oiseaux une autre espèce d'articulation qui permet aussi ce glissement, mais qui a lieu entre des facettes planes. Les arcades palatines du bec supérieur des *canards* en ont de telles, qui correspondent à d'autres situées à la base du crâne.

Les mollusques n'ont d'articulations qu'à leurs coquilles : celles des coquilles bivalves se réduisent en général à des ginglymes plus ou moins composés, selon le nombre plus ou moins grand des dents et des fossettes qui entrent les unes dans les autres. Il n'y a ni capsule ni cartilages articulaires : en dehors est un ligament élastique qui force les valves à s'ouvrir lorsque les muscles qui les tiennent ordinairement fermées se relâchent. Les coquilles multivalves ont leurs pièces attachées ensemble par une membrane cartilagineuse commune, ou bien ces pièces sont toutes attachées immédiatement au corps de l'animal. Dans les *chitons*, elles se meuvent les unes sur les autres en faisant glisser leur bord en recouvrement. Dans les *anatifes*, il n'y a qu'un mouvement commun d'ouverture et de fermeture, qui a lieu par ginglyme comme celui des bivalves. Les opercules de quelques univalves, notamment des *nérites*, sont aussi articulés par ginglyme à la coquille principale.

Les crustacés et les insectes ont un système commun d'articulations, qui tient à la position de leurs parties dures en dehors des muscles. Ces parties dures étant faites en étui, et les muscles remplissant leur milieu, elles ne peuvent pas s'articuler par des surfaces simples et pleines ; il ne peut donc point y avoir chez eux d'arthrodies ni d'énarthrose. Toutes leurs articulations mobiles se réduisent à trois. Le ginglyme est la seule dans les parties qui ont besoin d'un point d'appui solide, parce que les enveloppes écailleuses des membres, étant tubuleuses, doivent s'appuyer au moins par deux points de leur contour; ce qui détermine nécessairement le ginglyme. Quant aux parties qui n'ont pas besoin d'un appui solide, elles sont simplement suspendues par des ligamens, ou bien elles s'articulent par emboîtement.

L'emboîtement se fait lorsqu'une partie entre et est emboîtée dans une autre. C'est ainsi que les hanches des insectes sont emboîtées dans le thorax, et que les anneaux de leur abdomen le sont les uns dans les autres. Comme la partie qui reçoit et celle qui est reçue sont l'une et l'autre des segmens de sphéroïde, celle-ci peut exécuter le mouvement de torsion: elle peut s'enfoncer plus ou moins, soit également dans tout son contour, soit plus d'un côté que de l'autre; mais elle ne peut point avoir de flexion proprement dite.

Les parties des insectes qui sont articulées en ginglyme, et qui sont principalement les différentes portions de leurs jambes, sont fortement échancrées du côté où la flexion doit être plus complète; l'intervalle est garni d'une membrane souple, et il n'y a point d'autre ligament. Les tubercules et les fossettes articulaires sont tellement arrangés, qu'on ne peut les luxer sans les rompre; des courbures très-légères, qui en font des espèces de crochets, produisent cet effet avantageux.

ARTICLE IV.

Des tendons, de la composition des muscles, et de leur action.

La forme de l'articulation détermine le nombre, l'espèce et la direction des mouvemens que les os qui la composent peuvent exécuter.

Le nombre et la direction des muscles qui s'y attachent déterminent ceux de ces mouvemens qui s'exécutent en effet.

Le muscle s'attache à l'os par le moyen du tendon. Le tendon est d'une texture fibreuse comme le muscle : mais ses fibres sont plus serrées, plus fermes, d'un blanc argenté ; il s'y rend moins de vaisseaux, et point de nerfs : sa substance est presque entièrement gélatineuse, et il ne possède ni sensibilité, ni irritabilité ; ce n'est qu'un lien passif par lequel le muscle agit sur l'os.

Il y a cependant des plans ou des intervalles tendineux, soit dans l'intérieur, soit à la surface de plusieurs muscles : ceux même qui servent à leur insertion pénètrent plus ou moins dans la substance charnue, et s'y mêlent ou s'y entrelacent de différentes manières. La forme des tendons varie autant que celle des muscles : ceux qui sont larges et minces portent le nom d'*aponévroses*.

I 3

En qualité de gélatineux, le tendon a une grande affinité pour la substance osseuse ou le phosphate calcaire ; il la reçoit facilement, sur-tout lorsque son action est très-souvent répétée, et qu'il est employé à des mouvemens violens. Les oiseaux pesans, et qui marchent beaucoup, ont les tendons de leurs jambes ossifiés de très-bonne heure. Il en est de même des *gerboises* et des autres quadrupèdes qui sautent toujours sur les jambes de derrière.

Les tendons des crustacés et des insectes, dans les muscles des cuisses et des jambes, sont d'une nature différente de celle des tendons des animaux à sang rouge ; ils sont durs, élastiques, et sans fibres apparentes : les fibres charnues les enveloppent et s'insèrent à leur surface. Souvent le tendon s'articule lui-même avec l'étui écailleux qu'il doit mouvoir, comme un os pourroit s'articuler avec un autre : il est joint à cet étui par un ligament membraneux. C'est ce qu'on peut voir sur-tout dans les grandes pattes des *écrevisses*.

Les mollusques n'ont point de tendons apparens à leurs muscles, ce qui provient sans doute de ce que la couleur est la même dans la partie tendineuse et dans la partie charnue ; car, quant à la nature chymique, il est certain que la macération et la coction détachent nettement les muscles des parties dures, ce qui ne peut avoir lieu que par la dissolution de leur moyen d'union. Ce moyen n'est donc pas de la fibrine comme le reste du muscle, puisqu'il seroit alors indissoluble.

Il est probable que les fibres musculaires élémentaires exercent toutes une force égale au moment où elles se contractent : mais la manière dont elles sont disposées dans chaque muscle, et celle dont le muscle lui-même l'est par rapport à l'os ou à la partie quelconque qu'il doit mouvoir, donnent à cette force un emploi plus ou moins avantageux. On ne peut donc pas estimer l'action d'un muscle par sa masse seule, ou par la quantité des fibres qui le composent ; il faut encore considérer ces deux autres circonstances : la composition du muscle, et son insertion.

Les muscles se divisent en simples et en composés. Les simples sont ceux dont toutes les fibres ont une disposition semblable : les plus ordinaires sont les muscles ventrus ; leurs fibres sont presque parallèles, et forment un faisceau alongé, dont le contour est arrondi ; leur partie charnue est plus ou moins renflée dans le milieu, qui se nomme le ventre, et elle s'amincit vers les deux extrémités, où elle se termine dans les tendons. Une autre espèce est celle des muscles plats, à fibres parallèles : ils forment des espèces de membranes charnues, qui, au lieu de se terminer dans des tendons amincis, finissent par des aponévroses ou des membranes tendineuses. Ces deux espèces peuvent avoir et ont quelquefois des tendons ou des aponévroses dans leur milieu ou dans d'autres points de leur étendue. On voit que dans l'une et dans l'autre l'action totale est égale à la somme de toutes les

I 4

actions particulières des fibres ; et que s'il y a du désavantage, il vient de l'insertion générale, non de la composition.

Il n'en est pas de même dans deux autres espèces de muscles simples, les *rayonnés* et les *penniformes*.

Les muscles *rayonnés* sont ceux dont les fibres sont disposées comme les rayons d'un cercle, et viennent d'une base plus ou moins étendue se réunir à un tendon mince, en s'inclinant plus ou moins les unes vers les autres.

Les *penniformes* sont ceux dont les fibres sont disposées en deux rangées, qui s'unissent dans une ligne moyenne en faisant deux à deux des angles plus ou moins ouverts, à peu près comme les barbes d'une plume. Le tendon est la continuation de cette ligne moyenne.

Il est facile de voir que, dans ces deux sortes de muscles, la force totale, ou la résultante, est moindre que la somme totale des forces composantes, et qu'elle égale seulement la somme des diagonales des parallélogrammes, que l'on formeroit en prenant deux à deux les fibres qui font angle ensemble.

Le muscle composé est celui qui consiste dans l'assemblage de plusieurs muscles qui s'unissent en un tendon commun. Ces muscles composans peuvent être semblables ; mais on en voit quelquefois de très-différens, des rayonnés, des ventrus, etc., se réunir pour former un muscle composé. L'action particulière de chacun d'eux peut s'estimer d'après les observations précédentes : on calcule ensuite leur action totale selon leur plus ou moins d'inclinaison.

Il y a enfin des muscles qui n'ont qu'un seul ventre et des tendons divisés ; et d'autres qui ont plusieurs parties charnues, et plusieurs tendons entrelacés ensemble de diverses manières. Cette dernière espèce peut se nommer *muscles compliqués.*

De ces diverses dispositions résultent les forces absolues des muscles ; leur insertion détermine leur effet réel. On peut rapporter à huit les différentes espèces d'insertions musculaires.

Les muscles peuvent être destinés à comprimer les parties molles contenues dans une cavité quelconque ; alors ils enveloppent cette cavité dans divers sens, comme des membranes ou des rubans. Telle est la disposition des muscles de notre abdomen et de notre diaphragme ; telle est celle des muscles des *limaces*, et des autres mollusques et vers nus, qui peuvent se contracter en tous sens. Lorsque ces sortes de muscles agissent simultanément, c'est pour faire sortir quelque matière du corps, comme des œufs, des excrémens, etc. mais d'ordinaire ils agissent alternativement, et alors leur effet est d'augmenter un des diamètres de la cavité qu'ils entourent en diminuant l'autre. C'est ainsi qu'à chaque inspiration l'abdomen grossit en se raccourcissant, et que le contraire arrive à chaque expiration. C'est ainsi que les *limaces*, les *sangsues*, etc. s'alongent et se raccourcissent en faisant agir, dans le premier cas, leurs muscles transverses ou

annulaires, et dans le second, leurs muscles longitudinaux.

C'est aussi de cette manière qu'agissent les muscles
qui doivent alonger ou raccourcir, relâcher ou
roidir quelque partie molle du corps, comme la
langue de l'homme et des quadrupèdes, les cornes
du limaçon.

Le cœur, les intestins, les artères, ont aussi des
muscles de cette espèce.

D'autres muscles sont destinés à ouvrir ou à fermer
quelque ouverture molle : alors les uns l'entourent
comme des anneaux ; on les nomme *sphincters* :
les autres s'insèrent d'une manière plus ou moins
directe aux bords de l'ouverture. Lorsqu'ils sont
étendus uniformément autour, elle conserve sa
figure, et se dilate ou se resserre uniformément. La
paupière du *poisson lune,* l'anus du *limaçon,* en
sont des exemples. Lorsque ces muscles ont des directions différentes, et forment divers angles avec
les bords qu'ils doivent écarter, la forme de l'ouverture est fort variable ; telles sont les lèvres de
l'homme : aucun animal n'approche de lui pour
la mobilité de cette partie ; aussi aucun d'eux n'a-t-il
une physionomie aussi expressive.

Un troisième emploi des muscles est d'étendre
ou de replier comme un rideau une membrane qui
doit couvrir quelque partie, telle que les paupières
de l'homme, des quadrupèdes et des oiseaux.
Lorsque ces muscles sont dans l'épaisseur même
de la membrane, leur disposition est pareille à

celle dont nous avons parlé tout à l'heure ; mais lorsqu'ils sont placés en dehors , il y a des dispositions de poulies assez compliquées. Nous les exposerons en parlant de l'œil des oiseaux.

Un quatrième emploi des muscles peut être de faire tourner ou rouler une masse globuleuse, libre et appuyée de toutes parts , comme l'œil dans l'orbite, ou la bouche du limaçon dans sa tête. Ils entourent alors cette partie comme des portions de cerceau , et elle se tourne du côté du muscle qui se contracte le plus.

Ces quatre modes d'action reviennent, au fond , tous , à celui des sphincters, ou des muscles circulaires : ce sont toujours des portions de ceinture ou des ceintures entières, qui se rétrécissent ou se serrent sur les parties qu'elles ceignent.

Les suivans , dans lesquels les muscles agissent sur des os ou d'autres parties dures, peuvent être comparés à l'action des cordes au moyen desquelles on tire quelque objet résistant. La partie tirée peut l'être également dans toutes ses parties , de manière qu'elle demeure toujours parallèle à elle-même. Tel est le mouvement par lequel nous élevons ou nous abaissons notre os hyoïde et notre larynx. Les fibres musculaires peuvent y être considérées comme des cordes qui tirent dans le sens même dans lequel le mouvement doit se faire ; ce qui est leur emploi le plus avantageux : c'est ce que nous voyons dans les muscles *sterno-hyoïdien* , et *génio-hyoïdien* : ou si elles divergent, elles sont en égale quantité des deux côtés, et la résultante du muscle est employée de la manière la plus avantageuse ; c'est ce que nous voyons dans le *mylo-hyoïdien*, le *scapulo-hyoïdien*.

Mais lorsque l'os tiré est articulé en un point quelconque, il ne peut plus être tiré en masse, et il doit être considéré comme un levier, dont le point d'appui est dans l'articulation.

Lorsque l'articulation est entre les deux extrémités, et que les muscles sont placés à l'une d'elles, l'os forme un levier du premier genre. Nous en avons un exemple dans la mandibule des *écrevisses*. Les muscles qui s'attachent à l'olécrâne et au talon, nous en fournissent aussi. Le plus remarquable est le tibia des oiseaux nommés *grèbes* et *castagneux*, qui porte une longue apophyse, élevée au-dessus du genou, et qui lui tient lieu de rotule.

Mais le cas le plus ordinaire est celui où l'articulation est à une des extrémités de l'os ; alors la position la plus favorable pour le muscle, c'est de venir d'un autre os parallèle à celui qu'il doit mouvoir, ou ne faisant avec lui qu'un angle fort petit : tel est le cas des muscles *intercostaux*, des *interépineux* et *intertransversaires*, et de ceux qui rapprochent certains os disposés en éventail, comme ceux des membranes qui couvrent les branchies des poissons, ou ceux des ailes du *dragon volant ;* encore ces muscles ont-ils presque toujours une obliquité qui n'étoit point nécessitée par la posi-

...on de leurs attaches, et qui en diminue considérablement la puissance.

Les muscles qui ferment la bouche de l'homme
et le bec des oiseaux, peuvent aussi être comparés
aux précédens par leur position avantageuse, relativement à leur peu d'obliquité ; mais ils s'insèrent
beaucoup plus près qu'eux du point d'appui, ce
qui leur ôte beaucoup de force.

Le dernier mode d'insertion des muscles, et
celui qui est le plus ordinaire de tous, est lorsqu'un muscle attaché à un os s'insère à un autre
qui, s'articulant médiatement ou immédiatement
avec le premier, peut être étendu de manière à
former avec lui une ligne droite, et peut se fléchir
sur lui jusqu'à former un angle souvent très-petit.
Ce mode est le plus désavantageux de tous, à cause
de l'obliquité extrême de l'insertion, lorsque l'os
mobile est dans l'état d'extension, et à cause de
la proximité du point d'appui. Le premier de ces
désavantages est en partie corrigé par ce qu'on appelle les têtes des os. Leurs extrémités articulaires
sont ordinairement renflées, en sorte que les tendons des muscles, se courbant autour de cette convexité pour s'insérer au-dessous, font avec le corps
de l'os ou le levier un angle plus ouvert que si ces
têtes n'existoient pas ; ce qui rend l'obliquité de
l'insertion moindre et moins variable.

Quant à la proximité du point d'appui, elle
étoit nécessaire pour ne point rendre les membres
monstrueusement gros dans l'état de flexion, mais

sur-tout pour pouvoir produire une flexion prompte
et complète : car, la fibre musculaire ne pouvant
perdre qu'une fraction déterminée de sa longueur
dans la contraction , si le muscle s'étoit inséré loin
de l'articulation , l'os mobile ne se seroit rapproché
de l'autre que d'une petite quantité angulaire ; au
lieu qu'en s'insérant très-près du sommet de l'angle,
un petit raccourcissement produit un rapprochement considérable. C'est aux dépens de la force
musculaire que cet effet a lieu : aussi ces sortes de
muscles exercent-ils un pouvoir qui surpasse l'imagination.

Nous trouvons cependant, en anatomie comparée,
des exemples de muscles qui s'insèrent très-loin du
point d'appui. Les oiseaux en ont un qui s'étend du
haut de l'épaule à l'extrémité de l'avant-bras la
plus voisine du poignet ; mais c'est que tout l'angle
formé par le bras et l'avant-bras est rempli chez
eux par une membrane destinée à augmenter la
surface de l'aile.

C'est aussi le peu de raccourcissement de la fibre
musculaire qui fait que les os courts , qui doivent
être entièrement fléchis, le sont par des muscles attachés à des os éloignés. Les vertèbres et les phalanges des doigts sont dans ce cas. Des muscles qui
se seroient étendus de l'un à l'autre de ces os seulement, n'auroient pu leur imprimer des inflexions
suffisantes : ceux des phalanges auroient de plus
beaucoup trop grossi les doigts. Ces sortes de
muscles avoient besoin que leurs tendons fussent

fixés sur tous les os sur lesquels ils passent : sans quoi, lorsque ces os se fléchissent de manière à former un arc, les muscles et leurs tendons restés en ligne droite en auroient formé comme la corde; de là les ligamens annulaires, les gaînes, et les perforations. Ce dernier moyen, qui n'a lieu que pour les fléchisseurs des doigts des mains et des pieds de l'homme, des quadrupèdes et des reptiles, et pour ceux des pieds seulement des oiseaux, consiste en ce que les muscles qui doivent aller plus loin sont placés plus près des os, et que leurs tendons perforent ceux des muscles qui s'insèrent plus près, et qui sont placés sur les premiers. Il n'y a qu'une seule perforation lorsqu'il n'y a que trois phalanges; les oiseaux qui ont un doigt à quatre, et un à cinq phalanges, y ont deux perforations, et par conséquent trois muscles, un perforé, un perforant et perforé, et un perforant.

Les vertèbres qui doivent exercer de grands mouvemens, comme celles du cou des oiseaux et celles de la queue des quadrupèdes, ont aussi des muscles très-éloignés; mais leurs longs et minces tendons sont renfermés dans des gaînes, dont ils ne sortent que vis-à-vis du point où chacun d'eux doit s'insérer.

ARTICLE V.

Remarques générales sur le squelette.

Nous avons déja vu que le squelette est l'assemblage des parties dures qui soutiennent le corps, et qu'il en fait comme la charpente. Dans les animaux sans vertèbres ou à sang blanc, il est extérieur; et sa forme est la même que celle de l'animal, puisqu'il en renferme toutes les parties. Dans les animaux vertébrés, il ne détermine que les proportions et les formes les plus importantes : aussi leur squelette ne diffère-t-il pas autant que leur figure extérieure, et il y a même entre toutes ces charpentes osseuses des rapports dont on ne se douteroit point, à l'aspect des parties qu'ils soutiennent.

En général, les os qui composent les squelettes sont tous articulés de manière à former un ensemble dont toutes les parties sont liées ; cependant il y a des exceptions à cette règle. L'os qui soutient la langue n'est attaché aux autres que par des parties molles dans les quadrupèdes et les oiseaux, quoiqu'il soit vraiment articulé au reste du squelette dans les poissons. L'extrémité antérieure toute entière n'est attachée que par des muscles dans les quadrupèdes sans clavicules ; mais elle tient au sternum par une clavicule, simple dans les quadrupèdes qui en ont, et double dans les oiseaux. Les poissons l'ont fortement liée à l'épine par une ceinture osseuse.

En revanche, leur extrémité postérieure est généralement libre, et située simplement dans les chairs, tandis que les autres animaux l'ont fortement attachée au reste du squelette par le moyen du bassin.

Les os qui composent le squelette se rapportent à trois divisions principales ; le tronc, la tête, et les extrémités.

La tête ne manque jamais : les deux extrémités manquent aux serpens et à quelques poissons ; l'extrémité postérieure manque aux poissons apodes, c'est-à-dire sans nageoires ventrales, et aux mammifères cétacés. L'extrémité antérieure ne manque seule qu'à une espèce de lézard. Aucun animal vertébré n'en a plus de quatre, à moins qu'on ne veuille mettre dans ce nombre l'espèce d'aile du dragon-volant, petit animal voisin de nos lézards.

Le tronc est formé par les vertèbres, dont l'ensemble se nomme l'épine du dos, par les côtes et par le sternum. Les vertèbres ne manquent jamais, quoique leur nombre soit extrêmement variable. Le sternum manque aux serpens et aux poissons, à moins qu'on ne veuille donner le nom de sternum à la partie antérieure de la ceinture osseuse qui supporte les nageoires pectorales, ou les extrémités antérieures des poissons. Les côtes manquent aux *grenouilles*, aux *raies*, aux *squales*, et à un grand nombre des poissons cartilagineux.

Les vertèbres qui portent des côtes, se nomment *vertèbres dorsales* ; celles qui sont entre les dor-

K

sales et la tête, se nomment *cervicales* ; celles qui
sont derrière les dorsales, *lombaires* ; celles qui
tiennent au bassin ou à l'extrémité postérieure,
sacrées ou *pelviennes* ; et celles qui forment la
queue, *coccygiennes* eu *caudales*. Il n'y a que
quelques mammifères en très-petit nombre (les roussettes) et le genre des grenouilles, qui n'aient point
de coccyx. Plusieurs poissons n'ont pas de cou. On
sent que, dans les animaux qui n'ont pas de côtes,
la distinction entre les trois premières espèces de
vertèbres n'a plus lieu, et que celle entre les trois
dernières disparoît dans ceux qui n'ont point d'extrémité postérieure, ou chez qui elle n'est point
attachée à l'épine.

Les côtes qui vont des vertèbres au sternum, se
nomment vraies côtes : celles qui n'atteignent pas
jusque-là, se nomment fausses côtes. Ces dernières
sont toujours postérieures dans les quadrupèdes. Il
y en a en avant et en arrière dans les oiseaux.
Cette distinction cesse d'avoir lieu dans les animaux
où il n'y a point de sternum. Il faudroit établir des
dénominations particulières pour les côtes qui tiennent au sternum sans aller jusqu'aux vertèbres,
comme le *crocodile* nous en offre, ou pour celles
qui viennent des vertèbres et s'unissent en avant
à la côte correspondante, sans que le sternum existe
entre elles, comme on en voit dans le *caméléon*.

La tête est toujours à l'extrémité antérieure de
la colonne vertébrale, à celle qui est opposée à la
queue. Elle se divise en trois parties, qui peuvent

être entre elles dans des proportions différentes , mais qui ne manquent jamais : ce sont le crâne , qui contient le cerveau , et dans les parois duquel sont creusées les cavités de l'oreille interne , et souvent une partie de celles du nez ; la face , qui contient les orbites , les fosses nasales , et qui se termine en bas par la mâchoire supérieure ; enfin la mâchoire inférieure. Celle-ci est toujours mobile , même dans le *crocodile* , quoiqu'on ait dit le contraire : la supérieure est immobile dans l'homme , les qua- drupèdes , et quelques reptiles , comme les *tortues* , le *crocodile* , etc. ; mais elle est plus ou moins mo- bile dans les oiseaux , les serpens et les poissons.

Les extrémités , lorsqu'elles sont complètes , se divisent en quatre parties , qui sont, pour celles de devant , l'épaule , le bras , l'avant-bras et la main ; pour celles de derrière , la hanche , la cuisse , la jambe et le pied. Cette distinction n'a pas lieu dans les poissons , dont les extrémités ne consistent qu'en osselets rayonnés ; c'est-à-dire , disposés en éven- tail , et articulés avec la partie correspondante à l'épaule ou à la hanche : encore pourroit-on trouver quelque analogie entre les os qui composent ces parties , et les divisions des extrémités dans les autres animaux qui en ont.

L'épaule est composée d'une omoplate couchée contre le dos , et d'une clavicule attachée au ster- num , qui manque à quelques quadrupèdes et aux cétacés , comme nous venons de le voir , mais qui est double dans les oiseaux , les tortues , les gre-

K 2

nouilles et plusieurs lézards. L'omoplate ne manque
jamais, tant que l'extrémité existe. Le bras n'est
jamais formé que par un seul os : l'avant-bras l'est
presque toujours de deux ; lors même qu'il n'en a
qu'un, on y voit un sillon, ou quelque autre vestige de sa composition la plus ordinaire. La main
varie pour le nombre des os ; mais ceux qui y sont
forment toujours un poignet ou carpe, un corps de
main ou métacarpe, et des doigts. Cela a lieu même
dans les oiseaux, dont les doigts sont enveloppés
dans une peau recouverte de plumes, et dans les
cétacés, où toute l'extrémité antérieure est réduite
à une figure de rame ou de nageoire.

Les parties du squelette sont généralement disposées d'une manière symmétrique ; en sorte que
ses deux moitiés sont les contrépreuves l'une de
l'autre. Il n'y a que le genre de poisson nommé
pleuronectes, qui comprend les *soles*, les *plies*, les
turbots, etc. dans lequel la tête est tellement contournée, que les deux yeux et les deux narines
sont du même côté ; mais la symmétrie existe dans
le reste du squelette.

Chaque classe et chaque ordre d'animaux ont
des caractères particuliers, relatifs à leur squelette ;
ils consistent dans la forme générale du tronc et des
extrémités, dans la présence ou l'absence de celles-
ci, et dans le nombre et la forme particulière des
os qui composent ces différentes parties.

Nous exposerons tout cela en détail dans les leçons suivantes : il convient seulement de remar-

quer ici que lorsqu'un animal d'une classe a quelque ressemblance avec ceux d'une autre classe par la forme de ses parties et par l'usage qu'il en fait, cette ressemblance n'est qu'extérieure, et n'affecte le squelette que dans la proportion, mais non pas dans le nombre ni dans l'arrangement des os. Ainsi, quoique les *chauves-souris* paroissent avoir des espèces d'ailes, un examen attentif démontre que ce sont de véritables mains, dont les doigts sont seulement un peu plus alongés. De même, quoique les *dauphins* et les autres cétacés paroissent avoir des nageoires toutes d'une pièce, on trouve sous la peau tous les os qui composent l'extrémité antérieure des autres mammifères, raccourcis et rendus presque immobiles. Les ailes des *manchots*, qui ressemblent aussi à des nageoires d'une seule pièce, contiennent également à l'intérieur les mêmes os que celles des autres oiseaux.

TROISIÈME LEÇON.

Des os et des muscles du tronc.

ARTICLE PREMIER.

Des os de l'épine.

A Dans l'Homme.

L'ÉPINE de l'homme est divisée en cinq régions ; savoir , celle de la queue, caudale ou *coccygienne* ; celle du bassin , *sacrée* ou *pelvienne* ; celle des lombes, ou *lombaire* ; celle du dos, ou *dorsale* ; et enfin celle du cou , *cervicale* ou *trachélienne*.

La région de la queue a très-peu d'étendue ; elle est composée de trois ou quatre petits os articulés les uns avec les autres , et supportés par la pointe du *sacrum*, avec lequel la première pièce se soude souvent.

La région pelvienne est composée de cinq vertèbres soudées , et ne formant qu'un seul os , qu'on nomme le *sacrum*. Il est parabolique , plat et mince en bas, concave en avant, convexe en arrière. Il s'articule en haut avec le corps de la dernière vertèbre des lombes par une facette ovale , coupée obliquement de devant en arrière , et forme avec les lombes un angle saillant en avant , plus aigu

dans la femme. Deux autres facettes, dirigées en
arrière, servent à sa jonction avec les os des îles.
Cet os est percé de quatre paires de trous pour la
sortie des nerfs. On apperçoit en arrière des éminences qui correspondent à toutes les apophyses
des vertèbres qui ont formé cet os dans le jeune
âge. Les apophyses épineuses, sur-tout, sont très-
distinctes : les deux dernières sont fourchues.

Il y a cinq vertèbres aux lombes. Leur corps est
plus large que haut ; leurs apophyses épineuses
sont horizontales, comprimées, et comme tronquées
à leur pointe. Leurs apophyses articulaires supérieures ont leur facette tournée en dedans ; les
inférieures l'ont en dehors : enfin les apophyses
transverses sont longues, applaties, dirigées directement sur les côtés.

Les vertèbres dorsales, qui sont au nombre de
douze, vont en diminuant de grosseur depuis la
dernière jusqu'à la quatrième ou cinquième, et
ensuite en augmentant jusqu'à la première. Leur
corps est semblable à celui des vertèbres lombaires.
Leurs apophyses épineuses sont plus longues, en
prisme triangulaire, et dirigées en bas ; les trois supérieures se redressent et deviennent presque horizontales. Les apophyses articulaires supérieures
ont leur facette dirigée en arrière, et les inférieures
en avant. Les apophyses transverses sont courtes,
horizontales, un peu dirigées en arrière : elles ont
en avant une facette contre laquelle appuie le
tubercule de la côte correspondante. Ces facettes

K 4

regardent obliquement en bas dans les vertèbres supérieures , et en haut dans les inférieures. Il y a de plus sur le bord latéral de chaque articulation du corps des vertèbres , un petit enfoncement commun aux deux vertèbres, dans lequel est reçue la tête de la côte.

Des sept vertèbres cervicales , les cinq inférieures sont semblables à celles du dos, mais plus petites. La face supérieure de leur corps est échancrée , et reçoit l'inférieure de la vertèbre précédente. Le plan de ces faces est incliné en avant. Les apophyses transverses sont dirigées un peu en avant, et en bas, excavées en un demi-canal , et percées d'un trou. Les épineuses sont fourchues , excepté les deux plus basses.

La seconde vertèbre du cou , nommée *axis* ou *odontoïde*, diffère des autres par son apophyse épineuse, qui est beaucoup plus longue et plus haute ; par le trou dont est percée son apophyse transverse, qui, au lieu de la perforer verticalement, s'y dirige d'une manière transversale , et forme ainsi un canal oblique ; par une apophyse pointue, portant une facette articulaire en devant, qui s'élève de la face supérieure du corps ; enfin, parce que son articulation avec la première vertèbre se fait seulement par deux facettes applaties qui correspondent aux apophyses articulaires des autres vertèbres.

La première vertèbre cervicale , qu'on appelle encore *l'atlas* , est un simple anneau qui n'a presque point d'apophyse épineuse , point de corps , mais deux facettes pour l'articulation avec la seconde , et deux autres qui reçoivent les condiles au moyen desquels elle s'articule avec la tête. Les apophyses transverses sont très-longues et percées d'un trou.

La longueur du cou est à peu près moitié de celle du dos , et les deux tiers de celle des lombes.

Lorsque l'homme se tient debout, la colonne vertébrale a quatre courbures. La région du *sacrum* est concave en devant , celle des lombes est convexe ; celle du dos est concave , et celle du cou est convexe.

Les vertèbres de l'homme sont susceptibles de divers petits mouvemens les unes sur les autres; mais ces mouvemens, quoique très-marqués dans la totalité de l'épine , sont très-petits pour chacun des os qui la composent. Chaque vertèbre peut se porter un peu en avant en appuyant sur la partie antérieure de son corps ; en arrière , en se fléchissant dans le sens des apophyses épineuses ; et enfin de côté , en glissant un peu sur les apophyses articulaires. Un grand nombre de ligamens affermissent ces articulations ; mais les indiquer pour une des vertèbres, c'est à peu près les faire connoître pour la totalité.

Le corps de chacune des vertèbres est revêtu , tant en dessus qu'en dessous, d'une substance cartilagineuse élastique, dont la solidité diminue graduellement du centre à la circonférence. Les apophyses obliques ont aussi chacune leurs capsules

134 IIIᵉ Leçon. *Des os et des muscl. du tronc.*

des vertèbres est recouverte d'un surtout large de
fibres tendineuses ou ligamenteuses, très-solides,
qui s'étendent de la première vertèbre à l'os *sacrum.*
Il y a de même en arrière du corps, dans l'intérieur du canal vertébral, une autre toile tendineuse qui s'étend depuis l'apophyse odontoïde jusqu'à l'os *sacrum.* Chacune des apophyses, tant
épineuses que transverses, a aussi un petit ligament qui l'unit à celle qui la précède ou qui la
suit. La dernière vertèbre s'unit absolument de la
même manière avec l'os *sacrum.*

B. *Dans les mammifères.*

L'épine des quadrupèdes peut différer par le
nombre des vertèbres, par les proportions respectives du cou, du dos, des lombes, du sacrum et
du coccyx, par la courbure totale et par la forme
de chaque vertèbre.

1°. *Nombre des vertèbres des mammifères.*

Les vertèbres cervicales sont toujours au nombre
de sept, excepté dans le *paresseux à trois doigts,*
qui en a neuf. Les cétacés en ont souvent deux ou
plusieurs de soudées ensemble : par exemple, les
deux premières, dans les *dauphins* et *marsouins;*
les six dernières, dans les *cachalots;* mais on en
voit toujours les parties. Seulement il y a alors an-
kilose.

« Quant aux autres vertèbres, leurs divers nombres, dans les différentes espèces, n'ont point de rapport constant avec les familles naturelles, ainsi qu'on peut le voir par la table ci-dessous.

Dans les cétacés, il n'y a point de bassin proprement dit, et par conséquent on ne peut établir aucune distinction entre les vertèbres des lombes, celles du sacrum, et celles de la queue.

Il n'y a qu'un très-petit nombre de mammifères qui n'aient point de vertèbres de la queue. Telle est la *roussette.*

TABLEAU du nombre des vertèbres dans les mammifères.

ESPÈCES.	VERTÈBRES dorsales.	VERTÈBRES lombaires.	VERTÈBRES sacrées.	VERTÈBRES coccygiennes.
Homme	12	5	5	4
Orang-outang. .	12	4	3	4
Jocko	13	5	4	5
Gibbon.	14	3	6	
Coaïta	14	3	2	32
Saï.	14	7	4	25
Marikina	12	7	1	26
Patas	12	7	3	plus de 16
Maïmon	12	7	1	13
Macaque	12	7	1	5
Bonnet-chinois .	11	7	3	20
Papion.	12	7	1	31
Magot	12	7	1	3
Mandrill	12	7	3	13

ESPÈCES.	VERTÈBRES dorsales.	VERTÈBRES lombaires.	VERTÈBRES sacrées.	VERTÈBRES coccygiennes.
Pongo	12	4	3	4
Alouate	14	4	5	25
Mococo	12	7	3	18
Lori	15	9	1	9
Tarsier.	14	5	3	plus de 17
Roussette . . .	12	4	1	0
Chauve-souris. .	11	5	4	12
Noctul	12	7	3	6
Fer-à-cheval . .	12	6	3	12
Galéopithèque .	12	6	1	22
Hérisson. . . .	15	7	4	12
Tanrec.	15	6	3	8
Musaraigne. . .	12	7	3	17
Taupe	13	6	7	11
Ours blanc . . .	13	6	7	11
Ours brun . . .	14	6	5	plus de 4
Blaireau . . .	15	5	3	16
Glouton	16	5	3	18
Coati.	14	6	1	plus de 10
Raton	14	7	3	20
Loutre	14	6	3	21
Marte	14	6	3	18
Belette.	14	6	3	14
Civette.	13	6	3	20
Lion	13	6	3	23
Tigre.	13	7	4	19
Panthère	13	7	3	24
Couguar	13	7	3	22
Chat	13	7	3	22
Chien	13	6	3	22

ESPÈCES.	VERTÈBRES dorsales	VERTÈBRES lombaires.	VERTÈBRES sacrées.	VERTÈBRES coccygiennes.
Loup.	13	7	3	19
Renard.	13	7	3	20
Hiène	16	4	2	plus de 8
Crabier.	13	6	5	plus de 16
Marmose. . . .	13	6	1	29
Phalanger . . .	13	6	1	30
Porc-épic. . . .	14	5	4	plus de 8
Lièvre	12	7	4	20
Lapin	12	7	2	20
Cabiai	13	6	2	plus de 4
Cochon-d'Inde .	13	6	4	6
Paca	13	6	5	7
Agouti.	12	8	4	7
Castor	15	5	3	23
Polatouche . . .	12	8	3	13
Marmotte . . .	13	7	6	22
Campagnol. . .	13	7	3	15
Rat d'eau . . .	13	7	4	23
Rat.	13	7	3	26
Surmulot. . . .	13	7	4	23
Souris	12	7	4	24
Mulot	12	7	3	23
Hamster	13	6	4	15
Loir	13	7	2	18
Lérot	13	7	4	24
Fourmilier . . .	16	2	4	40
Pangolin	15	5	3	28
Phatagin. . . .	13	5	2	45
Tatou	11	4	3	30
Unau	23	2	4	plus de 7
Aï	14	4	3	13

ESPÈCES.	VERTÈBRES dorsales.	VERTÈBRES lombaires.	VERTÈBRES sacrées.	VERTÈBRES coccygiennes.
Eléphant. . . .	20	3	4	24
Cochon.	14	5	3	plus de 4
Tapir	20	4	3	12
Rhinocéros . . .	19	3	4	22
Chameau. . . .	12	7	4	17
Dromadaire. . .	12	7	4	18
Cerf.	13	6	3	11
Girafe.	14	5	4	18
Antilope. . . .	13	6	5	15
Gazelle.	13	5	5	11
Chamois	13	5	4	plus de 7
Bouc.	13	6	4	12
Brebis	13	6	4	16
Bœuf.	13	6	4	16
Cheval.	18	6	2	17
Couaga.	18	6	7	18
Phoque.	15	5	2	12
Dauphin	13	56 en tout.		
Marsouin. . . .	13			

2°. *Proportions entre les régions de l'épine des quadrupèdes.*

La longueur du cou ne dépend point dunombre des vertèbres cervicales, puisque ce nombre ne change presque point, comme nous l'avons vu.

En général, la longueur du cou est telle, que, jointe à celle de la tête, elle égale celle du train de devant; autrement les quadrupèdes n'auroient pu ni paître, ni boire. Dans tous ceux où cette règle a lieu, la grosseur de la tête est en raison inverse de la longueur du cou; autrement les muscles n'eussent pu la soulever.

Cette règle n'a pas lieu dans les animaux qui portent les objets vers leur bouche au moyen des mains, ni dans l'éléphant, qui supplée aux mains par sa trompe, ni dans les cétacés qui vivent dans l'eau même où se trouve leur nourriture. Ces derniers sont de tous les mammifères ceux qui ont le cou le plus court.

C'est principalement de la longueur des lombes, laquelle tient au nombre des vertèbres qui les composent, que dépend la taille grêle ou ramassée des animaux, ainsi qu'on le voit dans le *lori*, etc.

TABLEAU de la longueur en mètres des régions de l'épine dans les mammifères.

NOMS.	TOTAL.	COU.	DOS.	LOMBES.	SACRUM.	QUEUE.
Homme	0,74	0,11	0,30	0,16	0,14	0,03
Orang	0,26	0,04	0,11	0,05	0,04	0,02
Dugo	0,66	0,12	0,29	0,13	0,10	0,02
Ai	0,66	0,03	0,09	0,09	0,03	0,42
Roussette . . .	0,19	0,05	0,07	0,03	0,04	
Chauve-souris .	0,11	0,01	0,02	0,01	0,01	0,06

NOMS.	TOTAL.	COU.	DOS.	LOMBES.	SACRUM.	QUEUE
Taupe.	0,135	0,015	0,03	0,03	0,03	0,03
Hérisson	0,19	0,02	0,07	0,04	0,02	0,04
Ours marin. . .	1,39	0,31	0,44	0,28	0,17	0,19
Phoque	0,72	0,12	0,24	0,15	0,06	0,15
Glouton	0,70	0,11	0,22	0,13	0,04	0,20
Raton.	0,64	0,06	0,14	0,10	0,04	0,30
Loutre.	0,98	0,11	0,24	0,13	0,03	0,47
Lion.	1,51	0,27	0,44	0,35	0,09	0,36
Chat.	0,71	0,08	0,15	0,13	0,03	0,32
Loup	1,08	0,18	0,28	0,21	0,05	0,36
Sarigue	0,68	0,05	0,11	0,10	0,02	0,40
Lièvre.	0,48	0,07	0,12	0,17	0,03	0,09
Cochon-d'Inde .	0,20	0,04	0,06	0,06	0,02	0,02
Aï.	0,54	0,09	0,23	0,04	0,08	0,10
Phatagin. . . .	0,84	0,03	0,10	0,06	0,04	0,61
Éléphant. . . .	2,85	0,32	1,05	0,25	0,21	1,02
Cochon	1,25	0,17	0,42	0,25	0,11	0,30
Rhinocéros. . .	1,85	0,45	1,40	0,20	0,22	0,69
Dromadaire . .	2,98	1,00	0,85	0,49	0,20	0,44
Girafe	4,22	1,82	0,88	0,35	0,24	0,93
Bœuf	2,12	0,39	0,58	0,35	0,20	0,60
Cerf.	1,50	0,47	0,46	0,30	0,12	0,15
Cheval.	2,01	0,49	0,64	0,24	0,17	0,4
Dauphin	1,26	0,04	0,26		0,99	
Marsouin . . .	1,10	0,03	0,25		0,82	

3°. *Forme des diverses vertèbres dans les mammifères.*

α. *Vertèbres du cou.*

Les vertèbres cervicales des *singes* ne diffèrent guère des nôtres que parce que leurs apophyse épineuses sont plus fortes et non fourchues , et que leurs corps empiètent plus les uns sur les autres en devant , ce qui sert à mieux soutenir la tête.

C'est sur-tout dans le *pongo* que leurs apophyses épineuses sont excessivement longues , sans doute à cause de la grosseur de sa tête et de la longueur de son museau.

Dans les carnassiers , les apophyses transverses des vertèbres cervicales moyennes prennent une forme comprimée d'avant en arrière : il n'y a que les deux dernières qui forment gouttière. Leurs trous sont presque dans le corps de la vertèbre. L'atlas et l'axis sont beaucoup plus grands. Les apophyses transverses de l'atlas sont très-grandes , et plates d'avant en arrière ; l'apophyse épineuse de l'axis est très-haute , et se prolonge tant sur l'atlas que sur la troisième vertèbre : elles fournissent par-là des attaches suffisantes aux muscles qui doivent mouvoir et soutenir la tête de ces animaux, qui est placée très-désavantageusement. Les autres apophyses épineuses sont courtes, excepté la dernière ; elles sont dirigées plus ou moins vers la tête.

Dans les *taupes* et les *musaraignes,* il n'y a point du tout d'apophyses épineuses aux vertèbres cervicales : elles forment de simples anneaux , entre lesquels il y a beaucoup de jeu.

Parmi les édentés , les *fourmiliers* et les *tatous* ont les six dernières vertèbres cervicales soudées ensemble. Le corps de toutes ces vertèbres est large et applati en avant , et forme une espèce de gout-

L

tière pour loger l'œsophage dans toutes les espèces
de cette famille.

Les rongeurs ont à peu près la même disposition
des corps de leurs vertèbres, ainsi que le *cochon*, le
tapir et le *rhinocéros*. Les apophyses transverses
du cochon ont la partie antérieure de leurs extrémités comprimée et élargie, en sorte qu'elles paroissent doubles.

L'*éléphant*, dont le cou est très-court, a des vertèbres qui ressemblent assez à celles des singes.

Dans les ruminans, à mesure que le cou s'a-
longe, les apophyses épineuses diminuent. Elles
sont presque nulles dans les *chameaux*, la *girafe*, etc. ; sans cela elles auroient empêché le cou
de se ployer en arrière. Les transverses sont comprimées, et forment deux angles ; un supérieur
dirigé en avant, et un inférieur qui se porte de
côté. Dans ceux qui ont le cou court, ces deux
angles forment des apophyses transverses doubles.
Tels sont le *bœuf*, la *chèvre*, le *mouton*, etc.

Les vertèbres cervicales du *cheval* sont assez semblables à celles des ruminans. Dans les uns et dans
les autres, les corps des vertèbres ont en avant des
espèces de crêtes longitudinales.

En général, dans les quadrupèdes, l'avant-der-
nière cervicale porte sur les parties latérales du
corps deux éminences applaties qui forment une
espèce de gouttière.

Dans le *dauphin*, l'atlas ressemble assez à celui
de l'homme : l'axis est très-mince, et soudé à l'atlas;

les cinq autres sont presque aussi minces que du papier.

Dans le *cachalot*, les sept vertèbres sont soudées ensemble : les cinq intermédiaires sont excessivement minces.

β. Les vertèbres du dos.

Les vertèbres dorsales des *singes* ne diffèrent pas beaucoup des nôtres ; seulement leurs apophyses épineuses s'alongent et se redressent un peu dans les *macaques* et les *magots*.

Les *chauves-souris* n'ont point du tout d'apophyses épineuses ; elles sont remplacées par de très-petits tubercules qui manquent même dans quelques espèces, de sorte que la colonne vertébrale ne présente aucune aspérité en arrière. Leur canal vertébral est d'un très-grand diamètre dans cette région.

Dans les vrais quadrupèdes, ces apophyses sont d'autant plus longues, plus droites et plus fortes, que la tête est plus lourde, ou portée sur un plus long cou ; il falloit en effet qu'elles fournissent au ligament cervical des attaches proportionnées à l'effort qu'il avoit à supporter.

Ainsi la *girafe*, le *chameau*, le *bœuf*, le *rhinocéros*, l'*éléphant*, sont les quadrupèdes chez lesquels elles sont les plus longues. C'est une erreur de croire qu'elles soutiennent la bosse du *chameau*; car cette bosse n'est composée que de graisse.

Le *dauphin* les a médiocres, mais droites, et moindres que celles des lombaires, parce que

L 2

celles-ci donnent attache aux énormes muscles de
la queue.

γ. *Les vertèbres lombaires.*

Les vertèbres lombaires des *singes* ont des apophyses épineuses et transverses un peu dirigées vers
la tête. Cette direction est encore bien plus marquée dans les *chiens* et les *chats*, qui ont ces proéminences plus longues. Dans les quadrumanes et
les carnassiers, en général, il y a au côté extérieur
de chaque apophyse articulaire postérieure une
pointe dirigée en arrière ; en sorte que l'apophyse
articulaire antérieure de la vertèbre suivante est
prise ainsi entre deux proéminences, ce qui en
gêne beaucoup le mouvement. Cette pointe existe
aussi dans les rongeurs, mais elle est généralement plus courte. Cette disposition ne se retrouve
point dans les autres ordres. La grandeur des
apophyses transverses est un signe de la force des
reins : c'est ce qu'on voit dans le *bœuf*, le *cheval*
le *marsouin*, etc.

δ. *Les vertèbres sacrées.*

Le sacrum des mammifères est, en général
beaucoup plus étroit que celui de l'homme, e
forme avec l'épine une seule ligne droite ; en sort
qu'il ne lui présente pas une base solide pour l
station, comme nous le verrons mieux en traitar
du bassin.

Sa forme est presque toujours en triangle alonge

Dans chaque ordre, les espèces qui ont l'habitude de se tenir quelquefois debout, l'ont, proportion gardée, plus large que les autres : tels sont les *singes*, les *ours*, les *paresseux*.

Les apophyses épineuses, qui sont très-courtes dans l'homme et les singes, s'alongent un peu dans les carnassiers : elles viennent à se rapprocher et à former une crête continue dans le *rhinocéros*, la plupart des ruminans, mais sur-tout dans la *taupe*, qui a cette crête très-longue, ainsi que l'os lui-même.

Dans la *roussette*, l'os sacrum forme une longue pointe comprimée, dont l'extrémité se soude avec les tubérosités des ischions, sans porter de coccyx.

ε. *Les vertèbres de la queue.*

Les vertèbres de la queue des mammifères sont de deux sortes : celles qui conservent un canal pour le passage de la moelle épinière, et celles qui n'en ont plus. Ces dernières ont généralement une forme prismatique ; elles vont en diminuant de grosseur vers l'extrémité de la queue ; elles n'ont que de légères proéminences pour les attaches des muscles.

Les autres sont les plus voisines du sacrum : elles ont des apophyses articulaires et transverses, et des épineuses d'autant plus marquées, que ces animaux meuvent leur queue plus souvent et plus fortement.

Ceux qui l'ont prenante, comme les *sapajous*, ont en dessous, à la base du corps de chaque ver-

L 3

tèbre, deux petites proéminences, entre lesquelles
passent les tendons des muscles fléchisseurs.

Les mammifères qui ont la queue longue et mobile, ont souvent deux ou trois petits os surnumé-
raires, situés à la face inférieure sur l'union de quelques vertèbres, ordinairement depuis la troisième
ou la quatrième jusqu'à la septième ou huitième.
On a dit de ces os qu'ils avoient la forme d'un **V**.
Ils donnent attache à des muscles.

Le *castor*, qui emploie sa queue comme une
truelle, est remarquable par la grandeur de ses
apophyses transverses, et parce que ses apophyses
épineuses inférieures sont plus grandes que les supérieures ; ce qui lui donne la force avec laquelle il
abaisse sa queue pour gâcher la terre.

Comme l'épine des cétacés diffère absolument de
celle des quadrupèdes par sa forme, qui approche
beaucoup de celle des poissons, nous croyons utile
d'en rapprocher ici les particularités.

Des sept vertèbres cervicales, la première seule
est bien distincte et porte une apophyse épineuse
très-prononcée.

Les vertèbres dorsales ont d'abord des apophyses
articulaires à la base des apophyses transverses :
mais vers la neuvième vertèbre il n'y en a que
de supérieures ; car, à cette hauteur, ces apophyses
articulaires se reportent à la base des apophyses
épineuses du côté de la tête, en formant une espèce
de coulisse dans laquelle est reçue l'apophyse épineuse qui précède.

Les vertèbres lombaires et caudales ne peuvent être distinguées en aucune manière, puisqu'il n'y a point de bassin. On peut remarquer cependant que les apophyses transverses, qui sont très-longues dans les premières lombaires, se raccourcissent sensiblement en avançant vers la queue, et s'effacent enfin tout-à-fait dans les dernières.

C. *Dans les oiseaux.*

Le nombre des vertèbres qui composent les diverses régions de l'épine, est ausi irrégulièrement variable dans les oiseaux que dans les quadrupèdes, comme on peut le voir par le tableau ci-dessous.

TABLEAU du nombre des vertèbres dans les oiseaux.

ESPÈCES.	Vertèbres du cou.	Vertèbres du dos.	Vertèbres du sacrum.	Vertèbres du coccyx.
Vautour	13	7	11	7
Aigle	13	8	11	8
Balbusard	14	8	11	7
Épervier	11	8	11	8
Buse	11	7	10	8
Milan	12	8	11	8
Grand-duc	13	7	12	8
Chouette	11	8	11	8
Gobe-mouche	10	8	10	8

L 4

ESPÈCES.	Vertèbres du cou.	Vertèbres du dos.	Vertèbres du sacrum.	Vertèbres du coccyx.
Merle.	11	8	10	7
Tangara	10	8	9	8
Corneille.	13	8	13	7
Pie.	13	8	13	8
Geai.	12	7	11	8
Étourneau.	10	8	10	9
Gros-bec.	10	7	12	7
Bouvreuil.	10	6	11	6
Moineau.	9	9	10	
Chardonneret.	11	8	11	8
Mésange.	11	8	11	7
Alouette.	11	9	10	7
Rouge-gorge.	10	8	10	8
Hirondelle.	11	8	11	9
Engoulevent.	11	8	11	8
Colibri.	12	9	9	8
Huppe.	12	7	10	7
Martin-pêcheur.	12	7	8	7
Pic.	12	8	10	9
Toucan.	12	8	12	plus de 7
Perroquet.	11	9	11	8
Pigeon.	13	7	13	7
Paon.	14	7	12	8
Faisan.	13	7	15	5
Dindon.	15	7	10	5
Hocco.	15	8	10	7
Autruche.	18	8	20	9
Casoar.	15	11	19	7

ESPÈCES.	VERTÈBRES du cou.	VERTÈBRES du dos.	VERTÈBRES du sacrum.	VERTÈBRES du COCCYX.
Flamant..........	18	7	12	7
Héron...........	18	7	10	7
Cigogne..........	19	7	11	8
Grue............	19	9	12	7
Spatule..........	17	7	14	8
Avocette.........	14	9	10	8
Pluvier..........	15	8	10	7
Vanneau.........	14	8	10	7
Bécasse..........	18	7	13	8
Courlis..........	13	8	10	8
Huîtrier.........	12	9	15	
Râle............	13	8	13	8
Foulque..........	15	9	7	8
Jacana..........	14	8	12 ?	7
Pélican..........	16	7	14	7
Cormoran........	16	9	14	8
Hirondelle de mer...	14	8	10	8
Goéland.........	12	8	11	8
Pétrel..........	14	8	? ?	8
Cygne..........	23	11	14	8
Oie............	16	10	14	7
Bernache........	18	10	14	9
Canard..........	14	8	15	8
Tadorne.........	16	11	11	9
Macreuse........	15	9	14	7
Harle..........	15	8	13	7
Grèbe..........	14	10	13	7

En général, il y en a beaucoup au cou. Leur nombre s'élève de dix à vingt-trois : celles du dos varient de sept à onze. Il n'y a point de vertèbres lombaires proprement dites ; toutes celles qui s'étendent depuis le thorax jusqu'à la queue, étant soudées en une seule pièce avec les os des îles : la queue est courte, et n'en a qu'un petit nombre, de sept à neuf.

La partie la plus variable pour sa longueur proportionnelle est le cou ; il est d'autant plus long que les pieds sont plus élevés, excepté dans quelques oiseaux nageurs, où il est beaucoup plus long, parce qu'ils devoient chercher leur nourriture au-dessous de la surface des eaux sur laquelle ils flottent.

Les corps des vertèbres cervicales s'articulent, non par des facettes planes, qui ne souffriroient qu'un mouvement obscur, mais par des facettes en portions de cylindre, qui permettent une flexion très-grande. Les trois, quatre ou cinq vertèbres supérieures ne peuvent se fléchir qu'en avant, et les autres ne le peuvent qu'en arrière. Cela fait ressembler le cou des oiseaux à la lettre S ; et c'est en rendant les deux arcs qui composent cette courbure, plus convexes ou plus droits, qu'ils raccourcissent ou qu'ils alongent leur cou.

Les apophyses articulaires de ces vertèbres supérieures regardent en haut et en bas ; les autres en avant et en arrière.

Au lieu d'apophyses transverses, ces vertèbres cervicales d'oiseaux n'ont qu'un bourrelet placé à la partie supérieure, et dont l'extrémité antérieure produit un stylet qui descend parallèlement au corps.

Il n'y a que les plus inférieures et les plus supérieures qui aient des apophyses épineuses bien marquées ; mais elles en ont en avant comme en arrière. Les intermédiaires ont en avant deux crêtes qui forment un demi-canal, et en arrière un tubercule souvent fourchu, ou, lorsqu'elles sont alongées, deux lignes âpres.

Ces dispositions étoient nécessaires pour loger les tendons nombreux des muscles qui produisent les mouvemens si compliqués du cou des oiseaux.

L'atlas a la forme d'un petit anneau. Il ne s'articule avec la tête que par une seule facette.

Autant le cou des oiseaux est mobile, autant leur dos est fixe. Les vertèbres qui le composent ont des apophyses épineuses qui se touchent : elles sont liées ensemble par de forts ligamens. La plus grande partie de ces apophyses est souvent soudée en une pièce unique, qui règne comme une crête tout le long du dos. Les apophyses transverses produisent, par leurs extrémités, deux pointes, dirigées l'une en avant, et l'autre en arrière : elles vont rejoindre celles des deux autres vertèbres ; quelquefois même elles se soudent avec elles, comme le font les apophyses épineuses entre elles. Cette disposition étoit nécessaire pour que le tronc restât fixe dans les violens mouvemens que le vol exige. Aussi les oiseaux qui ne volent point, comme *l'autruche* et le *casoar*, ont-ils conservé de la mobilité dans la colonne épinière.

Les dernières vertèbres dorsales se trouvent souvent placées sous la crête de l'os des îles, et alors elles se soudent, comme les lombaires, dans la grande pièce des hanches; ce qui fait que ce n'est souvent que par les trous des nerfs qu'on peut estimer le nombre des vertèbres qui y entrent.

Les vertèbres de la queue sont plus nombreuses dans les espèces qui la meuvent avec plus de force, comme la *pie*, l'*hirondelle*. Elles ont des apophyses épineuses en dessous comme en dessus, et des apophyses transverses fort longues. La dernière de toutes, à laquelle les pennes sont attachées, est plus grande, et a la forme d'un soc de charrue, ou d'un disque comprimé. Le *casoar*, qui n'a point de queue visible, a ce dernier os conique : dans le *paon*, au contraire, il a la figure d'une plaque ovale, située horizontalement.

D. *Dans les reptiles.*

Le nombre des vertèbres et tous les autres attributs de l'épine varient plus dans cette classe d'animaux que dans toutes les autres.

Dans les *tortues*, on compte sept vertèbres au cou; la première n'est qu'un simple tubercule, dont la portion annulaire est distincte. La facette par laquelle il s'articule avec la tête est formée de trois plans, un antérieur, et deux latéraux. Le point auquel ils se réunissent est plus saillant,

et donne attache à un fort ligament. La facette articulaire qui l'unit à la vertèbre qui suit, est une
cavité glénoïde ; la seconde vertèbre , et celles qui
viennent ensuite , portent une crête saillante et longitudinale au devant de leur corps. Les apophyses
articulaires descendent plus bas que le corps. Il n'y
a point d'apophyse épineuse, excepté à la seconde,
où elle se dirige en avant, et à la troisième, où elle
n'est qu'un simple tubercule. Les deux dernières se
soudent à un certain âge.

Il y a huit vertèbres au dos : elles sont toutes soudées avec les côtes et la carapace, en une seule pièce
immobile. Aussi n'ont-elles ni apophyses , ni facettes
articulaires. Chacune d'elles est plus étroite dans
son milieu qu'à ses extrémités.

Celles des lombes et du sacrum sont aussi soudées
dans la carapace ; mais celles de la queue sont libres
et mobiles.

Le condyle que forme leur corps par son articulation avec la vertèbre voisine, au lieu de regarder
la tête , comme dans les cervicales , est au contraire
tourné en arrière. Il y a aussi au bas du corps ,
en avant, deux petits tubercules ; mais toutes les
apophyses de ces vertèbres sont comme dans les
mammifères.

Parmi les lézards , le *crocodile* a sept vertèbres
cervicales , dont les cinq dernières ont les apophyses
transverses tellement engrenées, qu'il ne peut point
fléchir le cou de côté. Ce nombre de sept se trouve dans
la plupart des lézards ; cependant le *caméléon* n'en

a que deux. Dans tous, les vertèbres sacrées sont en petit nombre, et ne forment point un grand os sacrum.

Les *grenouilles* n'ayant point de côtes, on ne peut établir de distinction entre les trois premiers ordres de vertèbres.

Elles en ont généralement huit de la nuque au bassin, toutes pourvues d'assez longues apophyses transverses ; la dernière les a plus longues, et touchant aux os des îles : dans les *crapauds*, les apophyses transverses sont très-larges, et semblables à des fers de hache. Il n'y a pour tout os sacrum qu'un os long, pointu et comprimé, sans coccyx. La dernière vertèbre est soudée avec cet os dans le *pipa*, qui a aussi les apophyses transverses de la deuxième et troisième vertèbre bien plus longues que les autres, et presque semblables à des côtes.

Les *salamandres* ont quatorze vertèbres de la tête au sacrum ; toutes sont de forme à peu près semblable, à l'exception de la première, qui reçoit la tête, et de la dernière, qui s'articule avec le sacrum. Ces deux extrêmes seulement manquent des rudimens de côtes, qui sont de petits os alongés, mobiles, et véritablement articulés sur les apophyses transverses qui se dirigent en arrière. Les apophyses articulaires sont larges, imbriquées ; les postérieures appuient sur les antérieures, de manière à s'opposer au mouvement de l'épine en arrière. Il n'y a qu'une seule vertèbre pour le sacrum ; mais il y en a vingt-sept à la queue.

Dans les *serpens*, les vertèbres forment à elles

seules presque tout le squelette; elles ont, à peu de chose près, la même figure depuis la tête jusqu'à la queue; on y distingue très-bien un corps, des apophyses épineuses, articulaires et transverses. Dans quelques espèces, comme dans le *boa*, les apophyses épineuses qui règnent le long du dos, sont séparées les unes des autres, et se permettent réciproquement un mouvement assez marqué. Toutes les fois qu'on observe cette disposition des apophyses épineuses, le corps des vertèbres ne présente du côté du ventre qu'une ligne saillante peu marquée.

Dans d'autres espèces de serpent, au contraire, comme celui *à sonnettes*, les apophyses épineuses sont longues et si larges, qu'elles touchent les unes aux autres; elles ont pour base les apophyses obliques, qui s'entrecouvrent comme des tuiles. Il résulte de cette disposition, que le mouvement de l'épine est très-borné du côté du dos, mais que son mouvement du côté du ventre est beaucoup plus étendu. Les corps des vertèbres jouent là facilement les uns sur les autres, et portent une épine très-aiguë, dirigée vers la queue, qui ne borne le mouvement qu'autant qu'il pourroit produire une luxation.

Les premières vertèbres ne diffèrent de celles du reste du corps que par les rudimens des côtes, qui sont beaucoup plus petits : aussi n'y a-t-il point de cou dans ces animaux.

Les vertèbres de la queue sont seulement distinctes, parce qu'elles ne portent point de côtes, et que leurs épines, tant ventrales que dorsales, sont doubles, ou forment deux rangées de tubercules. L'articulation du corps des vertèbres les unes sur les autres est très-remarquable. La partie antérieure du corps de la vertèbre présente un tubercule arrondi demi-sphérique; et la partie postérieure offre, au contraire, une cavité correspondante; de sorte que chacune des vertèbres est articulée en genou avec celle qui la suit et avec celle qui la précède. Ce mode d'articulation explique très-bien le mouvement du corps des reptiles, qui, en général, s'exécute sur les côtés, et non de haut en bas, comme le représentent les peintres.

Tableau du nombre des vertèbres dans les reptiles.

ESPÈCES.	VERTÈBRES du cou.	VERTÈBRES du dos.	VERTÈBRES des lombes.	VERTÈBRES du sacrum.	VERTÈBRES de la queue.
1°. QUADRUPÈDES OVIPARES.					
Tortue franche .	8	11	0	3	20
Crocodile . . .	8	11	5	2	36
Tupinambis . .	7	18	4	2	104
Iguane.	5	11	9	2	72
Caméléon . . .	3	17	3	1	69
Salamandre. . .	1	12	1	1	26
Grenouille . . .	10 en tout.				
Pipa	8 en tout.				

2º. SERPENTS.		
ESPÈCES.	VERTÈBRES portant les côtes.	VERTÈBRES à la queue.
Vipère (*berus*)	139	55
Serpent à lunetttes (*naia*) .	192	63
Couleuvre à collier (*natrix*).	204	112
Amphisbène	54	7
Boa-devin (*constrictor.*) . .	252	52
Couleuvre	244	plus de 60
Serpent à sonnettes.	175	26
Orvet.	32	17

E. Dans les poissons.

Les vertèbres des poissons osseux ont des corps tantôt cylindriques, tantôt anguleux, tantôt comprimés; elles ne s'articulent que par leurs corps seulement. Leurs parties annulaires ne se touchent point, et elles n'ont point d'apophyses articulaires. On peut les diviser en deux classes : les caudales, qui ont une apophyse épineuse en dessus, et une en dessous ; et les abdominales ou dorsales, qui en ont en dessus seulement. Celles-ci ont ordinairement aux côtés des apophyses transverses auxquelles les côtes sont attachées.

Les apophyses épineuses, tant supérieures qu'inférieures, sont très-longues, sur-tout dans les pois-

1 M

sons comprimés latéralement , comme les *pleuronectes* , *chétodons* , etc. C'est dans la base des
supérieures qu'est creusé le canal dans lequel passe
la moelle épinière ; il y en a dans la base des inférieures un autre pour les vaisseaux sanguins. Cette
disposition est à peu près la même dans les poissons
cartilagineux ; mais tous les cartilages sont soudés
ensemble , et l'on ne peut guère y distinguer que
les apophyses épineuses.

Une vertèbre de poisson est très-facile à reconnoître d'avec celle de tout autre animal par la
configuration du corps qui présente en devant et
en arrière des cavités coniques qui, étant réunies
avec de semblables enfoncemens du corps de la
vertèbre voisine , forment, dans toute la longueur de la colonne vertébrale , des cavités composées des deux cônes qui se joignent par leur
base. Ces cavités renferment une substance cartilagineuse , composée de fibres concentriques ,
dont celles du centre sont beaucoup plus molles.
C'est sur ce cartilage que s'exécutent les mouvemens
de chacune des vertèbres.

La dernière vertèbre de la queue est ordinairement de forme triangulaire applatie, et dans une
direction verticale ; elle porte, sur son extrémité
postérieure, des empreintes articulaires qui correspondent à de petits osselets alongés qui soutiennent
la nageoire de la queue.

Outre les parties dures qui soutiennent le corps
des poissons, il y a quelques petits os absolu-

ment libres, et sans articulation, qui servent seulement de point d'appui aux muscles du corps. Il
en est d'autres qui ont la même direction que les
apophyses épineuses de la colonne vertébrale, et
qui soutiennent les nageoires du dos et de l'anus.
Ces derniers diffèrent beaucoup de forme dans les
espèces diverses de poissons. Tantôt ils sont triangulaires, et tantôt applatis, arrondis, ou dentés en
scie sur un ou plusieurs angles. Ces petits osselets
sont maintenus en situation par un ligament qui
les unit aux apophyses des vertèbres. Ils soutiennent chacun un ou plusieurs des rayons des
nageoires.

Tableau du nombre des vertèbres dans les poissons.

ESPÈCES.	Vertèbres cervicales.	Vertèbres dorsales.	Vertèbres lombaires.	Vertèbres caudales.
Raie	soudées en une seule.	4	plus de 80.	
Squale	207 en tout.			

M 2

ESPÈCES.	VERTÈBRES cervicales.	VERTÈBRES dorsales.	VERTÈBRES lombaires.	VERTÈBRES caudales.
Esturgeon	. . . . . 28 en tout.			
Syngnate Aiguille . .	. . . . plus de 50 en tout.			
— Hippocampe. . . .	. . . . 62 en tout.			
Baliste	u	7	u	10
Coffre quatre aiguillons	. . . . . 13 en tout.			
Anguille	. . . . . . 115 en tout			
Anarrhique.	2	24	u	50
Vive.	2	13	u	30
Uranoscope.	1	9	u	15
Merlan.	2	17	4	32
Chabot scorpion. . . .	u	8	2	15
Malarmat.	u	12	u	23
Rouget.	u	13	u	21
Triglevolant	3	8	u	12
Sucet (*echeneis*). . . .	u	12	u	15
Plie	u	13	u	30
Gasteroste épinohe . .	u	17	u	22
Perche.	u	21	u	20
Dorée	4	9	2	16
Zeus-Vomer	u	10	u	13
Chétodon cornu. . . .	u	9	u	12
Chétodon zèbre. . . .	u	9	u	12

ESPÈCES.	VERTÈBRES cervicales.	VERTÈBRES dorsales.	VERTÈBRES lombaires.	VERTÈBRES caudales.
Carpe	1	15	9	16
Carpe nez	1	19	5	19
Hareng.	4	38	"	18
Saumon rhomboïde . .	1	12	"	20
Brochet (*Lucius*) . . .	4	35	"	20
Brochet espadon . . .	"	34	3	15
Silure matou	1	12	1	30
Loricaire.	1	6	1	28
Fistulaire.	"	59	"	22

ARTICLE II.

Des muscles de l'épine.

A. Dans l'homme.

L'ÉPINE de l'homme dans sa portion lombaire et dorsale n'a qu'un mouvement obscur de chaque vertèbre en tous sens sur sa voisine, duquel il résulte, au total, des inflexions assez considérables. La portion cervicale est un peu plus mobile. En général, la colonne vertébrale peut aussi se tordre jusqu'à un certain point sur elle-même.

Ses muscles sont nombreux et compliqués.

En arrière, il y a, 1°. les *interépineux* : ils sont disposés en deux rangées entre les apophyses épineuses de toutes les vertèbres ; il y en a vingt-

M 3

trois de chaque côté ; ils peuvent courber l'épine en arrière.

2°. Les *inter-transversaires*, qui ont à peu près la même forme que les précédens ; ils sont placés entre une apophyse transverse et celle qui la suit. Lorsque ceux d'un côté agissent séparément, ils courbent l'épine de ce côté-là ; lorsqu'ils agissent ensemble, ils la maintiennent dans l'état de rectitude.

3°. Les *épineux transversaires*, qui s'étendent obliquement des apophyses transverses inférieures, et des tubercules du sacrum aux apophyses épineuses supérieures, et forment une masse serrée qui garnit toute l'épine, et se nomme le *grand muscle épineux transversaire (multifidus spinæ)*.

4°. L'*épineux du cou*, qui s'attache aux apophyses transverses des vertèbres cervicales, depuis la seconde jusqu'à la sixième, de manière à ce que les languettes supérieures recouvrent les inférieures : il s'insère inférieurement aux sept premières apophyses épineuses des vertèbres dorsales par des languettes tendineuses distinctes.

5°. Le *demi-épineux du dos :* il est situé transversalement sur l'épine, plus bas que le précédent. Il s'attache d'une part aux apophyses épineuses des deux dernières vertèbres du cou, et des cinq premières du dos ; et de l'autre il s'insère aux apophyses transverses des vertèbres du dos, depuis la septième jusqu'à la dixième.

6°. L'*épineux du dos*, couché transversalement,

plus bas et en partie au-dessous du précédent, forme des faisceaux concentriques, qui en haut s'attachent aux apophyses épineuses des vertèbres dorsales, depuis la deuxième jusqu'à la huitième, et qui s'insèrent par en-bas aux trois dernières apophyses épineuses des vertèbres dorsales, et aux deux premières des lombes.

7°. Le *long dorsal*. Il est plus superficiel, situé au-dessus des précédens. La direction de ses fibres est inverse de la leur; il prend naissance sur le sacrum par un fort tendon; il s'attache aussi aux épines lombaires, et il monte ensuite jusqu'à l'apophyse transverse de la septième vertèbre du cou, en donnant une rangée interne dé languettes à toutes les apophyses transverses du dos, et une rangée externe aux huit dernières côtes.

8°. Le *transversaire du cou*, ou *grand transversaire*, qui est situé entre le haut du long dorsal et les précédens. Il s'étend des cinq ou six premières apophyses des vertèbres du dos jusqu'à la troisième, quatrième et cinquième apophyse transverse des vertèbres du cou. On le regarde comme un accessoire du long dorsal.

9°. Le *sacro-lombaire* : placé en dehors des précédens, il s'attache aux mêmes points que le long dorsal, avec lequel il se confond inférieurement en haut. Il s'insère, par autant de languettes tendineuses, à l'angle de toutes les côtes, et à l'apophyse transverse de la dernière vertèbre cervicale.

10°. Enfin le *cervical descendant*, ou *transver-*

M 4

saire grêle, qui est situé entre le long dorsal et le sacro-lombaire. Il s'attache supérieurement aux apophyses transverses des vertèbres cervicales qui suivent la troisième, et il se termine par des languettes tendineuses, qui croisent celle du sacro-lombaire, aux angles de toutes les côtes. Ce muscle est encore un accessoire du *sacro-lombaire.*

Tous ces muscles de l'épine doivent être considérés en masse si on veut se former une idée nette de leur manière d'agir et des mouvemens qu'ils opèrent.

Ainsi cette masse de fibres charnues et aponévrotiques qui occupe la partie postérieure de l'épine, et qui semble prendre naissance sur le sacrum, peut être considérée comme un seul muscle (*sacrospinien*) formé de trois branches principales.

L'une, la plus interne, la plus rapprochée des apophyses épineuses, répondant aux muscles nommés l'*épineux du cou* et l'*épineux du dos*, qui doit maintenir l'épine dans un état de rectitude et la porter en arrière lorsqu'elle s'est inclinée en devant.

La seconde portion, qui est intermédiaire, et qui forme ce que les anatomistes ont nommé le *sacro-lombaire*, et son accessoire ou *transversaire grêle*, qui agit comme les précédens.

Enfin la troisième portion est externe; elle est formée par le *long dorsal* et son accessoire ou *grand transversaire du cou*; elle a absolument les mêmes usages que les deux autres.

Viennent ensuite les petits muscles situés entre chaque paire de vertèbres. Ils forment trois séries.

Les transversaires épineux (*transverso - spi-niens*);

Les intérépineux (*interspiniens*);

Les inter-transversaires (*inter-transversiens*).

Il n'y a qu'un seul muscle situé au devant de l'épine, qui agisse spécialement sur elle; c'est le *long du cou* (*præ-dorso-atloïdien*) qui est attaché sur le corps des trois premières vertèbres du dos, et qui s'insère au tubercule antérieur de l'atlas; il doit fléchir le cou en devant.

Les vertèbres de la queue ou du coccyx sont susceptibles d'un petit mouvement en arrière et en devant, qui est opéré par deux paires de muscles qu'on nomme :

L'*ischio - coccygien* (*ischio-caudien*); il s'attache sur l'épine de l'ischion et s'insère aux parties latérales des os du coccyx. Lorsque les deux muscles agissent ensemble, ils portent un peu les os en arrière.

Le *sacro-coccygien* (*sacro-caudien*): il vient de la face interne de l'os sacrum, et s'insère à la face interne des os du coccyx, qu'il relève par sa contraction.

B. *Dans les mammifères.*

Les muscles de l'épine des *singes* sont, à peu de chose près, les mêmes que ceux de l'homme. Ils ne diffèrent guère que par la force de leurs tendons.

Ceux des *chauve-souris* sont si grêles, qu'on

n'apperçoit que quelques fibres tendineuses à la face spinale.

Les autres mammifères n'offrent aucune différence que celle du nombre des languettes, qui dépend de celui des vertèbres. Dans le *cochon*, par exemple, l'épineux du dos commence bien sensiblement sur la première apophyse épineuse du dos, par une languette toute charnue. Il y en a une toute semblable à chaque apophyse épineuse qui suit. Elles se joignent toutes ensemble pour former des tendons qui s'insèrent aux apophyses épineuses de chaque vertèbre des lombes.

Les mouvemens de la queue dans les mammifères sont beaucoup plus sensibles que dans l'homme. C'est un membre de plus que la nature leur a accordé ; car quelques-uns s'en servent pour se suspendre et s'accrocher aux arbres. Le plus grand nombre l'emploient comme un fouet pour chasser les insectes parasites ; d'autres, comme les cétacés, la meuvent pour diriger leur corps en nageant. Les *castors* l'emploient comme une truelle pour construire leurs habitations, etc. etc. On conçoit qu'il a fallu un plus grand nombre de muscles que ceux de l'homme pour opérer ces mouvemens divers.

La queue des mammifères est susceptible de trois sortes de mouvemens :

L'un par lequel elle se redresse ou s'élève ; un autre par lequel elle se fléchit ou s'abaisse ; et un troisième par lequel elle se porte sur les côtés.

Ces mouvemens par leur combinaison en produisent encore de secondaires ; elle peut se tordre
sur son axe, se rouler en spirale dans le même plan
et en tire-bourre, comme dans les animaux à
queue préhensile.

Trois classes de muscles opèrent ces mouvemens ;
ils diffèrent beaucoup de ceux de l'homme, comme
nous allons le voir.

a. Ceux qui relèvent ou redressent la queue :
ils sont toujours situés à la face supérieure ou
spinale.

1°. Les *sacro-coccygiens supérieurs* (*lombo-
sus-caudiens*). Ils commencent sur la base des
apophyses articulaires des trois ou quatre dernières
vertèbres des lombes, sur celles du sacrum et des
vertèbres caudales qui en sont pourvues, par des
languettes charnues qui diminuent insensiblement
de largeur. Il part de la masse commune des tendons
grêles opposés aux digitations charnues. Le premier
de ces tendons est le plus court. Il se porte du côté
interne, et s'insère à la base de la première des vertèbres caudales qui n'ont point d'apophyses articulaires. Le second tendon se porte à la suivante, et ainsi
de suite. Il y a ordinairement treize tendons. Ils sont
reçus chacun dans une gouttière ligamenteuse qui
leur sert de gaîne. Toutes ces gaînes sont réunies par
un tissu ligamenteux qui les enveloppe comme dans
une espèce d'étui.

188 IIIIIIᵉ Leçon. *Des os et des muscl. du tronc.*

Lorsque les deux muscles agissent ensemble, ils
doivent relever la queue ou la plier en dessus.

2°. Les *inter-épineux*, l'*épineux oblique* ou
lombo-sacro-coccygien, Vicq d'Azir. Ces muscles
sont la continuation des muscles inter-épineux de
l'épine ; mais comme les apophyses épineuses de la
queue sont courtes et souvent remplacées par deux
tubercules qui répondent aux apophyses obliques ,
les attaches varient un peu. Voilà peut-être la
raison qui a fait regarder ces muscles comme distincts par beaucoup d'anatomistes.

b. Les muscles qui abaissent ou plient la queue
en dessous. Ceux-ci prennent tous naissance dans
l'intérieur du bassin, et se prolongent plus ou moins
sous la face inférieure de la queue. Ils forment
quatre paires.

1°. L'*iléo-sous-caudien* ou *iléo coccygien* de
Vicq-d'Azyr. Il vient de la partie interne ou
pelvienne de l'iléon , forme une portion charnue
alongée dans l'intérieur du bassin , et se termine à
l'un des os en forme de V, placés au-dessous de la
queue ; quelquefois, comme dans le *raton* , entre
le cinquième et le sixième os ; quelquefois entre le
septième et le huitième, comme dans le *sarigue.*
Ce muscle doit abaisser la queue et l'appliquer fortement contre l'anus.

2°. Le *sacro-sous-caudien* ou *sacro-coccygien
inférieur*, Vicq-d'Azyr. Ce muscle est l'antagoniste du lombo-sus-caudien ; il lui ressemble absolu-

ment par sa structure. Il vient de la face inférieure du sacrum et des apophyses transverses des vertèbres caudales qui en sont pourvues, par une portion charnue qui diminue insensiblement de grosseur et forme autant de tendons qu'il y a de vertèbres caudales sans apophyses transverses. Ces tendons sont reçus dans des gaînes semblables à celles du lombo-sus-caudien, et s'insèrent à la base de chacune des vertèbres en dessous, à commencer ordinairement par la septième.

3°. Les *sous-caudiens* ou *inter-coccygiens*, Vicq-d'Azyr, sont situés sous la ligne moyenne inférieure de la queue. Ils commencent sur l'union de la première avec la seconde vertèbre caudale, et forment une portion allongée qui s'insère d'abord à l'os en forme de V des quatrième, cinquième et sixième vertèbres. Ils reçoivent en même temps de petites portions charnues qui vont toujours en diminuant de grosseur, et qui se portent de plus en plus loin en s'insérant inférieurement à la base de chaque os de la queue.

4°. Le *pubo-sous-caudien* ou *pubo-coccygien* de Vicq-d'Azyr. Ce muscle n'existe pas dans le *raton;* mais il est très-distinct dans le *chien* et le *sarigue*. Il est mince, s'attache à tout le détroit supérieur du bassin, comme une toile charnue qui se termine en pointe et va s'insérer au-dessous de la queue sur les apophyses ou tubercules de la base de la quatrième et cinquième vertèbres. Il produit le même effet que l'iléo-sous-caudien.

c. Les muscles qui portent la queue sur les côtés. Il n'y en a que deux, qui sont :

1°. L'*ischio - caudien* ou *ischio - coccygien externe*, Vicq-d'Azyr. Il s'attache à la face pelvienne ou interne de l'ischion au-dessous et derrière la cavité cotyloïde, et il se porte en arrière sur les apophyses transverses des vertèbres de la queue.

Dans le *chien* il n'a qu'une languette charnue qui s'insère à la quatrième vertèbre.

Dans le *raton*, qui n'a pas de pubo-sous-caudiens, il s'insère par autant de digitations charnues aux sept vertèbres caudales qui suivent la troisième.

Dans le *sarigue* il se termine aux quatre premières vertèbres de la queue.

2°. Les *inter-transversiens* ou *inter-transversal*, Vicq-d'Azyr. Ces muscles sont étendus en une seule bandelette musculaire et aponévrotique entre toutes les apophyses transverses. Leurs tendons sont plus distincts à la face supérieure de la queue.

En résultat il y a donc huit paires de muscles à la queue.

C. *Dans les oiseaux.*

Les oiseaux n'ont point de muscles pour la partie dorsale de l'épine. Leur cou seul est mobile ; il porte beaucoup de muscles. Ce sont :

Des *inter-transversaires*, qui sont à peu près disposés comme ceux des mammifères.

Des *épineux transversaires*, qui vont oblique-

nent des apophyses transverses inférieures aux apophyses épineuses de la vertèbre supérieure., mais
seulement du côté où chaque vertèbre se fléchit.
Ainsi dans les premières vertèbres ils sont situés en
devant, et dans les autres en arrière.

Un muscle analogue au *cervical descendant* ou
au *sacro-lombaire* qui vient des apophyses épineuses du dos, et qui se termine à l'apophyse transverse de la seconde vertèbre par un très-long tendon.
Selon les espèces, il s'en détache des languettes
charnues dont cinq ou six se portent sur les apophyses transverses des vertèbres inférieures du
cou. Chacune de ces languettes reçoit à son insertion deux ou trois petits trousseaux musculaires qui
viennent des deux ou trois apophyses épineuses
inférieures.

Dans la *buse*, par exemple, le tendon qui s'insère à la seconde vertèbre reçoit cinq languettes qui
viennent des cinq apophyses épineuses du cou qui
suivent la troisième. La seconde languette, qui s'insère à l'apophyse transverse de la cinquième vertèbre, en reçoit des apophyses épineuses des trois
cervicales qui la suivent. De même le troisième tendon qui s'insère à la sixième apophyse transverse,
reçoit quatre languettes qui viennent des apophyses
épineuses des vertèbres cervicales, depuis la septième jusqu'à la dixième, et ainsi de suite. Mais on
retrouve d'autres nombres pour d'autres espèces.

Toutes les languettes accessoires sont placées
entre les deux grands cervicaux descendans.

Le *long antérieur du cou:* c'est un muscle très-composé dans les oiseaux. Chaque stylet des apophyses transverses de celles des vertèbres qui se fléchissent en arrière, en reçoit un tendon ; et ce tendon en descendant reçoit des languettes musculaires de plusieurs des vertèbres qui sont au-dessous.

Dans la *buse,* que nous prendrons encore ici pour exemple, les tendons des stylets supérieurs reçoivent leurs languettes des vertèbres plus hautes.

Dans le *héron,* les tendons des stylets supérieurs ont leurs ventres ou parties charnues attachés aux vertèbres les plus basses, et enveloppent en partie les tendons des stylets inférieurs, excepté cependant ceux des trois dernières vertèbres cervicales qui sont comme dans la *buse.*

D. *Dans les reptiles.*

Il y a peu de muscles de l'épine dans la *grenouille.*

L'analogue de l'*ischio-coccygien* est un muscle large, mince, qui occupe tout l'intervalle compris entre le long os du coccyx et les iléons ; ses fibres sont obliques. Il doit rapprocher le coccyx de la direction de l'épine.

L'analogue du *lombo-costal* naît au-dessus du précédent par une sorte de pointe attachée au coccyx. Il s'étend jusqu'à la tête, où il s'insère ; mais il donne des fibres en passant à chacune des apophyses transverses, ce qui forme à sa surface des espèces d'intersections.

L'*oblique supérieur* vient de la tête sur les bords

du trou occipital, et s'insère à la première apophyse transverse de l'épine dorsale.

Il n'y a qu'un petit *droit antérieur*. Il vient de la base du crâne au-dessous du trou vertébral, et s'insère à la première apophyse transverse.

Les *inter - transversaires* sont comme dans l'homme.

Les muscles de l'épine de la *salamandre* ressemblent beaucoup à ceux de la *grenouille*. Ceux de la queue ont beaucoup de rapport avec les muscles des poissons.

L'épine de la *tortue* n'a de mouvemens que dans les portions du cou et de la queue; celles du dos et des lombes, ayant les vertèbres soudées, n'ont aucun muscle.

Les muscles du cou diffèrent beaucoup de ceux de l'homme. Les mouvemens qu'ils opèrent sont ceux de l'alongement, par lequel la tête est portée en avant, au-delà du test, et ceux de rétraction, qui ramènent la tête sous la carapace en produisant la flexion du cou en Z.

Le premier des muscles propres au cou s'attache sous le bord antérieur latéral de la carapace, et s'insère à l'apophyse transverse de la première vertèbre. Il relève le cou et le porte en arrière.

Un autre vient de la partie moyenne antérieure de la carapace, et s'insère par quatre languettes charnues, qui restent long-temps séparées, aux apophyses articulaires des troisième, quatrième, cinquième et sixième vertèbres du cou. Il ramène le

N

cou en arrière lorsque la tête est très-alongée, et il
la porte en devant lorsqu'elle est en arrière.

Des troisième, quatrième et cinquième vertèbres
du cou naît, sur leurs apophyses articulaires, un
muscle formé de trois languettes, lesquelles, après
s'être réunies, forment deux tendons dont l'un
s'insère à l'apophyse transverse de la première, et
l'autre à l'apophyse épineuse de la seconde. Ce
muscle fléchit le cou sur lui-même en lui faisant
décrire une courbe dont la convexité est en dessous,
mouvement qui ramène la tête sous le test.

L'analogue du *long du cou* naît sous la carapace
au-dessous du corps de la seconde vertèbre dorsale,
et monte le long du cou en fournissant des languettes aponévrotiques à toutes les apophyses transverses jusqu'à la deuxième où il s'insère. C'est encore un rétracteur de la tête.

Il y a des muscles *interarticulaires* bien prononcés, qui, par leur contraction, doivent relever
chacune des vertèbres et par conséquent étendre
le cou.

L'analogue du *transversaire épineux*, situé à la
partie postérieure du cou, vient de toutes les apophyses transverses supérieures, et s'insère aux
apophyses épineuses jusqu'à la sixième.

Enfin un muscle court qui vient de dessus le corps
des premières vertèbres dorsales au-dessous de la
carapace, s'insère aux apophyses articulaires de la
sixième et de la septième vertèbre cervicale. C'est
un muscle propre à cet animal qui commence à opé-

ter l'extension du cou, lorsque la tête est cachée sous le test.

E. *Dans les poissons.*

Les muscles de l'épine des poissons sont très-différens de ceux des autres animaux à sang rouge. Leur situation et leur action sont absolument changées.

Dans les mammifères, les oiseaux et les reptiles, ces muscles sont situés au-devant ou en arrière des vertèbres. Dans les poissons, au contraire, ils sont placés latéralement. De cette différence de position dépend celle du mouvement produit. Chez les premiers, la colonne vertébrale se fléchit principalement en avant, ou se redresse en arrière. Son mouvement latéral est moins sensible : il est beaucoup plus marqué dans les poissons chez lesquels il produit l'action de nager ; tandis que le mouvement de l'épine, du côté du ventre ou du dos, est presque nul.

Les fibres charnues qui déterminent le mouvement de la colonne vertébrale, sont entrelacées d'une manière si compliquée, qu'on ne peut guères les distinguer que par plans, et c'est ainsi que nous allons les considérer.

Lorsqu'on a enlevé les écailles et la peau, on trouve au-dessous une masse charnue, composée 1°. de fibres réunies en petits trousseaux, parallèles et longitudinaux, disposés en arcs, dont la convexité regarde la tête. Tous ces arcs sont reçus les uns

N 2

dans les autres, et la ligne d'intersection qui les distingue paroît produite par une aponévrose, dans
l'épaisseur de laquelle on trouve souvent une arête
ou petite portion osseuse flexible. C'est ce qu'on observe très-facilement dans la *carpe*, le *brochet*, le
merlan, etc. 2°. Aux extrêmités de ces arcs, viennent se joindre, du côté du dos et du ventre, d'autres
fibres musculaires qui ont une direction différente.
Les supérieures ou dorsales suivent deux lignes, en
forme de V ou d'angle, dont l'ouverture regarde la
tête. Elles fournissent, par leur surface, beaucoup
de filamens aponévrotiques qui se terminent par de
petits tendons : ils s'attachent et se perdent dans
la peau. Le plan de fibres inférieures ou costales
est composé de petits muscles intercostaux, dont la
longueur est égale à la distance respective de chacune des côtes ou des apophyses épineuses inférieures.

Ces trois plans de fibres sont tellement unis entre
eux, qu'ils ne peuvent être considérés que comme
un seul et même muscle qui s'attache au corps et
aux apophyses de toutes les vertèbres et à la tête.
On l'a nommé *muscle latéral.* Il produit tous les
mouvemens latéraux du corps, et principalement
ceux de la queue : il est très-facile d'expliquer sa
manière d'agir. En effet, la contraction des fibres
de l'un des côtés du corps, produit le rapprochement de la queue vers la tête dans le même sens.
Lorsque la queue est une fois dans cet état de flexion
latérale, elle ne peut être ramenée à sa direction

naturelle que par le raccourcissement des fibres du côté opposé ; mais quand, par l'action de celle-ci, elle est entraînée au-delà de la ligne droite, elle produit le mouvement contraire. C'est par suite de ces directions latérales et alternatives que s'exécute principalement l'action de nager ou la progression propre au poisson.

Les *ostracions* dont tout le corps, à l'exception des mâchoires et des membres, est renfermé sous un test corné, dont la solidité approche de celle de l'os, ont des muscles latéraux un peu différens. On les retrouve sous les parois de la peau. Ils ont à peu près le même volume, mais ils ne s'attachent qu'à la tête et à la queue uniquement. Les attaches sur les vertèbres du corps auroient été inutiles, puisqu'il n'y a que la partie de la queue, située hors du coffre, qui puisse se mouvoir. La texture de ces muscles latéraux est aussi beaucoup plus simple : leurs fibres sont presque toutes longitudinales.

Comme les côtes et les muscles manquent, ces parties sont remplacées par une aponévrose de couleur argentée brillante, qui forme le parois de l'abdomen et double la face interne du test.

La queue de ce genre de poissons a une paire de muscles particulière qui paroît accessoire du latéral. Leur forme est pyramidale ; ils sont situés à la face abdominale ou inférieure du corps, depuis environ sa partie moyenne jusqu'à la partie de la queue qui est au dehors du test. Ils s'attachent à la face interne de la paroi ventrale du coffre, et se terminent

N 3

par de petits tendons au dessous et sur les côtés des trois dernières vertèbres de la queue, qu'ils doivent abaisser un peu en la portant de côté.

Dans l'intervalle que laissent entre eux les deux muscles latéraux du corps dans les poissons ; on trouve, du côté de la carène dorsale, des muscles très-grêles et très-longs, dont le nombre varie suivant l'existence, ou le nombre des nageoires dorsales. On les a nommés les *muscles du dos.*

Il n'y en a qu'une paire dans ceux qui n'ont point de nageoires dorsales, comme quelques espèces de *gymnotes.* Ils viennent de la nuque et se terminent à la nageoire de la queue : ils sont formés de petits ventres charnus, très-courts, avec de longues intersections tendineuses.

Dans les poissons, qui n'ont qu'une seule nageoire dorsale, comme les *loches*, la *carpe*, la *tanche*, etc. il y a deux paires de ces muscles : la première est située dans l'intervalle de la nuque à la nageoire ; et la seconde, dans celui de cette nageoire dorsale à celle de la queue.

Quand il y a deux nageoires du dos, comme dans le *muge*, les *zées*, etc. on trouve trois paires de muscles : une entre la nuque et la première nageoire ; une seconde entre les deux nageoires du dos ; et la troisième entre la seconde nageoire du dos et celle de la queue.

Tous ces muscles s'attachent aux premiers rayons de chacune des nageoires, et les meuvent en les relevant ou les développant.

Il y a des muscles absolument analogues à ceux-ci sous la carène du ventre.

Dans la *carpe*, par exemple, il y en a deux paires : l'une s'étend de la symphyse des os, en forme de ceinture, qui reçoivent les nageoires pectorales; et elle se termine, de l'un et de l'autre côté, dans le tissu ligamenteux qui unit les deux nageoires ventrales. Les petits ventres charnus qui la composent sont au nombre de quatre ou de cinq, très-distans les uns des autres; ils ressemblent à des grains de chapelet.

L'autre paire s'étend de la réunion des nageoires de l'anus aux premiers rayons de la nageoire de la queue. Les ventres charnus sont encore plus grêle, et les tendons beaucoup plus alongés.

Les nageoires du dos, de l'anus et de la queue, ont de petits muscles particuliers, destinés à les étendre et à les plier.

La direction et les attaches des petits muscles de la nageoire de la queue varient. Les plus longs viennent ordinairement des trois avant-dernières vertèbres de la queue; ils sont les plus extérieurs; ils se terminent aux cinq ou six rayons externes, ou les plus longs, de chaque côté.

D'autres naissent sur les deux dernières vertèbres; ils ont la même direction en éventail que les précédens; mais ils se terminent aux rayons intermédiaires.

Enfin il y a, à la base des rayons mêmes, deux muscles à fibres courtes obliques, qui se terminent

N 4

sur chacun d'eux par autant de digitations. Ceux-ci servent à fermer la nageoire, tandis que les premiers servent à l'ouvrir, ou à l'épanouir.

Les muscles des nageoires dorsales sont à peu près disposés de la même manière : ceux qui sont destinés à les étendre, s'attachent aux apophyses épineuses dorsales des vertèbres : ceux qui les plient sont courts, et s'étendent obliquement sur les petits osselets ou rayons qui composent ces nageoires.

Les muscles extenseurs de la nageoire de l'anus s'attachent sur des épines particulières des vertèbres à leur face abdominale : ceux qui sont propres à la plier, sont courts et couchés à la base des rayons.

Nous terminerons cet article des muscles de l'épine des poissons par l'exposition de ceux de la *raie.*

Ces muscles se rapprochent beaucoup de la forme de ceux que nous avons reconnus dans la queue de quelques quadrupèdes.

Ils sont disposés sur deux plans et sont au nombre de quatre ; deux latéraux supérieurs, et deux latéraux inférieurs.

Les latéraux supérieurs viennent de la partie moyenne de la colonne vertébrale, au-dessus de l'abdomen, par une portion charnue, recouverte de fortes aponévroses. Arrivée à la hauteur du bassin, il s'en détache de petites portions tendineuses qui glissent dans des gaines parallèles, et qui se portent successivement vers la ligne moyenne où elles se fixent à la partie supérieure de chacune des ver-tèbres de la queue. La fibre charnue accompagne ces tendons quelque temps après leur séparation du faisceau commun.

Dans la partie inférieure de la queue, ces mus-cles latéraux supérieurs reçoivent des accessoires de chaque côté; mais ce sont de simples tendons qui paroissent seulement destinés à s'opposer à une extension trop violente dans l'un ou dans l'autre sens.

Chacun des tendons des muscles latéraux tire la vertèbre de la queue sur laquelle il s'insère dans le sens de son action; et du mouvement commun de rétraction, résulte la flexion ou la courbure géné-rale de la queue en dessus.

Les muscles latéraux inférieurs de la queue pren-nent aussi naissance sur les lombes, comme les pré-cédens; mais plus extérieurement. Ils ont la même disposition à peu près, avec cette différence cepen-dant que leurs tendons se contournent un peu et se placent sous la queue où ils se fixent à chacune des vertèbres. Ils reçoivent aussi des accessoires tendi-neux, et produisent des mouvemens dans un sens opposé aux premiers, c'est-à-dire, qu'ils recour-bent la queue en dessous: leurs tendons sont beau-coup plus grêles que ceux des latéraux supérieurs; ils se bifurquent à leur extrémité, et chacun d'eux laisse passer dans sa bifurcation celui de la vertèbre suivante, de sorte qu'ils se servent mutuellement de

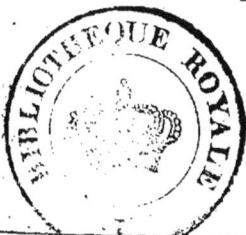

gaines, et qu'ils sont tous, excepté le dernier, perforés et perforans.

ARTICLE III.

Des côtes et du sternum.

A. *Dans l'homme.*

La poitrine de l'homme a la forme d'un cône applati, dont la base est en bas et le sommet tronqué en haut. Elle est formée en arrière par la portion dorsale de la colonne vertébrale, que nous avons déja décrite ; en devant par un os plat, appelé le *sternum*, et sur les côtés par vingt-quatre arcs osseux qu'on nomme les *côtes*.

Le *sternum* est un os applati, alongé. L'une de ses extrémités, la supérieure, s'articule avec les clavicules ; l'autre est libre, inférieure. Celle-ci supporte un cartilage, qui quelquefois s'ossifie, et qu'on nomme le cartilage *xyphoïde* ou *ensiforme* (*appendice sternale*). Les deux longs côtés de cet os reçoivent, dans de petits enfoncemens, les cartilages des sept premières côtes. Le *sternum* est souvent formé de deux portions ; mais elles se soudent le plus ordinairement avec l'âge. Cet os est enveloppé d'une toile ligamenteuse, extrêmement solide tant au dehors qu'au dedans de la poitrine. Son appendice abdominale est retenue en outre par un fort ligament, qui, de sa surface externe, se porte obliquement vers le cartilage de la dernière côte sterno-vertébrale. Ce ligament s'oppose au renversement de l'appendice du côté de l'abdomen, dans les efforts violens de la poitrine.

Les *côtes* sont au nombre de douze de chaque côté. Ce sont des os longs, un peu applatis, qui sont courbés dans leur longueur, et dont la concavité regarde l'intérieur de la poitrine. L'une de leurs extrémités se termine par deux petites facettes articulaires, séparées entre elles par une ligne saillante. Elle est reçue sur les parties latérales du corps de deux vertèbres. Cette extrémité vertébrale de la côte se rétrécit ensuite un peu ; puis elle présente, à sa face postérieure, une nouvelle facette articulaire qui répond à l'apophyse transverse de la vertèbre la plus inférieure des deux avec lesquelles la côte s'articule. La côte continue de se porter ainsi en arrière dans la même direction : mais bientôt elle présente une espèce de déviation subite pour se porter en devant. Le point où se fait ce changement diffère dans chaque côte. Dans les supérieures il est plus près de la vertèbre, mais inférieurement il en est très-éloigné. On nomme ce point, qui donne attache à quelques tendons, *l'angle de la côte.* L'extrémité sternale a une petite fossette dans laquelle est reçu le cartilage intermédiaire qui l'unit au *sternum.* Il n'y a que sept côtes qui se rendent directement au *sternum.* On les a nommées *vraies côtes*, ou mieux *sterno-vertébrales.* Les cinq autres ont des prolongemens cartilagineux par lesquels elles s'unissent les unes aux autres. On les appelle *fausses côtes*, ou simplement *verté-brales.*

Les côtes de l'homme sont comme tordues sur leur axe, de sorte que, lorsqu'on les pose sur un plan horizontal, l'une de leurs extrémités est toujours soulevée.

Les côtes n'ont qu'un mouvement borné d'élévation et d'abaissement. Leurs articulations sont affermies par un grand nombre de ligamens. Les facettes articulaires de l'extrémité vertébrale ont des capsules qui les maintiennent sur le corps des vertèbres et sur leurs apophyses transverses L'espace qui est compris entre ces deux facettes est aussi maintenu fixe, à l'aide de deux ligamens, dont l'un se porte à l'apophyse transverse de la vertèbre supérieure, du côté interne, et l'autre à l'apophyse oblique inférieure de cette même vertèbre, mais du côté externe. L'extrémité sternale est aussi entourée d'une petite capsule, qui la joint à son cartilage de prolongemen. Il y a en outre, dans chacun des espaces intercostaux, une toile ligamenteuse qui unit le bord inférieur d'une côte avec le bord supérieur de celle qui la suit.

La dernière côte vertébrale a un petit ligament particulier, qui la fixe inférieurement aux ap physes transverses de la première et de la seconde vertèbre lombaire.

B. *Dans les mammifères.*

La configuration de la poitrine des mammifères est sujette à varier. Dans ceux qui ne sont point claviculés, elle est en général comprimée par les côtés, et le sternum forme en devant une saillie plus ou moins marquée. Dans les carnassiers, la poitrine est plus alongée.

Le nombre et la forme des côtes varient aussi beaucoup selon les familles. Dans les quadrumanes, elles sont toujours au nombre de douze à quinze. Dans les carnassiers vermiformes, il y en a quelquefois jusqu'à dix-sept, ordinairement très-étroites. Elles diffèrent peu en nombre dans les autres familles. Dans les herbivore, elles sont larges et épaisses. Le *cheval* en a dix-huit, le *rhinocéros* dix-neuf, et l'*éléphant* vingt. Celui des animaux qui en a le plus est l'*unau*, qui en a vingt-trois de chaque côté. Le *tatou* a les deux premières côtes extrêmement larges en comparaison des suivantes. Le *fourmilier à deux doigts* a les côtes si larges, qu'elles sont placées les unes au-dessus des autres comme les tuiles d'un toit. Cette disposition rend très-solides les parois de la poitrine de cet animal.

Le sternum de l'*orang* et du *pongo* est large. Dans toutes les autres espèces de singes, il est étroit et formé de sept à huit pièces.

La *roussette* et toutes les *chauve-souris* ont le sternum étroit, mais présentant antérieurement une carène élevée et une extrémité antérieure, élargie sur les côtés, en forme de T, pour recevoir les clavicules.

Dans la *taupe* l'extrémité claviculaire du sternum est prolongée en avant des côtes; elle s'applatit latéralement, et reçoit sous le cou les deux courtes clavicules.

Le *cochon* a un sternum fort élargi en arrière et étroit en devant.

Dans le *rhinocéros*, le *cheval* et l'*éléphant*, le sternum est prolongé antérieurement et applati sur les côtés.

Les cétacés ont un sternum large et peu épais, sur-tout à la partie antérieure.

TABLEAU du nombre des côtes dans les mammifères.

ESPÈCES.	TOTAL.	VRAIES.	FAUSSES.
Homme.	12	7	5
Saï.	13	9	4
Orang.	12	7	5
Pongo.	12	7	5
Roussette. . . .	13	7	6
Chauve-souris . .	12	7	5
Taupe	13	8	5
Hérisson.	15	7	8

ESPÈCES.	TOTAL.	VRAIES.	FAUSSES.
Ours.	14	9	5
Phoque	15	10	5
Glouton.	14	9	5
Raton.	14	9	5
Loutre	14	9	5
Lion	13	9	4
Chat	13	9	4
Loup	13	9	4
Sarigue.	13	7	6
Lièvre	12	7	5
Cochon-d'Inde . .	13	6	7
Aï	16	8	8
Phatagin	13	6	7
Éléphant	20	7	13
Cochon	14	7	7
Rhinocéros . . .	19	7	12
Dromadaire . . .	12	7	5
Girafe	14	8	6
Bœuf	13	8	5
Cerf	13	8	5
Cheval	18	8	10
Dauphin.	13	6	7
Marsouin	13	6	7

C. *Dans les oiseaux.*

La poitrine des oiseaux est en général fort étendue : elle n'est cependant formée que par des côtes et le sternum ; mais ce dernier os a d'autres formes et d'autres dimensions que celui des mammifères.

Les *côtes* présentent plusieurs particularités. On peut les distinguer aussi en sterno-vertébrales et

en vertébrales proprement dites ; mais elles ne
sont pas situées de même que celles des mammifères. Les vertébrales sont le plus ordinairement
en devant ; il y en a quelquefois aussi en arrière.
L'extrémité vertébrale est bifurquée ; l'une des
fourches porte sur le corps de la vertèbre, et
l'autre sur son apophyse transverse. L'extrémité
sternale reçoit une portion osseuse qui remplace
le cartilage sterno-costal ; elle fait avec cette portion un angle obtus, dont la partie rentrante est
dirigée en devant.

La partie moyenne de la côte présente en outre
une particularité caractéristique. Elle porte à son
bord postérieur une apophyse applatie, alongée, dirigée obliquement en arrière, au-dessus
de la côte qui suit ; de manière que toutes ces
côtes prennent des points d'appui les unes sur les
autres.

Le *sternum* des oiseaux est très-large, presque
quarré. Il a peu d'épaisseur. Il recouvre non
seulement le thorax, mais une grande partie de
l'abdomen. Sa face interne ou postérieure est
concave, l'antérieure convexe ; et dans tous ceux
qui volent, elle porte sur sa ligne moyenne
une crête saillante en forme de quille de navire.
L'extrémité claviculaire de l'os est comme tronquée pour recevoir latéralement les deux grosses
clavicules. L'extrémité abdominale est plus mince ;
souvent elle est percée de trous pour rendre l'os
plus léger. Elle est aussi tronquée quelquefois, et

ne porte que deux angles plus ou moins alongés, quelquefois trois très – distincts de chaque côté, comme dans le *jacana*, le *martin-pêcheur*.

La grandeur du sternum et la forme de sa crête étoient destinées à donner aux muscles abaisseurs de l'aile des attaches très-étendues. Elles varient selon que l'oiseau a besoin de voler plus ou moins haut, plus ou moins vîte, plus ou moins long-temps.

Le sternum de l'*autruche* et du *casoar*, qui ne volent point, n'a point de crête ; mais il est grand et bombé comme un bouclier.

C'est l'étroitesse du sternum qui donne aux *râles* et aux *poules d'eau* cette forme comprimée qui caractérise leur habitus.

Il est de même fort étroit et entièrement osseux dans les *grues* et les *demoiselles de Numidie*, dont les mâles ont, en outre, le haut de la quille creusé pour loger les circonvolutions de la trachée artère.

Dans les gallinacés, la crête du sternum ne commence que fort bas, et elle n'est indiquée vers le haut que par deux lignes saillantes qui s'élèvent insensiblement en courbe concave pour former cette quille. Elles sont aussi doubles, mais petites, dans la *chouette* et la *spatule*.

Les *hérons*, le *cygne*, les *moineaux*, le *corbeau*, n'ont qu'une ligne saillante à l'origine de la quille. Dans le *héron*, elle est très-saillante et à tranchant convexe ; dans le *cygne* et le *canard*, elle est en ligne droite.

1

O

D. *Dans les reptiles.*

Le thorax des reptiles varie beaucoup pour la composition. Les *grenouilles* ont un sternum et point de côtes ; les *serpens*, des côtes et point de sternum ; les *tortues*, des côtes soudées à la carapace, et un sternum confondu dans le plastron ; le *crocodile* et les *lézards*, des côtes parfaites, mais un sternum en grande partie cartilagineux.

Le *crocodile* a la première portion du sternum osseuse, prolongée, recevant les deux clavicules ; le reste de sa longueur est cartilagineux ; il va s'unir au pubis, et il fournit aux parois de l'abdomen huit cartilages cylindriques. Les côtes sont en tout au nombre de douze. Les deux premières et les deux dernières ne s'attachent pas au sternum. Les côtes intermédiaires portent sur leurs bords postérieurs des cartilages en partie ossifiés, qui tiennent lieu des angles de celles des oiseaux. Toutes les dernières côtes, à commencer de la cinquième, ne s'articulent plus que sur les apophyses transverses des vertèbres qui sont là très-alongées. Les cinq premières s'articulent en deux points de la vertèbre, sur le corps et sur l'apophyse transverse.

L'*iguane* et le *tupinambis* n'ont que la première portion du sternum ossifiée. Elle est large, reçoit six côtes et les clavicules. Les autres côtes sont libres.

Le *caméléon* a aussi la première pièce du

sternum ; mais presque toutes les côtes reçoivent des cartilages , qui , se portant vers la ligne moyenne , se réunissent avec leurs opposés.

Les *grenouilles* , qui sont privées de côtes, ont cependant un sternum très-prononcé ; il forme en devant un appendice cartilagineux , terminé par un disque , qui se trouve placé sous le larynx ; il reçoit ensuite les clavicules ; puis il s'élargit, et se termine enfin par un autre disque placé au-dessous de l'abdomen , et servant à l'attache des muscles.

Les *salamandres* ont des côtes si courtes, qu'elles ressemblent aux apophyses transverses des vertèbres ; elles n'ont qu'un seul point d'articu-lation sur lequel elles sont peu mobiles. Ces rudi-mens de côtes sont au nombre de douze de chaque côté. Ces reptiles n'ont pas de sternum propre-ment dit , mais l'épaule en tient lieu en partie , comme nous le verrons par la suite.

La carapace des *tortues* est formée par les dilatations de huit côtes ou bâtons osseux qui prennent naissance sur les unions des vertèbres, et se terminent à un rebord qui entoure toute la carapace. Ces dilatations sont unies ensemble par de véritables sutures , qui sont situées transver-salement.

On remarque en dessus, le long de la partie moyenne , une rangée de petites plaques osseuses presque quarrées, unies intimement entre elles par

O 2

synarthrose, qui sont en même nombre que les vertèbres dont elles font partie.

Le rebord osseux est formé d'un grand nombre
de pièces soudées entre elles, qui, par leur réunion, forment un limbe à trois faces, une supérieure qui appartient à la carapace, une inférieure
qui se joint au plastron à l'aide d'une peau très-
coriace, et une interne qui présente une rainure
dans laquelle sont reçues les extrémités des côtes.
Cependant le rebord osseux n'a pas la même forme
à sa portion antérieure. Il y a là une pièce osseuse
quarrée, convexe en dessus, concave en dessous,
qui porte une épine pour l'attache des muscles.
Son bord antérieur est de plus découpé en crois-
sant. Il y a aussi quelques petites pièces particulières au-dessus de la queue.

Le plastron de la *tortue*, dépouillé de la peau
épaisse qui le recouvre, offre dans quelques espèces une seule plaque solide, formée de plusieurs pièces unies par synarthrose ; dans d'autres,
cette plaque est percée à jour, et formée de plusieurs os, dont les uns sont situés dans la ligne
moyenne en devant et en arrière, et les autres
placés latéralement et unis à l'aide des premiers
qui les soutiennent.

E. *Dans les poissons.*

Les poissons n'ont pas de poitrine proprement
dite ; toute la cavité du tronc est occupée chez
eux par les viscères de l'abdomen. Cette cavité

varie beaucoup en figure et en étendue ; elle est comprimée par les côtés, applatie horizontalement, ou à peu près arrondie. Son étendue fait une partie plus ou moins considérable de la longueur du corps, selon les espèces. En général, les poissons de l'ordre des abdominaux ont cette cavité plus longue, mais cette règle n'est pas du tout constante. La cavité est bornée en arrière par l'apophyse inférieure de la première vertèbre caudale, qui a souvent un volume très-considérable, et presque toujours une forme particulière. Ainsi, dans les *pleuronectes*, elle est grosse, arrondie en avant, et se termine en bas par une forte épine, etc.

La cavité abdominale est enfermée latéralement par les côtes, lorsqu'elles existent. Les *raies*, les *squales*, les *syngnathes*, les *tétrodons*, les *diodons*, les *cycloptères*, les *fistulaires*, etc. par exemple, n'en ont pas. L'*esturgeon*, le *baliste*, l'*anguille*, l'*uranoscope*, les *pleuronectes*, l'*anarrhique*, les *zées*, n'en ont que de fort courtes. Les *trigles*, la *loricaire*, l'*uranoscope*, les *cottes* ont leurs côtes à peu près horizontales ; elles embrassent presque toute la hauteur de la cavité dans les *perches*, les *carpes*, les *brochets*, les *chétodons*, etc. Enfin elles s'unissent à un sternum dans le *zeus vomer*, les *harengs* ou *clupées*, le *salmone rhomboïde*, etc. Le *syngnathe hippocampe*, ou *petit cheval marin*, a des espèces de fausses côtes produites par les tu-

O 3

, bercules osseux de sa peau, qui entourent son corps comme des ceintures.

Il n'y a qu'un petit nombre de poissons dont on puisse dire qu'ils aient un sternum. Outre ceux que nous venons de nommer, il y en a dans lesquels le sternum ne sert point à attacher les côtes : telle est la *dorée* (*Zeus faber*), si toutefois on peut nommer sternum la série de petits os plats non articulés, qui règnent le long du tranchant inférieur de son abdomen.

Le nombre des côtes et leur grosseur varient aussi beaucoup. Les *silures*, les *carpes*, les *chétodons*, les ont plus grosses à proportion. Dans le genre des *harengs*, au contraire, elles sont fines comme des cheveux. Beaucoup de poissons les ont fourchues, d'autres les ont doubles, c'est-à-dire que deux côtes partent de la même vertèbre de chaque côté.

ARTICLE IV.

Des muscles des côtes et du sternum.

A. *Dans l'homme.*

Les côtes ne servent guère qu'aux mouvemens de l'inspiration et de l'expiration. Les muscles qui agissent sur ces os les élèvent ou les abaissent.

Les *releveurs des côtes* sont : le *scalène* (*trachélo-costien*) qui naît des apophyses transverses des cinq dernières vertèbres du cou, et s'insère par quatre digitations à la partie postérieure des trois premières côtes.

Les *intercostaux internes et externes* (*inter-costiens*). Ces muscles forment deux couches et occupent tous les intervalles compris entre les côtes. La direction de leurs fibres est oblique en sens contraire : celles de la couche externe se portent d'une côte supérieure vers le cartilage de la côte qui suit ; celles de l'interne se dirigent du cartilage de la côte inférieure jusqu'à la supérieure du côté de l'angle, ou postérieurement.

Les *réléveurs des côtes* (*transverso-costiens*) s'étendent des apophyses transverses de la dernière vertèbre du cou, et des onze premières du dos jusqu'à l'angle des côtes.

Le *petit dentelé postérieur supérieur* (*dorso-costien*) vient des apophyses épineuses des deux dernières vertèbres du cou et des deux premières du dos, et s'insère aux trois ou quatre vraies côtes supérieures, la première exceptée.

Les *abaisseurs des côtes* sont :

Le *petit dentelé postérieur inférieur* (*lombo-costien*), qui naît sur les apophyses épineuses des trois dernières vertèbres du dos et sur les deux premières des lombes, et s'insère par des digitations aux quatre dernières fausses côtes. Il les tire en bas et en dehors.

Le sternum n'a qu'un muscle qui agit manifestement dans l'abaissement des côtes. On l'a nommé le *triangulaire du sternum* (*sterno-costien*) ; il

O 4

vient de la partie inférieure et moyenne de cet os, et monte jusqu'aux cartilages des cinq dernières vraies côtes.

D'autres muscles s'attachent encore aux côtes; mais ils ont une action moins marquée sur ces os, qui paroissent en grande partie destinés seulement à leur donner des points fixes. Ce sont le diaphragme et les muscles de l'abdomen qui servent à la respiration et à la formation des parois mobiles du bas-ventre.

Le *diaphragme* est une cloison charnue et tendineuse qui sépare la cavité de la poitrine de celle du bas-ventre. Il est situé obliquement entre l'appendice sternale et les corps des vertèbres lombaires. Ce muscle s'attache à l'appendice sternale, aux deux dernières vraies côtes, et au bord des cartilages de toutes les fausses côtes. Il s'insère en arrière au corps des vertèbres lombaires par deux colonnes charnues, qu'on nomme *piliers*. Ce muscle est tendineux dans sa partie moyenne, charnu sur ses bords. Il est recouvert en dessus par la plèvre, en dessous par le péritoine. Nous reviendrons plus particulièrement sur ses usages en traitant de la respiration. Il est percé de trois trous en arrière : celui qui est à droite donne passage à la veine cave; par celui qui est à gauche passe l'œsophage; enfin le postérieur laisse passer l'aorte, la veine azygos et le canal thorachique.

Il y a cinq paires de muscles, qui forment les parois de l'abdomen. Ce sont :

L'oblique externe ou *grand oblique* (*costo-abdominien*); il s'attache aux huit dernières côtes par autant de digitations, et s'insère à la crête des os des îles et du pubis. Ses fibres descendent de dehors en dedans.

L'oblique interne ou *petit oblique* (*iléo-abdominien*), qui naît sur la crête des iléons et du pubis, et s'insère au bord de toutes les fausses côtes, et même à la dernière des sterno-vertébrales et à l'appendice sternale. Ses fibres descendent de dedans en dehors.

Les *droits du bas-ventre* (*sterno-pubiens*) s'attachent à la branche supérieure du pubis, et s'insèrent sur les trois dernières côtes sterno-vertébrales, sur la première vertébrale et sur l'appendice sternal par quatre digitations. Dans leur trajet, ces muscles sont recouverts par une gaîne aponévrotique que produisent les muscles obliques. Ils s'y insèrent même en quelques points ; ce qui forme plusieurs lignes tendineuses transversales ordinairement au nombre de quatre.

Les *pyramidaux* (*pubo-ombiliens*) naissent aussi sur la branche supérieure du pubis, et se terminent, en diminuant beaucoup de largeur, dans la ligne blanche, près de l'anneau ombilical.

Les *transverses du bas-ventre* (*lombo-abdomiliens*) s'attachent, d'une part, par un tendon large et mince presque aponévrotique aux apophyses transverses et épineuses des quatre vertèbres supé-

rieures des lombes. Ils portent leurs fibres presque
transversalement à la ligne blanche.

Les muscles droits et pyramidaux fléchissent le
tronc en avant : les obliques peuvent le fléchir latéralement : enfin les transverses agissent sur les
parois de l'abdomen, comme une sangle, et le
compriment de toutes parts.

B. *Dans les mammifères.*

Les muscles des côtes ne présentent pas de différences remarquables dans les mammifères. Ceux
du bas-ventre diffèrent un peu de ceux de l'homme
dans leur longueur proportionnelle. C'est sur-tout
dans les muscles droits et pyramidaux que cette
différence est très-sensible ; car, dans les carnassiers, les droits se portent souvent jusqu'à l'extrémité antérieure du sternum, et alors les pyramidaux le plus ordinairement n'existent pas.

Le diaphragme des *chauve-souris* a deux piliers
très-forts qui forment une espèce de cloison charnue
sur la longueur de l'épine, en dedans de l'abdomen.

Nous décrirons, à l'article de la génération, les
muscles propres à la bourse abdominale des *didelphes* ou *sarigues*, etc.

C. *Dans les oiseaux.*

Le *scalène* des oiseaux ne diffère aucunement
des releveurs des côtes, qui des apophyses transverses de chaque vertèbre se portent au tranchant
antérieur de chaque côte : les plans supérieurs son

es plus épais ; ils deviennent très-minces sur les dernières côtes.

Les *intercostaux internes et externes* ont aussi une direction contraire dans leurs fibres ; mais ils n'occupent que les intervalles compris entre les coudes des articulations et les apophyses angu-leuses, à l'exception des dernières côtes où ces muscles existent en devant et en arrière, parce qu'il n'y a pas là d'apophyses.

Le *triangulaire du sternum* vient de la partie supérieure et latérale de cet os, et se porte au tran-chant de la seconde articulation de la première des côtes sterno-vertébrales. Il part de là d'autres fibres qui se portent à la deuxième, et ainsi de suite. Ces fibres deviennent de plus en plus minces. Leur direc-tion est presque parallèle à l'axe du corps de l'oiseau.

Il n'y a point de *diaphragme* dans les oiseaux.

Leur bas-ventre est recouvert de trois couches de muscles bien distinctes, toutes transversales ; mais leurs fibres ont des obliquités diverses.

L'analogue de *l'oblique externe* a ses fibres trans-verses. Il s'attache à la crête de l'os des îles, re-couvre les prolongemens du sternum, et s'insère à la seconde ou à la troisième côte. Son aponévrose postérieure est très-mince : celle qui l'unit à celui du côté opposé est très-forte.

L'analogue *du petit oblique* est entièrement charnu ; il est un peu moins large que le précédent. Il s'attache au tranchant postérieur de la dernière côte, et s'insère au tranchant antérieur de l'iléon.

L'analogue du *transverse* forme la troisième couche. Ses fibres transverses sont un peu séparées entre elles, et comme par faisceaux; il a les mêmes attaches que les précédens.

Il n'y a ni *muscles droits*, ni *pyramidaux*.

D. *Dans les reptiles.*

Dans les *grenouilles*, qui sont privées de côtes, et dans les *tortues*, chez lesquelles ces os sont immobiles, les muscles qui doivent s'y attacher se portent sur d'autres parties.

Ainsi dans les *tortues*, dont le plastron tient lieu des muscles abdominaux, ceux-ci se portent sur le bassin qu'ils meuvent.

En général, on peut faire pour ces animaux cette observation très-remarquable, que les formes si singulières des muscles et des os semblent être dépendantes l'une de l'autre. En effet, les muscles n'étant pas situés au-dessus des os, ne les ont pas modelés, pour ainsi dire; et l'immobilité de ces derniers, en dénaturant la forme du tronc, a donné à ces muscles d'autres figures, d'autres usages.

Les muscles du bas-ventre de la *grenouille* n'offrent aucune particularité, si ce n'est que la peau n'est point adhérente à leur surface, et qu'au lieu de s'attacher aux côtes, ils sont unis au sternum par de fortes aponévroses.

On peut faire la même observation dans les *salamandres*.

E. Dans les poissons.

Les espaces compris entre les côtes sont occupés par des muscles à fibres courtes et obliques, analogues aux intercostaux ; mais les grands muscles latéraux du corps qui s'insèrent aussi aux côtes, les font mouvoir en masse, à peu près de la même manière qu'ils agissent sur les vertèbres de la queue.

ARTICLE V.

Des mouvemens de la tête sur l'épine.

Nous devons considérer la tête sous deux aspects : 1°. comme une cavité osseuse qui contient et protége le cerveau et les principaux organes des sens ; c'est ce que nous ferons dans la seconde partie de ce cours :

2°. Comme une masse plus ou moins pesante, articulée avec le cou, et qui peut être mue sur lui en différens sens. C'est sous ce dernier rapport qu'elle va nous occuper ici.

A. *Dans l'homme.*

La tête de l'homme est composée de deux parties : une boîte ovale, nommée *crâne*, dont le dessus et les côtés sont presque également convexes, et dont la face inférieure est plus plane, et monte obliquement d'arrière en avant, le corps étant supposé vertical. Sous la portion antérieure de cette dernière, est située la seconde partie de la tête, qu'on nomme *la face*. Sa forme est presque celle d'un prisme, dont la base, où est le palais, seroit une parabole ; elle est traversée directement d'avant en arrière par le canal des narines, et s'élargit vers le haut, en devant, pour fournir la place des *orbites* ; de chacun de ses côtés part une espèce de branche, qui se porte en arrière pour se rejoindre au crâne, et qui porte le nom d'*arcade zygomatique*. C'est sous l'endroit où elle s'unit au crâne, qu'est articulée la *mâchoire inférieure*, qui, avec la portion cylindrique indiquée plus haut, achève de compléter la face ou le visage. Un des caractères particuliers à l'homme, est que les deux mâchoires ne se portent que très-peu plus en avant que l'extrémité supérieure et antérieure de la boîte du crâne, que nous nommons le *front*.

Ce n'est pas ici le lieu d'entrer dans un plus grand détail sur les trous, les sutures, les éminences et les cavités de toutes ces parties. Nous y reviendrons dans un autre article.

La partie du plan inférieur du crâne, située plus en arrière que la face, est ce qu'on nomme l'*occiput*, ou plus particulièrement la base du crâne. L'occiput a une convexité irrégulière d'une autre courbure que celle du crâne lui-même, et en est séparé en arrière par une ligne saillante, qui représente deux arcs de cercle, qu'on nomme *arcades occipitales*.

Les extrémités latérales de cette ligne produisent

chacune une grande tubérosité , nommée *l'apo-physe mastoïde ,* qui est située derrière le trou de l'oreille ; et un peu plus bas. Au côté interne de la base, est un creux, nommé la *rainure mas-toïdienne.* Précisément entre les deux *apophyses mastoïdes ,* est le grand *trou occipital* qui donne passage à la moelle de l'épine , laquelle se rend du crâne dans le canal commun des vertèbres.

La partie osseuse, située devant ce trou , jusqu'à la base postérieure du demi-cylindre qui forme la face , se nomme *apophyse basilaire.*

Du milieu de l'arcade occipitale au bord pos-térieur de ce trou , va une ligne saillante, droite, nommée l'*épine de l'occiput.* Son extrémité pos-térieure forme une éminence, nommée *tubérosité occipitale.*

La tête est articulée sur la première vertèbre, de manière que le canal de celle-ci répond au grand trou occipital.

Cette articulation se fait par deux facettes sail-lantes , situées au bord antérieur du trou occipital, regardant un peu en avant et en dehors. On nomme ces éminences *condyles occipitaux.* Elles sont re-çues dans deux cavités correspondantes de l'atlas , et forment avec cette première vertèbre un gin-glyme qui ne permet de mouvement bien marqué à la tête , que celui par lequel elle décrit une portion de cercle dans un plan vertical d'avant en arrière.

L'*atlas* est articulé également par deux facettes latérales et un peu antérieures avec l'*axis.* Ces facettes étant plus planes, permettent un mouvement de rotation de l'atlas et de la tête sur l'*axis*, qui en a tiré son nom.

La partie antérieure de cette seconde vertèbre produit une apophyse qui monte derrière la partie antérieure de l'atlas, et s'articule avec elle par une facette. On l'a comparée à une dent, et on l'a nommée *odontoïde*. Le reste du mouvement rotatoire de la tête est produit par la torsion de la portion cervicale de l'épine.

Enfin ses mouvemens d'inclinaison à droite et à gauche sont produits en partie par son articulation sur l'atlas, mais sur-tout par les cinq vertèbres cervicales inférieures, auxquelles leurs facettes articulaires, tournées directement en arrière, laissent beaucoup de liberté dans le sens latéral.

Plusieurs ligamens affermissent cette articulation, et facilitent ses mouvemens : les uns unissent les arcs de l'atlas avec l'occiput, et forment là deux fortes membranes ; les autres enveloppent les condyles dans leur articulation avec l'atlas, et en font la capsule articulaire. De plus, il part du sommet de l'apophyse odontoïde un ligament qui va s'insérer au bord antérieur du grand trou occipital, et qui détermine l'axe du mouvement. Il y en a aussi de latéraux. Enfin, pour que cette apophyse ne blesse point la moelle épinière contenue dans le canal vertébral, il y a un ligament situé transversalement dans l'intérieur de l'anneau de l'atlas, qui la maintient en situation.

La position des deux condyles sur lesquels la tête porte, est telle, qu'ils partagent, à très-peu près, en deux parties égales, une ligne qu'on tireroit de la partie la plus saillante en arrière, jusqu'aux dents incisives. Il en résulte que, dans la station verticale, la tête est en équilibre sur l'épine.

Le plan du trou occipital est presque perpendiculaire à celui des yeux, et parallèle à celui du palais; ce qui fait que, dans la station verticale, les yeux et la bouche sont dirigés en avant.

L'homme est le seul dans lequel ces deux dispositions aient lieu complétement. Les nègres mêmes ont déja la portion antérieure de la ligne ci-dessus indiquée, plus grande que la postérieure, parce que leurs mâchoires s'alongent un peu.

B. *Dans les mammifères.*

Dans l'orang-outang, non seulement les mâchoires s'alongent encore plus, mais le trou occipital semble se porter en arrière, et remonter vers la face postérieure du crâne, de manière que son plan forme avec celui des orbites un angle de 60° seulement.

Ce prolongement va toujours en augmentant dans les autres quadrupèdes, à mesure qu'ils s'éloignent de l'homme. Non seulement les mâchoires, ou plutôt la face, finissent par former plus des trois quarts de la tête, mais encore l'apophyse basilaire s'alongeant repousse graduellement le trou, et la face occipitale en arrière et en haut, en sorte qu'ils

1.   P

finissent par être non plus dessous , mais derrière
le crâne , et que le plan de ce trou, faisant toujours
avec le plan commun des orbites des angles plus
petits , lui devient parallèle, et finit par ne plus le
croiser au-dessous , mais au-dessus de la tête.

De là la différence de direction de la tête des
quadrupèdes , qui est telle , que , si l'épine étoit
verticale , il faudroit , pour que la tête fût en équilibre , que les yeux fussent dirigés en arrière, et
la bouche vers le ciel.

Dans la station à quatre pieds , la tête des quadrupèdes n'est point soutenue sur l'épine par son
propre poids, mais seulement par les muscles et
les ligamens, et sur-tout par celui nommé *cervical*, qui vient des apophyses épineuses des vertèbres
du cou et du dos , pour s'attacher à l'épine de l'occiput.

Comme l'homme n'a pas besoin de ce ligament
dans sa position ordinaire, il y est si foible, que
plusieurs anatomistes en ont nié l'existence.

Les quadrupèdes , au contraire , l'ont d'autant
plus fort, qu'ils ont la tête plus pesante , ou le
cou plus long. Dans le *cheval* , il tient aux apophyses épineuses des vertèbres du dos dans une
largeur de deux mains ; et il se porte par des lanières à trois ou quatre de celles du cou. Les *carnivores* l'ont un peu moindre , mais c'est dans l'*éléphant* qu'il est le plus fort ; il y entre dans un creux
particulier de l'occiput. La *taupe* a ce ligament en
grande partie ossifié , parce qu'elle l'emploie non-

seulement pour soulever sa tête, mais encore des masses de terre considérables.

La face occipitale du crâne faisant dans les mammifères, par sa position, un angle beaucoup plus aigu avec sa calotte que dans l'homme, l'arcade occipitale y est plus vive et plus aiguë; elle forme des figures différentes selon les espèces. Les apophyses mastoïdes, gardant toujours la même inclinaison avec le plan du palais, diminuent par degrés l'angle qu'elles font avec la face occipitale, et finissent par être dans le même plan qu'elle.

Dans les *singes*, en général, les éminences mastoïdes sont presque effacées. Dans toutes les espèces qui ont le museau alongé et de fortes dents laniaires, les arcades occipitales supérieures forment une crête saillante. Tels sont particulièrement, le *bonnet chinois*, le *magot*, le *cynocéphale*, le *macaque*, le *papion*, le *mandrill* et le *pongo*.

La *chauve-souris* a la base du crâne comme courbée. Le grand trou occipital se trouve absolument en arrière : les apophyses transverses de la première vertèbre sont applaties sur les côtés : les caisses de l'oreille, qui sont très-grosses et comme soufflées, présentent une grande saillie à la base du crâne.

La base du crâne et l'occiput de la *taupe* n'ont aucune apophyse saillante.

Les *ours*, et en général les gros *carnassiers*, portent à la face postérieure de la tête des crêtes saillantes, et dans une direction presque perpendicu-

P 2

laire au trou occipital : les apophyses transverses
de l'atlas sont aussi très-larges.

Le *lion*, le *tigre*, le *loup* et le *renard* ont la
protubérance occipitale extrêmement saillante : leur
tête est presque triangulaire en arrière.

Dans les rongeurs, la face est très-prolongée, le
crâne alongé, arrondi en dessus, plat en dessous ;
l'articulation en arrière, l'atlas élargi dans ses apophyses transverses.

La tête du *fourmilier* est arrondie, et n'a aucune apophyse saillante, quoique la face soit conique et très-prolongée.

L'*éléphant* a la tête tronquée presque verticalement en arrière. L'occiput est comme cubique :
les condyles sont sur le bord postérieur. La protubérance occipitale externe est remplacée par un
enfoncement considérable dans lequel est une crête
longitudinale pour l'attache du ligament cervical.

Dans le *cochon*, la tubérosité occipitale est large
échancrée et presque perpendiculaire aux condyles.

Le *rhinocéros* a l'occiput plus oblique, et l'atla
aussi large que la tête.

Les solipèdes et les ruminans ont les apophyse
transverses de l'atlas applaties, dirigées en devan
et l'apophyse mastoïde alongée ; de sorte que
mouvement latéral et antérieur de la tête sur
première vertèbre est très-borné par cette confo
mation.

Enfin les cétacés ont un atlas large, soudé av
l'axis. Ses deux fosses condyliennes corresponde

aux larges condyles de l'occiput, qui est arrondi. L'articulation se fait à son extrémité la plus pos-térieure.

C. *Dans les oiseaux.*

La tête des oiseaux est disposée de manière à exercer des mouvemens très-marqués sur la co-lonne vertébrale : elle est toujours articulée en arrière par un seul condyle ou tubercule demi-sphérique, situé au bas du grand trou occipital. Ce tubercule est reçu dans une fossette correspondante du corps de la première vertèbre.

Il en résulte non seulement que le mouvement a plus d'étendue dans les sens verticaux, mais qu'il y a une rotation horizontale : aussi voyons-nous les oiseaux tourner leur tête au point de placer leur bec entre les ailes, lorsqu'ils veulent dormir, tandis qu'aucun quadrupède ne peut porter le museau dans cette direction.

Les apophyses mastoïdes se prolongent en une crête saillante qui se porte en dessous et en avant vers la ligne moyenne où elle se réunit avec celle de l'autre côté.

L'occiput est arrondi dans ceux qui ont le bec court ; il est applati et offre quelque crête dans ceux qui l'ont alongé.

Dans le *cormoran*, la protubérance occipitale supporte un os alongé, triangulaire, qui paroît pro-venir de l'ossification du ligament cervical.

La première vertèbre des oiseaux est un simple

P 3

anneau osseux un peu plus épais en devant, où il s'articule avec le condyle occipital, et en dessous par une facette plane avec la seconde vertèbre.

La seconde vertèbre des oiseaux présente aussi sur la face supérieure une apophyse *odontoïde*; mais elle est très-courte et proportionnée à la hauteur de l'anneau de l'atlas.

D. *Dans les reptiles.*

La tête des reptiles est toujours articulée très en arrière ; mais les mouvemens dont elle est susceptible varient beaucoup selon les espèces.

Dans le *crocodile*, il n'y a qu'un seul condyle, situé au dessous du trou occipital ; l'atlas est formé de deux portions ; une postérieure, qui a la forme d'un segment d'anneau ; une antérieure, qui est plus épaisse, reçoit le condyle et s'articule avec la seconde vertèbre : il a deux apophyses latérales, longues, applaties, dirigées en arrière, qui remplacent les apophyses transverses.

L'apophyse odontoïde de la seconde vertèbre est courte et grosse ; elle s'articule dans une cavité du corps de l'atlas. Cette seconde vertèbre a des apophyses transverses, semblables à celles de la première.

Les autres *lézards* ont à peu près la même conformation ; mais le tubercule paroit comme partagé en deux par un sillon longitudinal superficiel.

Les *tortues* n'ont aussi qu'un seul condyle. Dans celles de terre, il est prolongé, divisé en deux

comme celui des lézards : dans celles de mer, il
présente trois facettes articulaires en forme de
treffle. Comme ce tubercule est très-enfoncé dans
la cavité correspondante de l'atlas, le mouvement
de la tête sur le côté doit être extrêmement gêné.
Les autres mouvemens de la tête des tortues sont
ceux de protraction et de rétraction : ils dépendent de la flexion et de l'extension des vertèbres
cervicales. Nous les avons déja décrits.

Les *grenouilles*, les *crapauds* et les *salamandres*
ont la tête articulée par deux condyles sur une première vertèbre peu mobile.

Les *serpens* ont trois facettes disposées en
treffle, rapprochées en un tubercule au dessous du
trou occipital. La tête n'est pas plus mobile sur
l'atlas, que les autres vertèbres ne le sont entre
elles.

E. *Dans les poissons.*

L'occiput des poissons est comme une troncature
verticale du crâne. Le tubercule par lequel il
s'unit aux vertèbres, est unique et placé au-dessous du trou occipital. Cette union se fait à l'aide
de cartilages, par des surfaces plates ou concaves ;
de sorte que le mouvement doit être très-borné
dans tous les sens. La partie supérieure de l'occiput, dans quelques espèces, présente des apophyses latérales, applaties, très-saillantes, et particulièrement une épine longitudinale, qui se ter-

P 4

mine au-dessus du grand trou de la moelle épinière.

La base du crâne dans le plus grand nombre n'est formée que par une crète longitudinale plus ou moins arrondie.

Dans quelques espèces, comme le *merlan*, la *perche*, le *salmone*, etc. la protubérance occipitale est très prolongée en une vive arrête.

Les *squales* et les *raies* ont la tête articulée avec la colonne vertébrale par deux condyles ; mais cette articulation est peu mobile et maintenue fixement par des fibres ligamenteuses.

ARTICLE VI.

Des muscles de la tête.

A. *Dans l'homme.*

Les muscles qui meuvent la tête de l'homme viennent de la première, de la seconde, ou de plusieurs autres vertèbres cervicales.

Ceux qui viennent de l'atlas sont :

1°. Le *petit droit postérieur*, (*atloïdo-occipitien*) qui, de l'apophyse épineuse de la première vertèbre, se termine au milieu du bord postérieur du trou occipital. Il porte l'occiput directement en arrière, et meut la tête sur l'atlas.

2°. Le *petit droit antérieur* (*trachéli-sous occipitien*). Ce petit muscle s'attache à la portion annulaire antérieure de l'atlas, et il s'insère

apophyse basilaire. Il produit absolument le mouvement contraire du précédent. Il ramène la face
devant et en bas.

3°. Le *petit droit latéral* (*mastoïdo-atloïdien*),
dont l'attache la plus fixe est sur l'apophyse transverse de l'atlas, et l'insertion à l'apophyse mastoïde du même côté. Il fléchit un peu la tête de
côté en la portant vers l'épaule.

4°. Le *petit oblique*, ou *oblique supérieur* (*at-
loïdo-sous-mastoïdien*), qui va de la même apophyse, en montant en dedans, vers le bord postérieur du grand trou, du côté de l'apophyse mastoïde. Ce muscle produit une petite rotation de
la tête sur l'atlas, en même temps qu'il la fléchit en arrière.

Les muscles qui viennent de la seconde vertèbre
ne sont que deux :

L'un appelé le *grand droit postérieur* (*axoïdo-
occipitien*). Il s'attache à l'apophyse épineuse de
l'axis, et s'insère à l'occipital en recouvrant le
petit droit postérieur aux usages duquel il participe,
en opérant cependant un mouvement en arrière
beaucoup plus marqué.

L'autre a été nommé le *grand oblique*, ou
oblique inférieur (*axoïdo-atloïdien*). Il va de la
même apophyse épineuse, en se portant en dehors vers l'apophyse transverse de l'atlas où il
s'insère ; de sorte que c'est plutôt un muscle de
l'épine que de la tête. Il fait tourner l'atlas sur

l'axis, ce qui produit le mouvement latéral de la première vertèbre que suit la tête.

Il y a cinq muscles de la tête qui viennent des autres vertèbres cervicales. Ce sont :

1°. Le *grand complexus* (*trachélo-occipitien*), qui tient par des digitations aux apophyses trans-versales des quatre dernières vertèbres cervicales, et des trois premières dorsales. Il se porte sur le derrière du cou, et va s'insérer à l'occiput au-dessus de tous les précédens. Il est intimement uni, par son bord postérieur, avec un autre ap-pelé le digastrique. Ce muscle est manifestement un extenseur ou un fléchisseur de la tête en arrière.

2°. Le *digastrique du cou* (*dorso-trachélien*), qui vient également par des digitations, des apo-physes transverses des cinq vertèbres du dos, de-puis la deuxième jusqu'à la sixième, et de l'apo-physe épineuse de la première, s'insère à l'occiput sur le précédent : il a le même usage. Son milieu est étroit et tendineux, ce qui lui a fait donner le nom de *digastrique.*

3°. Le *petit complexus* (*trachélo-mastoïdien*), qui vient par des digitations des apophyses trans-verses des six dernières cervicales et des trois premières dorsales, et se porte, en montant le long du cou, à l'apophyse mastoïde. Il reçoit près de son insertion une longue digitation du muscle appelé le *long dorsal.* Il fléchit la tête en arrière en la faisant tourner un peu sur son axe, lors-

[qu]'il agit sans celui du côté opposé ; lorsque ces [d]eux muscles se contractent ensemble, ils main[tie]nnent la tête droite. Ils sont opposés au *sterno-[m]astoïdien.*

Ces trois muscles sont recouverts par :

4°. Le *splénius de la tête* (*cervico-mastoïdien*), [qu]i vient des apophyses épineuses des cinq der[ni]ères vertèbres cervicales et des deux premières [d]orsales. Il s'insère à l'arcade occipitale près de [l']apophyse mastoïde. Il a le même usage que le [p]etit complexus. Sa portion externe qui vient des [d]eux vertèbres dorsales suivantes, et qui se porte [a]ux apophyses transverses des deux premières [c]ervicales, peut être regardée comme un muscle [d]e l'épine : on l'a nommée *splénius du cou.*

5°. Enfin le *grand droit antérieur* (*trachélo-[s]ous-occipitien*). Il est étendu sur toute la lon[g]ueur des vertèbres cervicales en devant, depuis [l]a deuxième jusqu'à la sixième, et il s'insère à [l']apophyse basilaire de l'occipital. C'est un flé[c]hisseur de la tête en devant.

Quelques muscles de l'épaule, qui ont des at[t]aches à la tête, comme le *trapèze,* le *sterno-mastoïdien,* et les muscles du *larinx,* de l'os *[h]yoïdé,* et de la *mâchoire,* agissent aussi sur la [t]ête, et pourroient être indiqués ici.

B. *Dans les mammifères.*

Les petits muscles de la tête existent dans les [q]uadrupèdes comme dans l'homme, et y ont les

mêmes attaches ; seulement ils sont d'autant plus
grands, que les deux premières vertèbres le sont
elles-mêmes. Ainsi, excepté dans les *singes* et les
cétacés, le *grand oblique* et le *grand droit pos-*
térieur sont généralement fort considérables.

En général le *digastrique du cou* n'est point
divisé en deux ventres, par un tendon intermédiaire. Dans les carnivores il a sur toute sa longueur des inscriptions tendineuses, transversales,
et il est couché sur le grand complexus, dont il
est fort distinct ; en sorte que ces animaux semblent avoir trois complexus ; mais dans le *cheval*,
il lui est entièrement uni par le haut.

Le *splénius* s'attache au ligament cervical dans tous
les animaux qui ont ce ligament très-élevé au-dessus
des vertèbres. Il y est toujours plus considérable que
dans l'homme. C'est dans la *taupe* qu'il est le plus
fort. Ce muscle n'a point de portion qui s'attache
aux apophyses transverses cervicales, dans les
carnivores ; celles de ses fibres qui vont à l'apophyse mastoïde s'y insèrent par un tendon qui
leur est commun avec le petit complexus. Dan
le *cheval*, la portion du splénius qui appartien
à la tête, s'insère toute entière à l'apophyse ma
toïde par un tendon grêle, qui lui est commu
avec le petit complexus, lequel ne reçoit de lai
guettes que de la troisième vertèbre cervicale,
des deux premières dorsales. Quant au splénius,
fournit en outre trois languettes aux apophys
transverses des trois vertèbres cervicales q

suivent l'atlas. Le tendon de la première lui est commun avec celui du grand transversaire du cou.

C. *Dans les oiseaux.*

Les oiseaux n'ont point de *splénius.*

Le *digastrique du cou* est très-isolé du complexus. Il s'étend depuis le milieu du dos, jusqu'à l'arcade occipitale. Ses deux ventres sont simples et sans languettes. Son tendon mitoyen est très-grèle.

Il paroît manquer dans les oiseaux à très-long cou, comme le *héron.*

Le *grand complexus* ne tient qu'aux apophyses articulaires et aux faces latérales de quelques vertèbres cervicales, comme à la troisième ou à la quatrième, ou bien à la seconde et à la troisième.

Le *petit complexus* vient des crètes antérieures des trois vertèbres qui suivent la seconde, ou bien de la seconde et de la troisième. Il s'attache à l'occipital en dehors du précédent. Ces trois paires de muscles en occupent toute l'arcade.

Les oiseaux ont trois muscles *droits postérieurs.*

Le *petit* et le *grand*, analogues à ceux de l'homme; et le *très-grand*, qui, venant aussi de l'apophyse épineuse de l'axis, recouvre les deux autres.

Il y a un *grand oblique;* mais point de petits.

Il y a aussi un *droit latéral.* Enfin, les deux

droits antérieurs existent. Le grand ne vient que
des trois ou quatre premières vertèbres.

D. *Dans les reptiles.*

Les muscles de la tête des *tortues* ne peuvent
recevoir les mêmes dénominations que ceux des
mammifères et des oiseaux, parce que le test
donne attache au plus grand nombre. Nous nous
contenterons donc de les indiquer par leurs attaches.
Ainsi, le cou étant vu par derrière, on remarque :
1°. au bord antérieur de la carapace, vers l'angle
de la lunule, un muscle large qui se porte aux
parties latérales et postérieures de la tête, où il
s'insère. Il porte la tête en arrière.

2°. Au dessous et du milieu de la lunule antérieure de la carapace, prend naissance un autre
muscle mince, arrondi, qui, en s'éloignant de
celui de l'autre côté, décrit une figure de V, et
va s'insérer au côté externe du précédent. Il a le
même usage.

3°. L'analogue du *splénius de la tête* provien
des apophyses épineuses des troisième, quatrième
et cinquième vertèbres du cou, par des languette
distinctes, et s'insère sur l'arcade occipitale. C'es
un releveur de la tête.

4°. L'analogue du *grand droit antérieur* s'a
tache aux tubercules inférieurs des quatre ver
tèbres cervicales qui suivent la première, et s'in
sère, par une portion toute charnue et plus grosse
dans la fosse basilaire au-dessous du condyle.

5°. Le *trachélo-matoïdien* vient des tubercules inférieurs de la seconde et de la troisième vertèbres cervicales, par deux tendons minces et aponévrotiques. Il s'insère, par une portion plus épaisse et toute charnue, à l'éminence qui correspond à l'apophyse mastoïde. C'est un fléchisseur latéral de la tête.

6°. Enfin, à la partie supérieure de l'épine cervicale est un muscle court, qui, du bord inférieur du trou que forment les fosses temporales, vient s'insérer sur les apophyses épineuses de la première, seconde et troisième vertèbres cervicales.

Le cou vu en devant, on remarque :

L'analogue du *sterno-mastoïdien* s'attache sur les fortes aponévroses qui recouvrent l'os du bras vers son articulation avec l'omoplate. Son tiers inférieur seul est visible, lorsqu'on a enlevé la peau, les deux autres étant recouverts par un muscle à fibres transverses, qui tient lieu de *mylo-hyoïdien* et du *peaucier*. Il s'insère sous l'apophyse qui correspond à la mastoïde. Il doit tirer la tête en dedans, et relever un peu l'épaule.

Le long antérieur de la tête s'attache à l'épine, sur la troisième vertèbre du dos, et s'insère, par un tendon grêle, à l'apophyse basilaire de l'occipital.

Les *grenouilles* ont très-peu de muscles de la tête, le plus grand nombre de ceux qui s'y attachent étant des moteurs de l'extrémité antérieure, ou des muscles propres à la colonne vertébrale.

L'analogue de *l'oblique supérieur* vient de la première apophyse transverse de l'épine, et s'insère à la partie supérieure de l'occiput. Sa direction est oblique de dehors en dedans.

L'analogue du *petit droit antérieur* est attaché sur l'apophyse transverse de la première vertèbre, et s'insère à la base du crâne, au-dessous du grand trou occipital.

Voilà les deux seuls muscles propres à la tête. Ils sont les mêmes dans la *salamandre terrestre.*

E. *Dans les poissons.*

Les poissons osseux n'ont point de muscles particuliers pour mouvoir leur tête. Les muscles latéraux du corps qui s'y insèrent, lui impriment des mouvemens peu sensibles : mais les *raies* ont trois muscles destinés à cet usage, que nous croyons devoir faire connoître ici. L'un sert à mouvoir la tête sur le tronc, et les autres à relever et à abaisser l'extrémité du museau. Le premier est situé au-dessus du corps et de la cavité des branchies. Il est attaché à la colonne vertébrale et à la portion antérieure de l'arc osseux qui soutient les grandes ailes : il s'insère à l'extrémité postérieure de la tête, qu'il relève sur l'épine.

Des deux muscles du museau, le supérieur vient aussi de la portion antérieure de la ceinture, qui soutient les ailes ou nageoires, par une portion charnue courte, dont le tendon grêle et cylindrique est reçu dans une gaine muqueuse, qui se glisse au-dessus des branchies, et se porte à la base du museau, où il s'insère et qu'il releve.

L'inférieur est situé au-dessous du corps et dans la cavité des branchies, où il s'attache sur les premiers cartilages de la colonne vertébrale. Il se porte obliquement en-dehors et puis en dedans, de maniere à décrire une courbe dont la convexité est extérieure. Il s'insère presque tout charnu à la base du bec, qu'il fléchit ou courbe du côté du ventre.

Q

QUATRIÈME LEÇON.

De l'extrémité antérieure , ou membre pectoral.

ARTICLE PREMIER.

Des os de l'épaule.

A. *Dans l'homme.*

L'ÉPAULE de l'homme est formée de deux os , qu'on nomme l'*omoplate* et la *clavicule*.

L'*omoplate* ou *scapulum* a la figure d'un triangle presque rectangle , dont la situation dans l'état du repos est telle , qu'un des côtés est parallèle à l'épine.

Son plus long côté regarde obliquement en dehors et en bas : on le nomme bord *costal*. Le plus court côté est vers le haut : on l'appelle *cervical* ou *supérieur*. L'angle supérieur , antérieur ou externe , est tronqué par une facette articulaire , ovale, sur laquelle se meut la tête de l'os du bras, ce qui l'a fait nommer *huméral*. Au-dessus de cette facette articulaire est une saillie du bord supérieur, qui se porte en devant et se recourbe en bas. C'est ce qu'on nomme l'apophyse *coracoïde*.

La face convexe de l'omoplate porte vers son tiers

...rieur une apophyse qui la coupe transversale-
..., et qu'on nomme *l'épine*. Cette éminence se
...rolonge en une portion libre applatie, qui se porte
...u-dessus de l'angle huméral : c'est *l'acromion.*
...a partie de cette face, qui est au-dessus de l'é-
...pine, se nomme *fosse sus-épineuse* ; et l'on ap-
...elle *sous-épineuse* celle qui est au-dessous.

La *clavicule* est un os long et fort à double
courbure, appuyant l'une de ses extrémités, celle
qui est applatie, contre le haut du sternum; et
l'autre, contre la concavité de l'acromion. Cette
dernière extrémité suit les mouvemens de l'omoplate, qui glisse en tous sens sur la partie postérieure des côtes auxquelles il n'est point articulé,
mais seulement attaché par des muscles. Chacun de
ses bords, ou de ses angles, peut aussi s'en écarter,
ou se presser contre elles.

L'épaule de l'homme, et par conséquent toute
son extrémité supérieure, n'est articulée au reste
du squelette que par le bout de la clavicule qui se
joint au sternum.

Quelques ligamens unissent l'omoplate à la clavicule, et ce dernier os au sternum. Les premiers
viennent de son apophyse coracoïde, et se fixent à
l'extrémité acromienne de la clavicule. Les seconds
sont : d'abord, *l'interclaviculaire*, qui unit ensemble les deux extrémités des clavicules en arrière
du sternum ; ensuite d'autres fibres qui, de la face
inférieure de la clavicule, se portent obliquement
au cartilage de la première côte. Enfin, chacune

Q 2

des extrémités de la clavicule porte sa capsule articulaire, dont l'une s'attache au pourtour de la facette acromienne, et l'autre à celle du sternum.

B. *Dans les mammifères.*

Les épaules des mammifères diffèrent de celles de l'homme par l'absence ou les proportions de la clavicule, et par la conformation de l'omoplate.

La clavicule existe dans tous les quadrumanes, à-peu-près comme dans l'homme : elle manque entièrement dans tous les animaux à sabots ; tels que les éléphans, les pachydermes, les ruminans et les solipèdes. Quant aux animaux onguiculés, il n'y a rien de général. En effet, parmi les carnivores, les chéiroptères, (les *chauve-souris* particulièrement l'ont très-grosse et très-forte) les pédimanes et la plus grande partie des plantigrades : savoir, les *taupes*, les *musaraignes* et les *hérissons* l'ont parfaite : le reste, c'est-à-dire les carnassiers comme *chiens*, *chats*, *belettes*, *ours*, *coatis ratons*, *loutres*, *phoques*, etc. n'ont que des os claviculaires, suspendus dans les chairs, qui ne touchent ni le sternum, ni l'acromion, et qui manquent même entièrement dans quelques individus.

La clavicule de la *taupe* est sur-tout remarquable par sa grosseur qui l'emporte sur sa longueur ; ce qui lui donne une forme très-singulière. Elle est liée à l'acromion par un ligament, et elle s'articule avec l'humérus par une large facette.

Parmi les rongeurs, la clavicule est parfaite dans

les écureuils, les *rats*, les *castors*, les *porcs-pics*; elle manque aux *damans* et aux *cabiais*. Les *lièvres* ont la clavicule suspendue dans les chairs.

On retrouve cet os dans beaucoup d'édentés, tels que les *tatous*, les *fourmiliers*, les *paresseux*. Dans ces derniers, il porte à son extrémité sternale une apophyse qui sort de l'axe de l'os presqu'à angle droit; mais la clavicule manque entièrement dans les *pangolins*.

Les cétacés n'ont aucun vestige de clavicule.

On voit par cet exposé, que la clavicule existe dans tous les animaux qui portent souvent leurs bras en avant, soit pour saisir, comme les singes, les rongeurs, soit pour voler, comme les *chauve-souris*, etc. Qu'elle manque tout à fait dans ceux qui ne se servent de leurs extrémités antérieures que pour marcher, et qu'il y en a des rudimens dans ceux qui tiennent le milieu entre ces deux classes opposées.

En effet, la clavicule est un puissant arc-boutant qui empêche le bras de se porter trop en avant; aussi verrons-nous cet os double dans les oiseaux.

L'omoplate des *singes* a l'angle spinal, celui qui répond au postérieur-supérieur, plus obtus, et par conséquent le côté qui lui est opposé plus long; ce qui fait que celui qui regarde l'épine se rétrécit. On observe la même conformation dans les *makis*.

Dans l'omoplate des carnivores, le bord *spinal* (celui qui regarde l'épine) s'arrondit; ce qui fait

Q 3

que l'angle postérieur est aussi très-obtus. La fosse sur-épineuse devient presqu'autant, et même quelquefois plus grande que l'autre. Dans ceux qui ne sont point claviculés, l'apophyse acromion devient moins saillante, et il y a une autre éminence dirigée en arrière, presque perpendiculairement à l'épine de l'omoplate : elle se trouve aussi dans les *hérissons* et les pédimanes. L'apophyse coracoïde manque dans la plupart : on la retrouve cependant dans le *hérisson*, les chéiroptères et les pédimanes. Le corps de l'omoplate s'alonge dans le *hérisson* et encore beaucoup plus dans la *taupe*, dans laquelle il ressemble à un os long, et n'a de vestige d'épine que vers le tranchant postérieur et au-devant du tubercule qui tient lieu d'acromion. La situation de l'os est telle, que sa longueur est parallèle à la colonne épinière.

Les chéiroptères ont seuls le bord spinal très-long, et l'angle postérieur aigu.

Dans les rongeurs, l'omoplate a, en général, la même forme que dans les carnivores ; car la longueur de l'acromion dépend de l'existence de la clavicule. Il en est de même de celle de l'apophyse coracoïde. Les *lièvres* ont sur l'apophyse acromion une autre saillie osseuse qui s'élève à angle droit et se porte en arrière. Cette apophyse récurrente est fort longue et assez grêle : elle fait, vers la partie postérieure, un angle saillant assez marqué.

Les ruminans et les solipèdes ont l'omoplate étroi vers le dos, et alongé vers le cou, comme les animaux précédens. L'épine est plus rapprochée du bord antérieur (celui que nous avons nommé cervical ou supérieur dans l'homme) : elle est comme tronquée, et n'a ni acromion ni apophyse récurrente ; il n'y a point non plus d'apophyse coracoïde.

Le *cochon* et le *rhinocéros* présentent dans l'épine de l'omoplate une particularité très-remarquable : cette épine s'efface presqu'entièrement vers l'angle huméral ; mais il s'élève à peu près vers sa moitié une apophyse extrémement saillante qui se porte vers le bord costal.

L'*éléphant* a un omoplate figuré en lozange, dont l'épine se termine par deux grosses apophyses, dont l'une se dirige en avant et forme l'acromion ; et l'autre, qui est beaucoup plus forte, se porte en arrière. Celle-ci a quelque rapport avec cette apophyse récurrente, qu'on remarque dans quelques rongeurs, et particulièrement dans le *lièvre*.

Parmi les cétacés, le *dauphin* et le *marsouin* ont le bord spinal de l'omoplate arrondi et fort grand : l'épine est très-rapprochée du bord cervical ; elle ne se distingue point du plan de la fosse sous-épineuse. La fosse sur-épineuse a une échancrure profonde qui paroît provenir d'un défaut d'ossification. Au-dessus de l'angle huméral, on voit une lame saillante qui se continue avec l'épine, et qui semble correspondre à l'acromion : dans d'autres mammifères de la même famille, la fosse sur-épineuse est encore moins prononcée.

Q 4

On voit que l'omoplate est d'autant plus étendu, dans le sens parallèle à l'épine, que l'animal fait faire à ses bras des efforts plus violens, parce que cette configuration fournit aux muscles qui le fixent contre le tronc des attaches plus étendues. Aussi l'homme et les singes, mais sur-tout les *chauve-souris* et les *taupes*, approchent-ils le plus de l'extrême alongement qu'on trouvera dans les oiseaux.

C. *Dans les oiseaux.*

L'épaule des oiseaux est composée de trois os, qui sont : la *clavicule*, la *fourchette* et l'*omoplate.*

La *clavicule* est un os droit, large, applati d'avant en arrière, qui s'articule par une tête large et comme tranchante dans une fossette correspondante, au côté du bord antérieur du sternum, dans laquelle elle a peu de mouvement. Elle se porte en avant et un peu de côté, où elle s'élargit pour se diviser en deux courtes apophyses : l'une antérieure inférieure et interne, s'unit à la fourchette ; l'autre postérieure, supérieure et externe, s'articule avec l'omoplate, et forme avec elle une fossette dans laquelle est reçue la tête de l'humérus.

L'*omoplate* est alongé dans le sens qui est parallèle à l'épine, et très-étroit dans le sens opposé, souvent pointu, mais quelquefois tronqué postérieurement, toujours plat et sans épine. La tête ou l'extrémité humérale devient plus épaisse pour s'unir à la clavicule. En dehors, est la portion de la facette que ces os présentent en commun

à la tête de l'humérus ; en dedans, est une petite
pointe qui répond à l'extrémité de la fourchette :
cependant ces trois os, dans leur réunion, laissent
entr'eux un petit intervalle, ou espace libre.

La *fourchette* ou l'os *furculaire* est impaire et
commune aux deux épaules : elle est élastique et a
la forme d'un V. Sa pointe est dirigée en arrière :
ses deux branches appuient contre les têtes humé-
rales des deux clavicules. Par son élasticité, elle
les empêche de se rapprocher dans les mouvemens
violens du vol.

Les oiseaux de proie diurnes ont une fourchette
très-forte dont les branches sont courbées : leur
convexité est en avant, et l'angle de leur réunion
est arrondi et éloigné du sternum.

Les oiseaux de proie nocturnes ont la fourchette
foible, à branches presque droites, à angle obtus,
rapproché du sternum.

Les *perroquets* l'ont foible : la convexité des
branches est en dehors. L'angle, formé par leur
rencontre, est obtus et distant du sternum.

Dans les passereaux, cet os est de figure presque
parabolique, à angle rapproché du sternum. Il faut
en excepter cependant les *hirondelles* et les *engou-
levents*, qui l'ont petit comme les oiseaux de proie.

Les gallinacés l'ont presque parabolique. L'angle
est prolongé en une apophyse applatie latéralement, d'où part un ligament qui va atteindre la
quille du sternum, qui est très-basse dans ces oiseaux.

Les *canards*, les *harles*, les *flamants* ont une fourchette conformée comme celle des oiseaux de proie.

Dans les *hérons* et le *cormoran*, l'angle de la fourchette s'articule avec le sommet de la quille du sternum. Il est soudé avec cet os dans les *grues*, les *cigognes*, le *jabiru*, et dans le *pélican*.

Les deux branches de la fourchette sont séparées dans l'*autruche*, et chacune se soude avec la clavicule et avec l'omoplate du même côté, de manière que ces trois os n'en forment plus qu'un seul extrémement applati et percé d'un trou vers l'extrémité qui s'unit au sternum.

Dans le *casoar*, il n'existe de la fourchette qu'une sorte d'apophyse, au bord interne de la tête de la clavicule, qui en est comme un rudiment.

On voit que la fourchette est d'autant plus libre, plus forte et plus élastique, que l'oiseau vole mieux, et que les fonctions de cet os sont plus nécessaires. Quant aux oiseaux qui ne volent point du tout, il y est à peu près réduit à rien, ou du moins il est hors d'état d'écarter, par sa résistance, les têtes des clavicules; il n'y en a plus qu'un rudiment.

D. *Dans les reptiles.*

Dans les quadrupèdes ovipares, la cavité humérale de l'épaule est formée en partie par l'omoplate, et en partie par la clavicule.

L'omoplate est sans épine; il est alongé; il se rétrécit et devient plus épais vers son cou.

La clavicule est simple, courte et plate, unie au sternum dans le *crocodile* et les *lézards*. Elle est large et presque quarrée dans *l'iguane* et le *caméléon*. Dans le *tupinambis*, elle est très-grande, ovale, plus longue d'avant en arrière, et elle a deux espaces non ossifiés.

La *grenouille* et le *crapaud* ont deux clavicules à chaque épaule ; elles s'attachent aux deux extrémités du sternum. Leur omoplate est brisé, formé de deux pièces articulées, dont la supérieure se reporte vers l'épine. C'est la même chose dans le *pipa*. Les clavicules antérieures paroissent correspondre ici à la fourchette des oiseaux. La clavicule, le sternum et la première pièce de l'omoplate sont soudés.

Les *salamandres* ont l'épaule conformée d'une manière toute particulière. L'omoplate, la clavicule et le sternum ne font qu'une seule pièce qui reçoit la tête de l'os du bras. Cette épaule est cartilagineuse dans sa majeure partie. La portion qui correspond à l'omoplate est plus distincte que les autres : elle se porte vers l'épine, où elle reçoit les muscles qui doivent la mouvoir. La portion claviculaire regarde la tête : celle qui tient lieu de sternum se porte sous la poitrine, sans s'unir cependant à celle du côté opposé ; celle du côté droit glisse au-dessus de celle qui est à gauche. Cette disposition permet une plus grande dilatation de la poitrine dans l'inspiration.

Les *tortues* ont aussi les trois os qui se réunis-

sent pour former la cavité humérale, et qui correspondent à l'omoplate , à la fourchette et à la clavicule.

Mais comme la disposition respective de ces os
est extrêmement remarquable , nous avons cru nécessaire d'en donner une description particulière.

L'un des os s'étend de la base du rudiment de
la première côte, sur laquelle il est attaché par un
ligament , jusqu'à la hauteur de la cavité humérale
où il s'unit intimement avec les deux autres.

Le second os pourroit être regardé comme la
continuation du premier, auquel il s'unit à la hauteur de la cavité humérale qu'il forme en partie. Il
est attaché , par son autre extrémité , au plastron
de forts ligamens unissent cette extrémité à celle
de l'os postérieur.

Ces deux os ainsi unis sont légèrement courbé
en dehors, de manière à laisser entr'eux et ceu:
de l'autre côté un espace ovalaire , par lequel pas
sent l'œsophage , la trachée et plusieurs muscles.

Le premièr paroît correspondre à la clavicule
et le second à la fourchette.

Enfin le troisième os de l'épaule est placé desso
les viscères de l'abdomen et de la poitrine, pl
près du plastron ; il est alongé et s'étend depuis
cavité humérale, dont il forme la portion inférieur
jusques sur le bas-ventre. Il semble tenir lieu d'
moplate par le nombre de muscles auxquels
donne attache : mais sa situation est entièreme
opposée. Un ligament très-fort unit cet os au secor

Nota. Comme le membre pectoral des poissons ne peut pas être comparé d'une manière positive à celui des autres animaux vertébrés, nous avons cru devoir en faire une description particulière, qu'on trouvera à la fin de cette leçon.

ARTICLE II.

Des muscles de l'épaule.

A. Dans l'homme.

L'épaule de l'homme est mue par plusieurs muscles qui lui impriment quatre sortes de mouvemens principaux, qui souvent se combinent. Dans l'un de ces mouvemens, l'épaule se porte au-devant de la poitrine ; par le second, qui est opposé au premier, elle est ramenée en sens contraire, et le corps *s'efface* ; par le troisième, les épaules sont tirées en bas et maintenues abaissées : on dit alors que le cou est *dégagé* ; et par le quatrième, les épaules sont portées vers la tête ou relevées.

Ces muscles sont au nombre de huit.

1. Le *grand dentelé* (*scapulo-costien*) est attaché en dessous au bord spinal de l'omoplate. Il s'épanouit, pour se fixer par des digitations à la face externe des côtes, depuis la première jusqu'à la neuvième. Par ses digitations inférieures, ce muscle attire l'épaule en bas en même-temps qu'il la ramène en devant ; par la contraction des digi-

tations supérieures, il la porte en haut, ou vers la tête : enfin, par l'action des digitations moyennes, il maintient fixement l'épaule en avant.

2. Le *dentelé antérieur*, qu'on nomme aussi *petit pectoral* (*costo-coracoïdien*) tient, d'une part, à l'apophyse coracoïde ; et de l'autre, il s'attache par trois digitations à la face antérieure des côtes depuis la troisième jusqu'à la cinquième. L'obliquité des fibres de ce muscle détermine l'abaissement de l'angle huméral de l'omoplate, en même temps qu'elle attire l'épaule en devant.

3. Le *releveur*, ou *l'angulaire de l'omoplate* (*trachélo-scapulien*) est attaché à l'angle postérieur supérieur de l'omoplate. Il se porte vers le cou, où il s'attache par des languettes sur les apophyses transverses des vertèbres, depuis la seconde jusqu'à la cinquième. Il relève l'omoplate en arrière, en abaissant un peu l'angle huméral, cet os faisant alors une espèce de bascule.

4. *L'omo-hyoïdien*, ou *coraco-hyoïdien* (*scapulo-hyoïdien*) s'étend du bord supérieur de l'omoplate, près de l'apophyse coracoïde, jusqu'à la base et sur les cornes de l'os hyoïde où il se fixe. Il doit abaisser un peu l'os hyoïde et servir ainsi à la déglutition plutôt qu'aux mouvemens de l'épaule.

5. Le *trapèze*, ou *cuculaire* (*dorso-sus-acromien*) a ses attaches, d'une part, à l'arcade occipitale et à toutes les apophyses épineuses, tant cervicales que dorsales ; et de l'autre, il s'insère sur toute la longueur de l'épine de l'omoplate et

une partie de la clavicule. Ce muscle agit en sens opposé dans ses contractions partielles, comme le grand dentelé : en effet, sa partie supérieure relève l'épaule, sa portion moyenne la porte en arrière, et l'inférieure l'abaisse.

6. Le *rhomboïde* (*dorso-scapulien*) est situé sous le précédent. Il s'attache aux apophyses épineuses de la cinquième, de la sixième et de la septième vertèbres cervicales, et aux quatre premières des dorsales : de-là il se fixe sur le tranchant de l'épine de l'omoplate au-dessous de son arête. Sa direction est oblique ; il se porte en dehors en descendant. Ce muscle paroît propre à porter l'omoplate en arrière, en même-temps qu'il le relève un peu en raison de l'obliquité ascendante de ses fibres.

7. Le *sous-clavier* (*costo-clavien*) est situé sous la clavicule, et n'a d'étendue que l'intervalle compris entre cet os et la première côte, espace dans lequel il est situé obliquement. Il fixe la clavicule sur la poitrine dans les mouvemens violens de l'épaule.

8. Les *terno-cleïdo-mastoïdien*, dont nous avons parlé en traitant des mouvemens de la tête, peut aussi agir dans ceux de l'épaule par la portion qui s'attache sur la clavicule ; mais le mouvement qu'il produit est très-borné.

B. *Dans les mammifères.*

Le *grand dentelé* est plus étendu dans les mam-

mifères que dans l'homme ; car il s'y attache par
des digitations non-seulement aux côtes , mais encore aux apophyses transverses des vertèbres du
cou. Cela étoit nécessaire aux animaux qui marchent sur les quatre pieds , pour empêcher plus
efficacement l'omoplate d'être repoussé vers l'épine.
Ce muscle forme , avec son correspondant , une
espèce de sangle qui soutient le thorax. Comme il
a la même étendue dans les *singes* , c'est une des
preuves que ces animaux sont destinés à marcher à
quatre. Leur grand dentelé donne même des digitations à toutes leurs vertèbres cervicales , tandis
que dans plusieurs carnivores il n'en donne qu'à
une partie. A quatre , par exemple , dans le *chat :*
à cinq , dans le *chien* , ainsi que dans *l'ours* et dans
le *lapin.* Dans le *dauphin* qui ne marche point , le
grand dentelé ne se fixe point aux vertèbres du cou.

Le *petit pectoral* manque dans les carnivores et
dans les animaux a sabots. Le *cheval* a un muscle
qui le remplace : il prend naissance sur les côtes
par des digitations ; puis il va se rendre au bord
antérieur de l'omoplate ; mais il s'unit en passant
aux fibres du grand pectoral pour s'attacher en
partie à l'humérus. Dans le *dauphin* , il est remplacé
par un muscle qui n'a qu'une digitation insérée
sur le sternum vers l'extrémité antérieure : elle se
fixe au-dessus de la cavité humérale de l'omoplate.

Le *releveur de l'omoplate* présente des variétés
nombreuses par le nombre et l'insertion de ses attaches. Dans les *singes* , par exemple , il ne se

se fixe point à l'angle , mais à l'épine même de l'o-
moplate , près de l'acromion. Il est là recouvert par
le trapèze qui n'est point divisé. Dans les carnivores et les rongeurs , son trajet est plus grand ;
il s'approche davantage de l'extrémité humérale
de l'épine de l'omoplate , et le trapèze étant partagé , il passe entre ses deux portions. Dans le
chat , il n'a que deux attaches supérieures : l'une
à l'apophyse transverse de la première vertèbre
cervicale ; et l'autre à l'apophyse basilaire de l'occipital.

Dans le *chien* et dans *l'ours* , il ne s'attache qu'à
la première vertèbre du cou. Dans le *lapin* , il n'a
d'attache qu'à l'apophyse basilaire seulement. Vicq-
d'Azir l'a regardé comme un muscle particulier ,
et l'a nommé *acromio-basilaire.*

Dans le *mouton ,* il vient de la première vertèbre , et s'insère à la portion antérieure de l'épine
de l'omoplate ; il manque tout-à-fait dans le *cheval.*

Dans le *dauphin ,* il s'attache à l'apophyse transverse de la première vertèbre ; mais son tendon
s'épanouit sur toute la face externe de l'omoplate.

Le *trapèze* et le *sterno-cléido-mastoïdien* sont
à-peu-près dans les *singes* comme dans l'homme ;
mais dans les autres mammifères , ils se compli-
quent tellement , que l'on est obligé de les décrire
ensemble. Ainsi , dans ceux des carnivores et des
rongeurs qui n'ont point de clavicules parfaites ,
le *cléido-mastoïdien* (qui est fort distinct du
sterno-mastoïdien), et la portion claviculaire du

1   R

deltoïde n'étant point séparés par un os fixé, ne forment ensemble qu'un seul muscle, qui agit immédiatément sur l'humérus. On pourroit l'appeler *masto-humérien.* La portion claviculaire du *trapèze* vient aussi s'attacher à leur point de réunion, et ces trois muscles forment ensemble celui que les anatomistes appellent *muscle commun de la tête,* de *l'encolure* et du *bras.* Cette portion claviculaire du trapèze est très-distincte de la portion scapulaire : elle en est même séparée par le *releveur de l'omoplate* qui passe entre elles ; elle est plus ou moins étendue, selon les espèces.

Ainsi, dans le *chien* et dans le *chat*, ses fibres viennent en partie du ligament cervical. Dans le *lapin*, il n'en vient que de l'occiput. Dans *l'ours,* cette portion antérieure du trapèze se divise encore en deux muscles. Les fibres qui viennent de l'occipital, forment un tendon qui va s'attacher au sternum, au même point que le *sterno-mastoïdien.*

Dans le *mouton,* il ne naît de l'apophyse mastoïde qu'un tendon qui se partage bientôt en deux faisceaux musculaires, dont l'un va au sternum, et l'autre, qui est l'analogue du *cléïdo-mastoïdien*, va se confondre dans la portion du trapèze correspondante à la claviculaire, à peu près vis-à-vis le milieu de la longueur du cou, et forme avec elle et avec la portion claviculaire du *deltoïde* un seul muscle qui va jusqu'à l'humérus, comme dans les espèces précédentes.

Dans le *cheval*, il n'y a que cette portion du

trapèze que l'on nomme ascendante dans l'homme, et qui s'insère à la partie postérieure de l'épine de l'omoplate. Il y a aussi un *sterno-mastoïdien ;* mais au lieu du *releveur ,* du *cléido-mastoïdien* et des portions claviculaires du *trapèze* et du *del-toïde,* on ne trouve qu'un seul muscle attaché à l'apophyse mastoïde , et aux apophyses transverses de quelques vertèbres cervicales, supérieures, qui passent au-devant de la tête de l'humérus : ce muscle descend le long de la face interne du bras pour s'y insérer inférieurement.

Le *dauphin* n'a point de portion claviculaire du muscle trapèze. Ce muscle est lui-même très-mince, couvre tout l'omoplate et s'insère vers son cou. Le *sterno-mastoïdien* est très-épais, très-ventru, et il y a à son côté externe un muscle à peu près pareil qui va de l'apophyse mastoïde, s'insérer sous la tête de l'humérus.

Nous devons encore indiquer ici un muscle mince, attaché dans le *lapin* à l'épine de l'omoplate, recou-vrant le sur-épineux, et s'insérant à l'os claviculaire.

Le *rhomboïde* s'étend, dans les *singes*, jusqu'à l'occiput. Ses fibres occipitales, qui y sont quelque-fois séparées des autres, le sont toujours dans les carnivores, et elles y forment un muscle particu-lier que les anatomistes ont appelé *occipito sca-pulaire,* ou *grand releveur de l'omoplate.*

Dans le *cheval*, cette portion antérieure du rhomboïde ne s'attache qu'au ligament cervical. C'est le *releveur propre de l'omoplate* des hip-potomistes.

R 2

Le rhomboïde du *dauphin* est petit, et n'a point de portion antérieure distincte.

Le *coraco-hyoïdien* ne présente aucune particularité dans le *singe*. Il n'existe pas dans les animaux qui n'ont pas de clavicule, ni d'apophyse coracoïde, pas même dans le *chien*.

Le *sous-clavier* n'a rien de remarquable dans les *singes* ; il n'existe point dans les mammifères non claviculés.

Nous sommes obligés de décrire à part les muscles de l'épaule de la *taupe*, à cause de leur singularité.

La portion cervicale du *grand dentelé* est simple, extraordinairement épaisse, ventrue, et ne s'attache qu'aux *dernières vertèbres*. Il n'y a pour tout *trapèze*, que deux trousseaux de fibres charnues qui viennent des lombes, et qui s'insèrent aux extrémités postérieures des omoplates. Ces deux faisceaux étant à peu près parallèles, écarteroient ces extrémités plutôt que de les rapprocher, si elles n'étoient pas unies par un ligament transversal très-fort. L'usage de ces deux bandes musculaires est donc de faire faire à toute la partie antérieure du corps un mouvement de bascule vers le haut.

Le *rhomboïde* a presque toutes ses attaches scapulaires à ce même ligament transversal, commun aux deux omoplates. Il s'insère au ligament cervical qui est toujours ossifié ; ainsi son usage est de relever la tête avec force.

C'est ce que fait encore plus efficacement le muscle analogue à sa portion occipitale. Les fibres en sont parallèles à l'épine ; elles passent sous celles du rhomboïde proprement dit , pour s'attacher au ligament transverse , et leur extrémité anté-rieure s'insère sur le milieu du crâne.

Le *sterno* et le *cléido-mastoïdien* n'ont rien de particulier , et le *releveur de l'omoplate* manque.

Le *petit pectoral* est fort grêle ; il s'attache aux parties antérieures des premières côtes et au li-gament qui joint la clavicule à l'omoplate.

La clavicule a deux muscles : l'un qu'on pour-roit nommer *surclavier*, s'attache au premier os du sternum et à l'angle antérieur de la grosse tête de la clavicule ; l'autre s'attache aussi sur le ster-num , mais plus bas , et il se fixe auprès de l'autre.

Nous décrirons aussi particulièrement les mouve-mens de l'épaule dans les *chauve-souris,* parce qu'ils diffèrent beaucoup de ceux des autres mammifères.

Le *grand dentelé* est situé au-devant du petit pectoral ; il s'attache à toutes les côtes et non au cou ; il s'insère au bord externe et inférieur de l'omoplate.

Le *sous-clavier* n'est remarquable que par son volume , qui est respectivement très-considérable.

Le *petit pectoral* a trois digitations ; il s'insère à l'apophyse coracoïde, qui est très-forte, par un tendon large.

Le *trapèze* ne s'attache ni à l'arête , ni aux apo-physes cervicales , mais aux onze premières dor-

R 3

sales ; il s'insère à la facette triangulaire de l'angle cervical de l'omoplate.

Le *rhomboïde* n'offre aucune particularité.

Le *releveur de l'omoplate* vient des cinquième et sixième vertèbres du cou.

Le *sterno-mastoïdien* ne s'attache pas à la clavicule.

C. *Dans les oiseaux.*

L'omoplate des oiseaux est mû par quatre muscles, qui sont analogues à ceux des mammifères ; mais, en général, ceux de la partie supérieure sont très-petits et grêles ; ils n'ont point d'attache au cou ni à la tête. Cette disposition tient probablement à la longueur et à la mobilité du cou.

Le *grand dentelé*, ou *sous-scapulaire* de Vicq-d'Azir est partagé en quatre ou cinq languettes plates, qui proviennent de la moitié du bord inférieur de l'omoplate vers l'extrémité libre, et qui vont s'insérer aux cinq premières côtes. La première est presque parallèle à l'épine : la seconde est plus oblique ; les trois dernières sont épaisses et vont directement à l'épine ; c'est-à-dire, qu'elles lui sont perpendiculaires.

Le *costo-scapulaire*, de Vicq-d'Azir, est un muscle qui ressembleroit assez à une languette, séparée du grand dentelé ; mais qui, attaché plus en devant sur le bord inférieur de l'omoplate, va en descendant s'insérer à la première côte.

Le *trapèze* est composé de deux portions : l'une

est attachée aux apophyses épineuses de la dernière vertèbre du cou et de la première du dos ;
elle se porte vers la partie inférieure et interne de
la branche de la fourchette : l'autre portion est beaucoup plus longue ; elle tient aux apophyses épineuses des vertèbres du dos qui suivent la première,
et va obliquement en devant se fixer au tranchant
supérieur ou spinal de l'omoplate.

Le *rhomboïde* est recouvert en partie par le trapèze, et en partie par le grand dorsal immédiatement. Il tient aussi aux apophyses épineuses des
vertèbres dorsales : il s'attache à la partie la plus
postérieure du bord spinal de l'omoplate.

D. *Dans les reptiles.*

Dans la *grenouille* qui n'a pas de côtes , le
muscle *grand dentelé* a une toute autre forme qui
paroît aussi dépendre en partie de l'absence des
vertèbres cervicales : il forme trois muscles distincts.

Le premier vient de l'occiput près du trou occipital ; il se divise en deux ventres , qui s'insèrent à
l'angle spinal supérieur de l'omoplate : l'un , du
côté interne; l'autre , du côté externe.

Le second provient de la deuxième apophyse
transverse , et se porte sous la portion dorsale de
l'omoplate vers son bord spinal.

Le troisième s'attache à la troisième apophyse
transverse , et se porte sous le précédent en s'approchant davantage du bord.

R 4

Il y a de plus à l'omoplate un muscle propre, situé à la face interne entre les deux portions qui la constituent et qui la réprésentent brisée ; il doit rapprocher ces deux parties, et, par ses contractions, rendre l'angle qu'elles font ensemble plus aigu.

Il n'y a point de muscle analogue au *petit pectoral*.

Le *releveur*, ou *angulaire de l'omoplate*, est remplacé par un muscle très-considérable qui naît de la base de l'occiput ; il diminue sensiblement en se portant vers l'épaule, et il s'insère sous le bord postérieur de la partie cartilagineuse de l'omoplate.

L'omo-hyoïdien est long et grêle : il vient de la grande corne inférieure de l'os hyoïde, et s'insère sous le cou de l'omoplate.

Le *trapèze* n'existe point.

L'analogue du *rhomboïde* est très-mince ; il naît sur les apophyses dorsales, et s'insère au tranchant spinal de l'omoplate.

Il n'y a point de muscle *sous-clavier*.

Le *sterno-mastoïdien* n'a qu'un ventre qui est étendu obliquement, de la partie postérieure de la tête derrière l'oreille, au cou de la partie osseuse de l'omoplate : il doit rapprocher l'épaule de la tête et la relever.

Nous décrirons à part les muscles de la *tortue*, car ils diffèrent considérablement de ceux des autres animaux à sang rouge : ils sont au nombre de trois seulement.

L'un qui , quoique très-différent du trapèze , pourroit lui être comparé pour l'usage , s'attache sous le bord de la carapace entre les côtes , depuis la seconde jusqu'à la cinquième. Il est très-mince , et se porte au bord externe du troisième os de l'épaule , qui paroît correspondre à l'omoplate.

L'analogue du releveur de l'omoplate s'insère au milieu de la courbure que forment, par leur réunion, les deux premiers os de l'épaule , et il s'attache par sept languettes charnues aux apophyses transverses des sept vertèbres du cou.

Un autre petit muscle alongé est attaché sous la carapace, vers l'extrémité sternale de la première côte, et s'insère à l'extrémité dorsale du premier os de l'épaule. C'est peut-être l'analogue du *costo-clavien.*

ARTICLE III.

De l'os du bras.

A. *Dans l'homme.*

Le bras est formé d'un seul os, nommé *humérus,* qui s'articule avec l'épaule et avec l'avant-bras. Il est reçu dans une facette articulaire de l'omoplate , qui est de figure ovale , et sur laquelle ses mouvemens s'exercent en tous sens. L'os du bras est alongé: nous ne considérons ici que son articulation avec l'omoplate ou son extrémité scapulaire. Elle se termine par une portion arrondie , convexe et

oblique, qu'on nomme la tête de *l'humérus.* Cette
portion est distinguée du reste de l'os, par une
petite rainure circulaire, qu'on appelle le *cou.* On
y remarque aussi deux apophyses peu saillantes :
l'une postérieure, plus grosse, qu'on nomme la
grosse tubérosité (*trochiter*); l'autre antérieure,
plus petite, appelée la *petite tubérosité* (*trochin.*)
Ces éminences sont séparées l'une de l'autre par
une espèce de canal, ou de gouttière longitudinale,
dans laquelle glisse le tendon du muscle *scapulo-*
radien ou *biceps.* La tête de l'humérus est maintenue dans la fosse articulaire de l'omoplate, à
l'aide d'une capsule ligamenteuse, qui, du bord
osseux et cartilagineux de la cavité, se porte au
cou de l'humérus. Le tendon du muscle biceps qui
pénètre dans cette articulation, produit aussi l'effet
d'un ligament. La partie moyenne de l'os est à peu
près cylindrique. Dans l'extrémité scapulaire, il
y a cependant quelques éminences pour l'insertion
des muscles. L'os s'élargit et s'applatit vers l'extrémité cubitale, que nous ferons connoître en traitant
de l'articulation de l'avant-bras.

B. *Dans les mammifères.*

L'humérus, est toujours simple dans toutes les
classes : il y varie peu par sa forme ; quant à sa
proportion avec le reste de l'extrémité antérieure,
on remarque dans les mammifères qu'il se raccourcit à mesure que le métacarpe s'alonge. C'est
ainsi que, dans les animaux à canon, il est caché

isqu'au coude sous la peau ; il est très-alongé, pro-
ortionnellement à tout le corps, dans les *chauve-
souris* et dans les *paresseux*.

Les *guenons* ont l'humérus plus arqué en arrière
que l'homme. Sa partie supérieure y est en prisme
triangulaire , tant ses crêtes sont aiguës. La grande
tubérosité s'y élève davantage au-dessus de la tête.

Le *pongo* et les autres *singes* l'ont comme l'homme,
seulement un peu plus court ou plus long.

Les grands *carnassiers* ont l'humérus arqué :
sa tête sort beaucoup de l'axe. La grande tubérosité est fort large , applatie, et élevée au-dessus de
la tête.

Du reste , ils ne présentent entre eux , non plus
que les rongeurs et les édentés, d'autres différences
bien sensibles que dans la longueur proportionnelle de cet os et dans la saillie de ses crêtes. Dans
le *castor*, par exemple , il est extrêmement élargi
à son extrémité cubitale , et il porte vers son tiers
supérieur une large apophyse transversale. Sa
figure est triangulaire.

La grande tubérosité du *cochon*, celle du *tapir*
et du *rhinocéros* se partagent en deux. La ligne
âpre de ce dernier se termine en bas par une tubérosité très-saillante.

On la retrouve, quoique moindre, dans le *cheval*,
dont la petite tubérosité est aussi creusée en canal.

Les ruminans, en général , ont la grande tubérosité très-élevée, et la ligne âpre saillante. Dans
le *chameau*, la petite tubérosité est plus élevée que
l'autre, et creusée en canal.

Dans les cétacés, l'os du bras est extrêmement
court, arrondi vers le haut, avec une légère tubérosité extérieurement.

Le plus singulier de tous les humérus des mammifères, est celui de la *taupe.* Il ne s'articule pas
seulement avec l'omoplate par une petite tête,
mais encore avec une facette de la clavicule, par
une autre que l'on peut regarder comme apparte-
nante à la grande tubérosité. Entre celle-ci et la tête
de l'os est une fosse profonde. La crête de la petite tubérosité est si large, que cette partie de l'humérus représente un quarré placé verticalement,
de manière que la ligne âpre est supérieure. Le
reste du corps de l'os qui est très-court se courbe
vers le haut, de façon que la partie qui s'articule
avec l'avant-bras regarde le ciel. Il résulte de cette
disposition, que le coude est en l'air, au-dessus de
l'épaule, et que la paume de la main regarde en
dehors, ce qui étoit nécessaire pour le genre de
vie de cet animal.

C. *Dans les oiseaux.*

L'humérus des oiseaux s'articule à la fois avec
l'omoplate et avec la clavicule, par une éminence
en portion de roue qui est à peu près dans le plan
des deux crêtes. Sous sa tête, derrière la crête interne, est une cavité profonde. La crête externe ou
supérieure est mince et fort saillante; l'interne est
plus courte et plus mousse.

En général, l'humérus des oiseaux est cylin-

rique dans sa partie moyenne , excepté dans le
manchot, où il est singuliérement applati de droite
à gauche, de sorte qu'à son extrémité radiale, les
os de l'avant-bras s'articulent l'un au-dessus de l'autre
sur une même ligne.

Dans *l'autruche*, l'humérus est très-long et courbé
sur la convexité des côtes. Il est très-court dans
le *casoar*.

D. *Dans les reptiles.*

L'humérus des *tortues* a une forme tout-à-fait
singulière. Comme dans les oiseaux il s'articule à
la fois avec l'omoplate, la clavicule et la fourchette,
par une grosse tête de forme ovale, dont le grand
diamètre est dans le sens de l'applatissement de l'os.
Au-dessus de cette grosse tête, s'élève une éminence
considérable, qui, par sa courbure et ses fonctions,
a des rapports avec l'olécrâne, apophyse qui manque
ici à l'os de l'avant-bras. Au-dessous de la tête est
une autre éminence moins saillante, mais plus âpre,
qui donne aussi attache à des muscles, et qui tient
lieu de petite tubérosité. Le reste du corps de l'os
est applati, plus étroit dans la partie moyenne.

Dans le *crocodile*, l'os du bras est arrondi,
mais un peu courbé, en forme d'S sur sa longueur.
Cet os, par son extrémité scapulaire, ressemble un
peu au tibia. Sa tête, au lieu d'être arrondie, est
plate, et sa tubérosité qui est unique, est antérieure,
en forme de crête, un peu contournée du côté interne.

Dans les autres *lézards* et dans les *grenouilles*, l'humérus ne présente aucune particularité.

Il n'y en a point dans les *serpens*, puisqu'ils sont privés de membres.

ARTICLE IV.

Des muscles du bras.

A. *Dans l'homme.*

L'humérus de l'homme est mis en mouvement par des muscles qui s'attachent au tronc, et par d'autres qui sont fixés à l'épaule.

Les premiers sont :

Le *grand pectoral* (*sterno-humérien*) ; il s'attache au sternum, à la portion sternale de la clavicule et aux sept premières côtes. Il couvre le devant de la poitrine, et s'insère à cette portion de la ligne âpre de l'humérus qui fait le rebord extérieur de la gouttière bicipitale. Il porte l'os du bras en avant et en dedans dans quelque position qu'il soit ; il le fait aussi tourner un peu sur son axe.

Le *grand dorsal* (*lombo-humérien*) s'étend depuis l'os sacrum, la crête de l'os des îles, les épines des vertèbres lombaires, les sept dernières du dos, et enfin les quatre dernières côtes vertébrales, jusqu'à la partie postérieure et inférieure de la grosse tubérosité de l'humérus, où il insère son tendon grêle et large. Ce muscle enveloppe le tronc par derrière ; il porte l'humérus en arrière et un peu en bas.

Les seconds sont :

1°. Ceux qui s'attachent aux faces de l'omoplate·

Le *sur-épineux* (*sus-scapulo-trochitérien*); il est situé dans la fosse sus-épineuse. Son tendon passe au-dessus de l'articulation, et se fixe à la grosse tubérosité de l'os du bras qu'il relève.

Le *sous-épineux* (*sous-scapulo-trochitérien*), qui occupe la fosse sous-épineuse : son tendon s'insère à la face antérieure de la tête de l'humérus, qu'il tourne en dehors sur son axe.

Le *sous-scapulaire* (*scapulo-trochinien*), qui est attaché sur toute la face costale de l'omoplate, et qui insère son tendon sur la petite tubérosité de l'os du bras qu'il fait tourner en dedans sur son axe, et qu'il rapproche contre le corps.

2°. Ceux qui s'attachent aux éminences de l'omoplate.

Le *deltoïde* (*sous-acromio-humérien.*) Ce muscle est fixé à tout le bord inférieur de la clavicule, vers sa moitié scapulaire, à l'acromion et à une portion de l'épine de l'omoplate. Il est composé de plusieurs portions ventrues penniformes et radiées, qui se réunissent en un tendon commun qui s'insère à la ligne âpre intérieure de l'humérus, vers son tiers scapulaire, en dehors du tendon du grand pectoral. C'est le plus puissant releveur du bras.

Le *petit rond* paroît être une portion du muscle sous-épineux : il vient du tranchant inférieur de

l'omoplate, et se fixe à la face externe de la tête de
l'humérus.

Le *grand rond* (*scapulo-humérien*); il vient de
l'angle inférieur ou costal de l'omoplate, et se porte
un peu au-dessous de la tête de l'humérus, à la
face interne; il produit la même action que les précédens.

Le *coraco-brachial* (*coraco-humérien*) s'étend
de l'apophyse coracoïde, où il prend naissance par
un tendon commun avec la tête coracoïdienne du
biceps, jusqu'au milieu de l'humérus, dans la direction duquel il se porte le long de la face interne.
Ce muscle relève le bras sur l'épaule, et, dans quel-
quelques circonstances, peut mouvoir l'omoplate
sur le bras.

B. *Dans les mammifères.*

Tous les muscles du bras existent dans les mammifères, avec quelques modifications cependant.

Ainsi le *grand pectoral* est généralement plu
charnu et composé de faisceaux plus distincts.

Dans les *singes*, sa portion claviculaire va à l
ligne âpre en descendant plus bas. Les fibres de l
portion sternale s'y rendent aussi dans trois directions. Il y a de plus deux portions costales : un
antérieure, plus grande, qui va à la grande tubé
rosité; une postérieure, plus petite, qui se porte a
cou de l'os sous la tête, de sorte que ce muscle pa
roît composé de quatre ou cinq autres.

Dans les mammifères, qui n'ont point de clav

cules parfaites, même dans *le dauphin*, il y a une première portion sternale qui va perpendiculairement à la ligne âpre, et qui forme avec la portion correspondante de l'autre côté, ce que l'on a appelé le muscle *commun aux deux bras*; c'est lui qui produit l'entre-croisement des jambes de devant.

Dans les carnivores, en général, ce muscle *commun* se subdivise encore en plusieurs portions, dont une partie se rend vers le bas de l'humérus en se portant très-obliquement en arrière. Ce muscle commun existe aussi dans les ruminans. Le *mouton* a de plus un autre *muscle commun* tout différent, qui s'étend de la région sternale au cubitus, et achève ainsi d'enfermer le bras dans le tronc. Il paroît devoir se rapporter plutôt au panniculê charnu qu'au grand pectoral. Dans le *cheval*, c'est ce dernier muscle commun qui porte chez les hippotomistes le nom de muscle *commun aux deux bras*, et qui produit ce croisement des deux avant-bras que les écuyers nomment *chevaller*.

Une seconde portion du grand pectoral, plus profonde et beaucoup plus considérable que le muscle commun, se porte de toute la longueur du sternum, obliquement vers la tête de l'humérus. Elle est quelquefois elle-même divisée en plusieurs faisceaux.

Le *grand dorsal* des quadrupèdes diffère peu de celui de l'homme, mais ces animaux ont un muscle de plus; car le *panniculê charnu (cutano-numérien)* produit un tendon très-remarquable

1.   S

qui s'insère à l'humérus tout près du grand dorsal.
Celui-ci unit le sien à celui du grand rond, et
donne attache à l'une des portions de l'extenseur
du coude.

Dans le *dauphin* il y a un petit muscle dont la
direction et les usages paroissent les mêmes que
ceux du grand dorsal; mais qui prend ses attaches
aux côtes par des digitations. Il est tout-à-fait recouvert par la portion dorsale du pannicule charnu.

Les muscles *sur-épineux*, *sous-épineux*, *sous-
scapulaire*, *grand et petit ronds*, ne diffèrent de
ceux de l'homme que par leur proportion que détermine la figure de l'omoplate.

Le *sur-épineux* est généralement plus grand que
le sous-épineux, ce qui est le contraire de l'homme.

Dans le *dauphin* ces muscles sont peu distincts et
oblitérés, excepté le *sous-scapulaire*.

Nous avons déja vu comment, dans les animaux
qui n'ont point de clavicules parfaites, la portion
claviculaire du *deltoïde* s'unit à celle du trapèze.
Il ne nous reste donc plus à traiter que de sa portion scapulaire.

Cette portion scapulaire paroît elle-même divisée
en deux; celle qui vient de l'acromion et celle qui
provient de l'épine et plus souvent de toute la portion sous-épineuse de l'omoplate. Elles s'unissent,
s'entre-croisent, et forment un tendon commun
qui se fixe à la ligne âpre de l'humérus.

Dans le *mouton*, la portion acromiale est très-
petite, et dans le *cheval* il n'y en a plus du tout.

aussi son deltoïde qui a la même direction que le sous-épineux, porte-t-il le nom de *long abducteur du bras.*

Le *coraco-brachial* existe, même dans ceux qui n'ont point d'apophyse coracoïde, et s'attache là à une petite éminence du bord supérieur de l'omoplate. Son tendon est commun avec celui de la portion du biceps qui naît de l'apophyse coracoïde, dans ceux où le biceps a deux têtes.

Les *singes* ont le *coraco-brachial* divisé en deux portions, dont l'inférieure règne tout le long de la face postérieure et interne de l'humérus.

Dans l'*ours*, la portion inférieure est grêle et va s'insérer au condyle externe. Elle donne, de son milieu, une languette qui va se joindre au biceps et qui en représente la tête coracoïde.

Dans les *chiens*, les *chats*, les *lapins*, le *cheval*, le biceps n'a qu'une tête, et le coraco-brachial une seule portion qui n'a rien de commun avec le biceps.

Dans la *taupe*, le *grand pectoral* est d'une épaisseur extraordinaire et presque aussi grand que dans les oiseaux. Il est formé de six portions qui toutes s'attachent à la face antérieure de la portion quarrée de l'humérus. Quatre de ces portions viennent du sternum pour s'attacher aux différens angles et bords de cette face. La cinquième vient de la clavicule et couvre cette face toute entière ; enfin la sixième va transversalement d'un bras à l'autre.

Le *grand dorsal* est considérable. Il est divisé

en deux portions et s'insère à la face postérieure de la portion quarrée de l'humérus. Le *grand rond*, qui s'insère au même endroit que lui, est d'une grosseur énorme. C'est au moyen de ces trois muscles que l'animal creuse et pousse la terre en arrière. Les autres muscles de l'humérus de la taupe ne présentent d'autres différences que celles qui sont déterminées par la figure singulière des os.

Le muscle analogue au *grand pectoral* est formé de trois portions, ou plutôt de trois muscles bien distincts dans les *chauve-souris*.

L'un, situé au lieu ordinaire, s'étend de la ligne saillante du sternum à la tête de l'humérus qu'il recouvre, et il s'insère à la grosse tubérosité antérieure.

Le second vient de toute la longueur de la clavicule et de la partie antérieure de l'épine du sternum, et s'insère derrière la grosse tubérosité au-dessus du précédent, dont il aide l'action dans les mouvemens de l'aile.

Le troisième est recouvert en partie par le premier. Il s'attache aux dernières côtes près de leurs cartilages sternaux. Ses fibres remontent presque verticalement sous l'aisselle pour s'insérer à la crête de l'os du bras, qui est ici très-longue.

Le *grand dorsal* n'est qu'une bandelette charnue qui vient des tubercules épineux des deux dernières vertèbres dorsales. Il a quelques connexions avec le trapèze. Il s'insère à l'humérus en unissant son tendon à celui du grand rond dans le creux de l'aisselle.

Les muscles *sur* et *sous-épineux*, ainsi que le *sous-scapulaire*, n'offrent aucune particularité qui soit digne de remarque.

Le *deltoïde* ne s'attache point du tout à la clavicule, à moins qu'on ne regarde la seconde portion du grand pectoral comme en faisant partie; il est étendu sur toute la face externe de l'omoplate où il forme deux portions, dont l'une est inférieure et plus mince que l'autre. Leur tendon réuni passe au-dessus de l'articulation et s'insère à la crête de l'humérus.

Il n'y a point de muscle *petit rond*. Le *grand rond* n'offre rien de particulier; il unit son tendon à celui du *grand dorsal*.

Il n'y a point de *coraco-brachial*.

C. *Dans les oiseaux.*

Les oiseaux ont trois muscles pectoraux, tous attachés à leur énorme sternum et agissant sur la crête de l'humérus.

1°. Le *grand*, qui à lui seul pèse plus que tous les autres muscles de l'oiseau pris ensemble, s'attache à la fourchette, à la grande crête du sternum et aux dernières côtes; il s'insère à la ligne âpre très-saillante de leur humérus. C'est par son moyen que les oiseaux donnent les violens coups d'ailes nécessaires pour le vol.

2°. Le *moyen* (Vicq-d'Azyr) placé dans l'angle que fait le corps du sternum avec sa crête et dans l'intervalle de la fourchette et de la clavicule. Son tendon passe dans le trou formé par l'union de la fourchette, de la clavicule et de l'omoplate, comme sur une poulie, et s'attache au-dessus de la tête de l'humérus qu'il relève. C'est au moyen de cette disposition de poulie que la nature a pu placer ainsi un releveur à la face inférieure du tronc et abaisser d'autant le centre de gravité, sans quoi l'oiseau auroit été exposé à culbuter dans l'air.

3°. Le *petit* (Vicq-d'Azyr) attaché à l'angle latéral du sternum et à la base de la clavicule, se porte sous la tête de l'humérus et rapproche cet os du corps.

Il y a de plus deux petits muscles attachés à la face interne du haut de la clavicule, qui s'insèrent à la grosse tubérosité inférieure de la tête de l'humérus, et rapprochent cet os du tronc.

Le *grand dorsal* des oiseaux est formé de deux parties. L'antérieure va directement s'insérer à la face postérieure du milieu de la ligne âpre. La postérieure va en montant obliquement s'insérer sous la tête de l'os. L'une et l'autre est très-mince.

Quoiqu'ils n'aient ni épine ni apophyse coracoïde à leur omoplate, on y voit des muscles analogues aux *sur* et *sous-épineux* et au *grand rond*.

Leur *deltoïde* peut se distinguer en deux parties, une claviculaire et une scapulaire. Cette dernière n'est attachée que vers le cou de l'omoplate. Leur insertion s'étend fort bas sur l'humérus.

D. *Dans les reptiles.*

Le muscle *grand pectoral* de la *grenouille* est formé de deux portions placées l'une au-dessus de l'autre. Elles produisent deux tendons qui s'insèrent sur les deux bords de la gouttière humérale.

Le *grand dorsal* vient de la partie inférieure du dos où il est mince. Il devient plus épais et s'attache sur la partie large de l'omoplate qu'il recouvre entièrement; il s'insère à l'humérus par un tendon fort vers son tiers supérieur et interne.

Il n'y a dans la *grenouille* ni *sur* ni *sous-épineux*.

Le *sous-scapulaire* ou le *coraco-brachial* (car le muscle dont nous parlons ici les remplace l'un et l'autre) s'attache à la face interne de l'omoplate à son union avec la clavicule, et s'insère à l'humérus vers son tiers supérieur à la face interne.

Le *deltoïde* est ici formé de trois portions. Une grêle, qui est la plus longue, vient de la partie antérieure du sternum. La seconde s'attache sur l'union de la clavicule avec l'omoplate à la face interne, se contourne sur l'os au-dessus de l'articulation, se joint à la première en passant sur un tendon grêle, et s'insère enfin en partie à la ligne âpre et en partie au bas de l'humérus. La troisième portion de ce deltoïde est distincte : elle vient en partie de l'omoplate et de la clavicule, et s'attache à l'extrémité scapulaire de l'os du bras.

Il n'y a ni *petit* ni *grand rond*.

Outre ces muscles dont nous avons trouvé les

analogies, il en est un qui vient de la partie postérieure de la seconde branche transversale du sternum, et qui se fixe à l'humérus par une attache
large au bord interne de la gouttière. Il peut être
regardé comme un *accessoire du grand pectoral.*

Cette conformation paroît être la même dans les
salamandres.

Si les *tortues* ont moins de muscles de l'épaule,
elles en ont beaucoup plus qui s'insèrent au bras.

L'analogue du *grand pectoral* est composé de
cinq portions :

Deux superficielles, dont l'une s'attache à une
arête de la partie antérieure du plastron, et va
s'insérer à la petite tubérosité de l'os du bras.
L'autre est beaucoup plus étendue. Elle s'attache
à une grande partie de la face interne du plastron,
et s'insère aussi par un tendon applati à la petite
tubérosité de l'humérus ; mais elle se continue par
une aponévrose qui se répand en éventail sur la
face inférieure du bras et même de l'avant-bras.

Des trois portions profondes du grand pectoral
l'une est attachée à la majeure partie du second os
de l'épaule, et s'insère à l'os du bras au-dessous de
son articulation scapulaire ; l'autre s'attache sur l'épa-
nouissement du ligament inter-osseux qui réunit l
second os de l'épaule avec le troisième, et va joindr
intimement son tendon à celui de la portion précédente. Enfin la troisième, qui est la plus profonde d
toutes, s'attache à la face supérieure du troisièm
os de l'épaule, c'est-à-dire à celle qui regarde l

rapace. Elle unit son tendon aux deux précédentes.

L'analogue du *deltoïde* est formé aussi de deux
portions : l'une est attachée à une crête de la portion antérieure du plastron; l'autre, qui est son
accessoire, est plus profonde, et se joint à sa correspondante. Elles s'insèrent par un tendon commun à
la petite tubérosité de l'humérus, qu'elles rapprochent du cou dans l'action de nager.

Un autre muscle beaucoup plus profond paroît
encore accessoire du deltoïde. Il s'attache à l'extrémité dorsale et à tout le bord interne de l'os de l'é-
paule qui correspond à la clavicule, et vient s'insérer à l'humérus au-dessous de la petite tubérosité.

On trouve à la face interne du bras un muscle qui
s'attache à l'extrémité libre de la face sternale du
troisième os de l'épaule, et qui s'insère vers le tiers
inférieur de l'humérus par un tendon grêle. Il a
quelque analogie avec le *sterno-radien* de la grenouille, dont il fait l'office.

Le *releveur du bras* est un très-gros muscle qui
s'attache à la face sternale du troisième os de l'é-
paule en embrassant son bord externe, et qui s'insère à l'apophyse olécraniforme du bras qu'il
porte en haut et en dehors.

L'analogue du *grand rond* s'attache au cou du
troisième os de l'épaule du côté externe, et s'insère
à l'humérus entre ses deux tubérosités. Il porte le
bras en arrière.

Un autre muscle qui paroît remplacer le *grand*

dorsal, vient de l'intérieur de la carapace, où il s'attache obliquement dans l'intervalle compris entré les deux premières côtes. Il s'insère au corps de l'os du bras derrière la grosse tubérosité, par un tendon applati. Il porte l'os du bras vers la cara-pace quand l'animal est à quatre pattes.

Un muscle dont l'action paroît être la même que celle du *releveur du bras,* s'attache à toute la face interne de l'os de l'épaule qui répond à la clavicule, et s'insère à toute la longueur de l'apophyse olécra-niforme ou grosse tubérosité de l'os du bras ; il est très-charnu et comme formé de deux portions.

Enfin l'analogue du *scapulo-radien* s'attache au bord antérieur de la cavité humérale, et s'insère sur la face externe et supérieure de l'os du bras par un tendon grêle qui s'étend même jusqu'à la base du radius : il étend le membre et le porte vers la tête.

ARTICLE V.

Des os de l'avant-bras.

A. *Dans l'homme.*

Dans l'homme, le quart inférieur de l'humérus s'élargit insensiblement par deux lignes saillantes qui, nées de ses deux côtés, s'écartent pour finir par deux tubercules considérables nommées con-dyles : l'interne *épitrochlée,* l'externe *épicondyle.* La ligne du côté interne est plus courte ; mais son condyle est plus saillant. Cette portion de l'humérus est donc comprimée d'avant en arrière ; la face antérieure est convexe, la postérieure plane. Entre les condyles le bord inférieur a deux éminences qui contournent ce bord. L'interne, en forme de poulie, c'est-à-dire de canal circulaire légèrement concave, est un peu oblique et son extrémité postérieure est plus large et plus en dehors ; il y a au-dessus un grand creux pour recevoir l'*olécrâne.*

La seconde éminence est simplement convexe, et finit en arrière, précisément sous le bord inférieur de l'os, ensorte que son circuit n'est que moitié de celui de la poulie.

L'os du coude, plus gros vers l'humérus, a une cavité sémi-circulaire, dite *sygmoïde,* qui reçoit la poulie de l'humérus sur laquelle elle est comme moulée. Son bord postérieur est formé par l'*olécrâne.* L'antérieur, plus saillant, par l'apophyse *coronoïde.*

Le plan dans lequel se fait le mouvement est dans l'axe du cubitus, et non dans celui de l'humérus, à cause de l'obliquité de la poulie ; ensorte que dans la flexion l'extrémité inférieure du cubitus est rapprochée du corps.

Cette extrémité est moins grosse que l'autre ; elle a une petite tête à face plate, à bord externe rond et saillant, à bord interne présentant une apophyse styloïde.

L'os du rayon a une tête ronde, à face articulaire légèrement cave, répondant à l'apophyse externe, ou petite tête de l'humérus, et pouvant

s'y mouvoir comme le cubitus sur la poulie. Mais
cette tête peut encore tourner sur son centre ; cela
est facilité par une facette articulaire du bord externe de l'apophyse coronoïde du cubitus, sur laquelle appuye le bord cylindrique de la tête du
radius. La tête inférieure, qui est beaucoup plus
large, sur-tout en dehors, a une facette semblable
qui appuye sur le bord externe de la tête inférieure
du cubitus ; et comme le bord opposé de cette tête
inférieure du radius est plus éloigné de l'axe de
mouvement, lorsque la tête supérieure tourne sur
son centre, ce bord décrit un cercle autour de la
petite tête du cubitus, et entraîne avec lui la main
qui tourne alors sur l'os sémi-lunaire, lequel pose
sur cette petite tête du cubitus, comme une porte
sur son gond.

De-là les mouvemens de *supination*, lorsque le
radius fait le bord externe de l'avant-bras, et que
la paume de la main est tournée en avant, et de
pronation, lorsque le radius fait le bord interne de
l'avant-bras, et que la paume de la main regarde
en arrière.

Les ligamens qui unissent à l'humérus et entre
eux les os de l'avant-bras sont de plusieurs sortes :
il y a d'abord autant de capsules articulaires que de
facettes correspondantes ; ensuite il y a, sur les
côtés du coude, deux ligamens. L'un vient du condyle interne, et se porte à l'apophyse coronoïde ; et
l'autre, venant de l'épitrochlée, se fixe au ligament
capsulaire du rayon. Quant aux deux os de l'avant-

bras, il sont maintenus en situation par le ligament inter-osseux, qui, du bord cubital du rayon, se porte au bord radial du cubitus, et par un petit ligament oblique, qui, du petit tubercule de l'olé-crâne, se porte obliquement à la tubérosité du radius.

B. *Dans les mammifères.*

Dans les *singes,* les os sont arrangés de même, excepté que, dans quelques-uns, comme le *cyno-céphale, les *mandrills,* les *magots,* les *guenons,* l'apophyse coronoïde du cubitus est plus étroite, et sa facette radiale plus profonde. Dans les *sapa-jous,* en général, on remarque un trou dont la ligne saillante interne de l'humérus est percée. Cet os est souvent percé au fond de la cavité qui reçoit l'olécrâne dans l'extension. Leur cubitus est plus comprimé.

L'articulation de l'avant-bras des pédimanes res-semble à celle des *sapajous.*

Les *chauve-souris* et le *galéopithèque* n'ont point de cubitus, ou au moins elles n'en ont qu'un rudiment qui a la forme d'un stilet-grêle, placé au-dessous du radius, qui demeure distinct jus-ques vers le quart inférieur. Il résulte de-là, que ces animaux n'ont point les mouvemens de pronation et de supination.

Dans les carnivores, l'olécrâne est comprimé, et prolongé plus en arrière que dans l'homme. La poulie n'est plus concave en avant, parce que la

facette radiale, en grandissant avec la tête du radius, a trop entamé l'apophyse coronoïde.

Dans les *chiens*, la tête du radius a une cavité
pour la petite tête de l'humérus, et une saillie pour
le sillon qui la sépare de la partie antérieure
de la poulie. La rotation du radius devient par-là
obscure. Le bord postérieur de l'échancrure sigmoïde entre dans le trou, dont le fond de la cavité
postérieure de l'humérus est percé. La saillie de
la ligne âpre extérieure est plus considérable.
L'interne a un trou comme dans les *sapajous*.

Malgré la briéveté des os dans la *phoque*, leur
articulation est la même.

Il en est de même dans quelques rongeurs, comme
le *paca*, l'*agouti*, le *castor* (ce dernier a la ligne
âpre externe très-saillante); dans d'autres, comme
le *cabiai*, le *lièvre*, le *rat*, l'apophyse coronoïde du cubitus est entièrement effacée; et on ne
voit que le radius à la partie antérieure de l'articulation. Sa tête forme un ginglyme, ayant une
cavité pour la petite tête de l'humérus, et une
saillie pour la portion antérieure de la poulie.

La *marmotte*, le *porc-épic*, etc. tiennent une
espèce de milieu par la petitesse de leur apophyse
coronoïde; il n'y a point de trou à la ligne âpre interne de l'humérus dans le dernier de ces animaux.

La *gerboise* a ses apophyses comme les singes.

Les pachydermes, (comme le *rhinocéros*, le
cochon, le *tapir*) ont le radius entièrement an-

érieur, et le cubitus postérieur ; ils font ensemble un seul mouvement de ginglyme dans une poulie unique. La petite tête de l'humérus est tout-à-fait effacée par en bas ; le radius est au bord interne, et le cubitus au bord externe de l'avant-bras. Quoique ces os soient distincts, il n'y a plus du tout de rotation possible.

Dans l'*éléphant*, la partie antérieure de la cavité sigmoïde, ou l'apophyse coronoïde, se partage en deux saillies à facettes caves, tournant sur les bords saillans d'une poulie unique. Entre elles est la tête de radius : elle est petite et appuie sur la saillie externe et sur le canal moyen de cette poulie ; car, comme elle est oblongue, elle ne peut y tourner. La partie inférieure du radius se porte au côté interne ; ainsi le bras est toujours en pronation. La tête inférieure du cubitus est plus grande que celle du radius, ce qui est unique parmi les mammifères.

Dans les animaux qui suivent, le cubitus n'est plus qu'un appendice immobile du radius, et sa cavité sigmoïde une continuation de la facette articulaire de la tête du radius, qui ne décrit sur une poulie unique qu'un mouvement de ginglyme.

Le cubitus est soudé au radius dans presque toute sa longueur chez les ruminans. On ne l'en distingue que par un sillon qui laisse cependant une fente en haut et en bas dans la *girafe*, les *cerfs* et quelques *gazelles*; en haut seulement dans les *vaches* et *moutons*, nulle part dans le *chameau* et le *dromadaire*.

On voit dans les solipèdes un sillon et une fente en haut.

Les pachydermes, les ruminans et les solipèdes ont la tête inférieure du radius comprimée d'avant en arrière, et le dos de la main toujours tourné en avant.

On voit par cette série de conformations que la rotation de la main devient d'autant plus difficile, que l'animal s'en sert moins pour la préhension, et qu'il emploie plus exclusivement son extrémité antérieure pour la station et la marche. En effet, ces derniers usages exigeaient une pronation constante et une fermeté qui était incompatible avec la possibilité de la supination.

C'est par une raison semblable que les *chauve-souris* et les oiseaux sont privés de cette rotation. Si leur main et leur radius avóient pu tourner, la résistance de l'air auroit produit ce mouvement à chaque coup d'aile, en auroit rendu le plan vertical, et le vol eût été impossible.

Voyons maintenant quelques animaux dont la structure n'a pu entrer dans l'aperçu général que nous venons de présenter.

Dans la *taupe*, la position de l'humérus est telle que sa tête inférieure est la plus élevée; ensorte que quoique l'avant-bras soit dans un état moyen entre la pronation et la supination, le coude se trouve en l'air, le radius et le pouce en dessous, et la paume tournée en dehors. Chaque condyle a une apophyse en forme de crochet regardant vers

l'épaule. L'olécrâne est très-prolongé , terminé par
une lame transverse. Le cubitus est comprimé en
lame longitudinale. Un ligament très-fort unit l'aponévrose palmaire et le poignet au condyle interne.
Le bord de la tête du radius se prolongeant sous la
petite tête de l'humérus , elle paroît ne pouvoir
tourner. Le trou existe à la ligne âpre intérieure de
l'humérus.

Dans le *phoque*, le cubitus est comprimé ; il y a,
au lieu de la grande échancrure sigmoïde , une
facette pour l'articulation avec l'humérus , et une
autre oblique pour celle du radius. Celui-ci a une
large tête qui frotte par son bord interne dans la
poulie. Son corps est comprimé et très-large par le
bas. Le trou existe à la ligne âpre interne. L'olé-
crane est comprimé , haut et court.

Dans le *lamantin* , les têtes supérieure et inférieure des deux os sont soudées.

Dans le *dauphin*, ces deux os sont comprimés et
plats , et paroissent unis par syncondrose avec l'humérus et le carpe.

Il en est de même dans le *cachalot*, et sans doute
dans tous les autres cétacés.

C. *Dans les oiseaux.*

Le bas de l'humérus des oiseaux est à-peu-près
comme dans l'homme. Il y a de même entre les
condyles deux apophyses articulaires, dont l'externe
n'est pas en portion de sphère , mais au contraire ,
comme une portion de roue ; de sorte que le radius

1.   T

peut bien se fléchir et s'étendre dessus, mais non y tourner sur son centre. Celle qui répond à la poulie est toute convexe et arrondie. Le cubitus s'étend et se fléchit dessus par une cavité qu'il a, et il porte aussi sur l'apophyse externe par une autre cavité moindre. L'olécrâne est très-court.

Le radius plus grêle que le cubitus lui demeure parallèle. Sa tête inférieure est plus petite que celle du cubitus; elle se termine par une facette triangulaire.

La tête inférieure du cubitus se termine en portion de poulie, sur laquelle le deuxième os du carpe exécute ses mouvemens pour l'adduction et l'abduction de la main.

Le *manchot* s'éloigne un peu de cette disposition. Les os de l'aile de cet oiseau sont étendus sur un même plan en forme de nageoire. Le radius et le cubitus sont entiérement applatis, et s'articulent par arthrodie à deux tubercules placés l'un au-dessus de l'autre, au bas du tranchant antérieur de l'humérus. Ensorte que l'aile du manchot est à celle des autres oiseaux, ce que le membre thorachique des cétacés est à celui des autres mammifères.

D. *Dans les reptiles.*

L'humérus du *crocodile* se termine par deux tubérosités arrondies. Sur l'externe tourne la tête cave du radius. Entre deux appuie la tête ronde convexe du cubitus, sans olécrâne ni cavité sigmoïde. Elle est la plus grande; c'est le contraire pour celle d'en bas.

C'est à peu près la même disposition dans le *ca-méléon*; mais les os y sont plus alongés, et la tête inférieure du radius est plus petite que celle du cubitus.

Dans la *grenouille*, l'os unique de l'avant-bras s'articule par une tête concave sur une grosse tubé-rosité ronde du bas de l'humérus entre ses deux ondyles. On voit, vers le bas élargi de cet os, un sillon de chaque côté, seul vestige d'une distinction en deux os.

Les deux os de l'avant-bras des *salamandres* sont situés l'un au-dessus de l'autre. Le cubitus qui est inférieur, et qui est un peu plus long que le ra-dius, n'a point d'olécrâne; mais il y a une espèce de rotule dans le tendon de ses muscles extenseurs. L'extrémité cubitale de l'os du bras est très-élargie; la facette articulaire qui la termine est convexe, et permet au radius et au cubitus de tourner ensemble en tous sens.

Les deux os de l'avant-bras des *tortues de mer* sont toujours dans un état forcé de pronation. Le radius qui est beaucoup plus long que le cubitus, auquel il est uni par une substance cartilagineuse, est inférieur et s'avance jusques sous le poignet.

Ces deux os se ressemblent beaucoup par leur extrémité humérale, formée d'une seule facette con-cave reçue sur une poulie correspondante de l'os du bras. Leur articulation est telle qu'ils peuvent se mouvoir ensemble latéralement et un peu de haut en bas pour l'action de nager.

T 2

ARTICLE VI.

Des muscles de l'avant-bras.

I. Les fléchisseurs.

A. Dans l'homme.

L'avant-bras de l'homme se meut sur le bras par un seul mouvement de flexion et d'extension.

Les muscles fléchisseurs sont :

1°. Le *biceps* ou *fléchisseur de l'avant-bras* (*scapulo-radien*) qui prend son attache par deux tendons ; l'un interne, qui lui est commun avec le muscle coraco-brachial, sur l'apophyse coracoïde ; il est fort court : l'autre externe, beaucoup plus long, qui naît du bord supérieur de la cavité glénoïde de l'omoplate, et glisse sur la tête de l'humérus, dans la gouttière qui est entre ses deux tubérosités Il s'insère inférieurement à un tubercule de la face cubitale du radius, un peu au-dessous de son cou.

2°. Le *brachial interne* (*huméro-cubitien*) a son attache au tiers cubital de la face antérieure de l'humérus, et s'insère par un tendon à une tubérosité qui est au-devant de l'apophyse coronoïde du cubitus.

B. Dans les mammifères.

Ces deux muscles sont dans les *singes* comme

dans l'homme ; mais le brachial interne y remonte jusques vers le cou de l'humérus.

Dans les carnivores, le *scapulo-radien* ne peut plus porter le nom de biceps, attendu qu'il n'a plus qu'une seule tête attachée au bord de la cavité glénoïde de l'omoplate : cependant la tête coracoïdienne de ce muscle est représentée dans *l'ours* par une petite languette que lui fournit le coraco-brachial.

Quant au *brachial interne*, il s'attache à la partie postérieure et externe de l'humérus, et il est situé au côté externe du scapulo-radien ; il s'insère au cubitus comme dans l'homme.

Il en est de même dans les rongeurs, les ruminans et les solipèdes : cependant, dans cette dernière famille, les hippotomistes ont donné à ces deux muscles les noms de *long* et *court fléchisseur de l'avant-bras.*

C. Dans les oiseaux.

Dans les oiseaux, le *long fléchisseur*, qui ne répond pas précisément au biceps, a une attache scapulaire tendineuse longue, et une humérale très-courte sous la tubérosité inférieure ; il s'insère au cubitus. Le *court* est extrêmement petit ; il a son attache à la ligne âpre interne, et se porte, en s'épanouissant un peu, sur la face interne de la tête du cubitus.

Il y a de plus le *profond fléchisseur* de Vicq-d'Azir. Il est attaché au condyle externe sous le court.

T 3

supinateur, et s'étend à tout le tiers supérieur du cubitus, où il s'insère à sa face radiale.

II. Les extenseurs.

A. *Dans l'homme.*

Dans l'homme, l'avant-bras est étendu par le *triceps brachial (scapulo-olécranien)* composé de trois portions qui se réunissent en un tendon commun inséré à l'olécrâne. On leur a donné des noms différens. La première, qui a son attache au bord de l'omoplate, sous la cavité glénoïde, a été appelée le *long extenseur.* La seconde, le *court extenseur ;* elle vient de la face postérieure de l'humérus au-dessous de sa tête. Enfin la troisième, qu'on nomme le *brachial-externe ;* s'attache à la face latérale externe de ce même os. Il y a encore un petit trousseau de fibres charnues qui vient du condyle externe de l'humérus, et qui s'insère à la partie supérieure du cubitus ; il est accessoire des précédens. On l'a nommé *anconé (épicondylo-cubitien.)*

B. *Dans les mammifères.*

Dans les *singes,* il y a de plus une quatrième portion, qui a son attache au tendon commun du grand dorsal et du grand rond. En outre, le tendon supérieur du long extenseur règne sur presque tout le bord inférieur ou costal de l'omoplate.

On retrouve aussi dans les carnivores cette quatrième portion ; mais, dans ces animaux, la partie

qui répond au *court extenseur* de l'homme se subdivise en plusieurs, qui ont leurs attaches en différens points de l'humérus. Cette portion se divise
en quatre dans le *chien*, chez lequel le brachial
interne est extrêmement large, et le long extenseur occupe tout le bord postérieur de l'omoplate;
elle se partage en deux dans le *chat*, qui a le long
extenseur et le brachial externe semblables à ceux
de l'homme.

Parmi les rongeurs, le *lapin* a trois portions
semblables à celles de l'homme. Il a de plus celle
qui vient du tendon commun du grand dorsal et
du grand rond, et un faisceau qui, ayant la
même origine que le long extenseur, se confond
très-haut avec le brachial interne.

Le *cheval* a les trois portions de l'homme; savoir, le long extenseur, que Bourgelat appelle *gros
extenseur*; il est triangulaire et extrêmement épais.
Le *brachial externe* ou *court extenseur*; et le
court extenseur ou *moyen extenseur* de Bourgelat.
Il a de plus la quatrième portion attachée au tendon commun du grand dorsal et du grand rond,
mais qui paroît tenir d'une manière plus évidente
au bord de l'omoplate.

Il semble que cette grande force et cette multipli-
cation des extenseurs de l'avant-bras dans les quadrupèdes, tiennent à leur utilité dans le mouvement
progressif; ils remplissent dans ces animaux, pour
l'extrémité antérieure, les mêmes fonctions que
les extenseurs du talon pour l'extrémité postérieure,

T 4

et ils font effort pour porter en avant le corps de l'animal quand le pied du devant a pris son point d'appui. Ces muscles n'existent pas dans les cétacés chez lesquels les deux os de l'avant-bras ne sont point mobiles sur celui du bras.

On trouve le petit muscle, appelé *anconé* dans l'homme, chez tous les animaux ci-dessus.

Les *chauve-souris* n'ont qu'un muscle fléchisseur de l'avant-bras et un extenseur. Le fléchisseur est formé supérieurement de deux ventres charnus, dont l'un s'attache au-dessus de la cavité humérale de l'omoplate, et l'autre à l'apophyse coracoïde. Leur tendon commun commence vers le tiers supérieur de l'os du bras, et s'insère à la face antérieure de l'extrémité humérale de l'os unique de l'avant-bras.

L'extenseur est aussi formé supérieurement par deux ventres, dont l'un des tendons s'attache derrière, et sur la grosse tubérosité de l'os du bras, et l'autre au-dessus de l'angle huméral de l'omoplate. Leurs fibres se réunissent vers le tiers supérieur du bras : elles forment bientôt après un tendon, qui passe derrière l'articulation et se fixe à l'olécrâne. Il y a dans son épaisseur une espèce de rotule.

C. *Dans les oiseaux.*

Les oiseaux ont le muscle extenseur de l'avant-bras, composé de deux portions ; une *scapulaire*, que Vicq d'Azir a nommée *long extenseur*, et une autre *humérale*, qui forme le court extenseur de cet anatomiste. Il y a aussi *un petit anconé.*

III. Les supinateurs.

Les os de l'avant-bras se portent l'un au-dessus de l'autre, et entraînent la main dans leur mouvement, de manière à ce que la paume regarde le ciel ou la terre : c'est ce qu'on appelle mouvemens de *supination* et de *pronation.*

A. *Dans l'homme.*

La supination s'opère dans l'homme, à l'aide de deux muscles, qu'on nomme *long* et *court supinateurs.*

Le court (*épicondylo-radien*) tient au condyle externe de l'humérus, et à la partie voisine de la capsule articulaire. Il va obliquement embrasser la partie supérieure du radius qu'il fait tourner sur son axe de dedans en dehors.

Le *long supinateur* (*huméro-sus-radien*) attaché également au condyle externe, mais au-dessus du précédent, produit un tendon grêle qui s'insère du bord externe de la tête inférieure du radius, qu'il fait tourner sur celle du cubitus de dedans en dehors.

B. *Dans les mammifères.*

Les *singes* ont absolument les mêmes muscles.

Les *chauve-souris* n'ont point de muscles destinés à produire la supination. Ce mouvement les droit privées de la faculté de voler.

Le *chat* et le *chien* ont le court supinateur seulement ; le long leur manque.

Le *lapin* n'a ni l'un ni l'autre.

Ils manquent également aux pachydermes, aux ruminans, et aux solipèdes.

C. *Dans les oiseaux.*

Ces animaux n'ont point de muscles supinateurs.

IV. Les pronateurs.

A. *Dans l'homme.*

La pronation s'effectue par deux muscles ; le *rond* et le *quarré pronateurs.*

Le *rond* (*épitrochlo-radien*) est placé à l'opposé du court supinateur. Il s'attache au condyle interne de l'humérus, et vient s'insérer à la partie supérieure interne du radius.

Le *quarré* (*cubito-radien*) est étendu directement entre les quarts inférieurs ou carpiens des os du coude et du rayon, à leur face interne.

B. *Dans les mammifères.*

Les *singes* et les carnivores ont ces deux muscles disposés de la même manière.

Les *chauve-souris*, qui n'ont qu'un os unique à l'avant-bras, ou seulement un rudiment d'os du coude, sont privées de muscles pronateurs.

Le *lapin* n'a que le rond pronateur, dont l'effet est extrêmement borné, vu le peu de mobilité du rayon.

Les ruminans et les solipèdes n'ont aucun pronateur.

ART. VI. *Des muscles de l'avant-bras.* 299

Dans les cétacés, qui n'ont point l'avant-bras mobile sur le bras, il n'y a aucuns des muscles propres
à le mettre en pronation ou en supination. Des rudimens aponévrotiques des muscles sont seulement
tendus sur toute la surface des os et affermissent
leur articulation.

C. *Dans les oiseaux.*

Les oiseaux ont deux muscles qui occupent la
place du rond pronateur, et qui ont des attaches
semblables ; ils paroissent servir de fléchisseurs.

Il y en a aussi un petit au même lieu que le court
supinateur qui semble destiné à fléchir l'avant bras ;
leur usage est absólument changé.

V. Muscles de l'avant-bras des reptiles.

La *grenouille* n'a point de muscle *biceps*, proprement dit ; il est remplacé par un autre beaucoup plus fort, qui est situé à la poitrine au-dessous
du grand pectoral. Il a les mêmes attaches. Arrivé
sur l'articulation du bras, il produit un fort tendon qui passe dans la gouttière humérale, et dans
un anneau tendineux produit par les deux portions du grand pectoral, au-dessous du deltoïde ; il
va s'insérer à l'extrémité humérale du radius, au-
dessous de la capsule : on pourroit le nommer
sterno-radien.

Il n'y a point de *brachial interne.*

Le *triceps brachial* est composé de trois portions, à peu-près comme dans l'homme, mais elles
sont proportionnément plus volumineuses.

Il n'y a qu'un *supinateur* qui s'insère sur le
poignet ; il vient du condyle externe.

Il n'y a aussi qu'un *pronateur* qui naît sur le
condyle interne, et s'attache au poignet.

Dans la *tortue de mer*, ces muscles sont presque
tous aponévrotiques, et ne produisent qu'un très-
petit mouvement, le membre étant changé en nageoire comme dans les cétacés. Ce sont les muscle
du bras qui, en général, produisent les mouve
mens de l'avant-bras.

ARTICLE VII.

Des os de la main.

La main est composée d'un grand nombre d'
qui en rendent les plus petites parties très-mobile
Les uns sont situés dans sa partie supérieure, ou
plus voisine de l'avant-bras. On les nomme os
carpe ou du poignet.

I. *Des os du carpe.*

A. *Dans l'homme.*

Ils sont petits, et présentent beaucoup de facet
qui correspondent aux différens points de leur a
culation ; ils sont disposés sur deux rangées, co
posées chacune de quatre os : la première de
rangées s'articule dans les fossettes des extrém

rpiennes du radius et du cubitus. Le radius leur
ésente une grande facette un peu cave, tronquée
rs le cubitus, et portant une pointe au côté interne.
a facette du cubitus est beaucoup plus petite.

Deux des petits os de la première rangée s'arti-
lent avec la facette du radius. On nomme l'un,
scaphoïde; et l'autre, le *sémi-lunaire*. Un troi-
ème est reçu sur la facette du cubitus; c'est celui
'on appelle *cunéiforme*. Ce dernier porte sur sa
ce interne, vers son bord cubital, un petit os
rrondi, qui fait saillie vers la paume de la main.
'après sa forme, ou d'après sa situation, on l'a
ommé *pisiforme*, ou *hors de rang*.

Les trois os de la première rangée qui s'articu-
nt avec l'avant-bras, sont maintenus par un liga-
ent capsulaire très-lâche, qui contient intérieu-
ement un cartilage inter-articulaire, dont la forme
st triangulaire. Il se porte aussi des fibres ligamen-
euses à l'os cunéiforme; elles viennent de l'é-
hancrure articulaire du cubitus. On les nomme le
igament transverse externe. Il y en a deux autres
peu près semblables du côté interne qui viennent
e l'apophyse stiloïde du radius : l'un se fixe à l'os
caphoïde, et l'autre au tubercule de l'os sémi-
unaire.

Quant à la seconde rangée des os du poignet,
eux sont articulés avec le scaphoïde. Ce sont,
e *trapèze* qui supporte la première phalange du
ouce; il a une éminence saillante au-dedans de la
main et le *trapézoïde*, sur lequel s'articule l'os

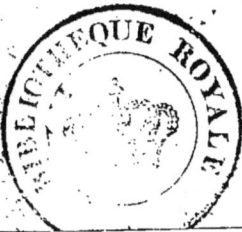

métacarpien de l'index. Vient ensuite le *grand os* qui s'articule, tant sur le scaphoïde que sur le sémi-lunaire, et qui supporte l'os métacarpien du doigt du milieu, et une petite portion de celui de l'annulaire. Enfin *l'unciforme* ou os *crochu*, qui s'articule sur le cunéiforme, supporte le doigt annulaire et l'auriculaire ou petit doigt, et produit à la paume de la main une grande apophyse en forme de crochet.

Le carpe se meut sur l'avant-bras en avant, en arrière et sur le côté ; mais les mouvemens de ses parties entre elles et avec le métacarpe sont à peine sensibles, quoique très-réels, afin de donner plus de douceur à ses mouvemens. Leur union est telle cependant, que toute la main peut être muë par un seul muscle, inséré à l'un des os qui la composent.

Une capsule articulaire unit la première rangée des os du carpe à la seconde, et une autre joint celle-ci aux bases articulaires des os métacarpiens. Quant aux autres ligamens du carpe, ils sont destinés à unir entre eux, de diverses manières, chacun des os, de sorte que leur figure et leur direction varient beaucoup.

B. *Dans les mammifères.*

Le carpe des *singes* a un os de plus que celui de l'homme. Il est situé entre les bases du pyramidal et du grand os ; il semble résulter d'un partage de l'os trapézoïde. Leur os pisiforme est plus illant, parce que sa forme est beaucoup alongée, qu'il sert, pour ainsi dire, de talon à la main. Il y a de plus, presque toujours, quelques points sifiés dans les tendons des muscles ; on les re- arde ordinairement comme des osselets surnumé- aires. Il y en a deux, par exemple, dans le *gibbon* le *magot* : l'un, dans le tendon du cubital ex- rne, sur le joint du pisiforme avec le cunéiforme ; autre, hors de rang, sur le bord du scaphoïde du trapèze : le premier manque dans les *sa- ajous.*

Dans les *rousettes*, il y a deux os au premier ang : savoir, un grand au bord radial ; et un très- etit à celui qui répond au cubital ; on retrouve les uatre os ordinaires du second rang : le troisième, elui qui correspond au second doigt, a une très- rande face au-dedans de la main.

Dans les carnivores, en général, mais particu- èrement dans les *chiens*, les *chats*, les *hérissons*, es *musaraignes*, les *ours* et les *phoques*, le caphoïde et le sémi-lunaire ne forment, par leur éunion, qu'un grand os. Dans les *chats*, il y a sur e bord interne du carpe un petit os surnuméraire, emblable au pisiforme de l'homme, mais situé au ord opposé. Le *pisiforme* des carnivores est fort longé, et fournit une espèce de talon aux pattes ntérieures. Cette dernière particularité n'a pas ieu dans le *phoque.*

L'os qui répond à celui qu'on nomme *grand os* ans l'homme, est fort petit du côté du dos de la main.

Ceux qui n'ont qu'un vestige de pouce, comme la *hyène*, ont le trapèze très-petit.

Le *glouton* est dans le même cas ; aussi a-t-il un appendice stiliforme de plus au carpe ; il est situé sous l'os scaphoïde.

Dans la *taupe*, il y a les mêmes neuf os que dans les singes, et de plus un grand os semblable à un fer de faux qui garnit le bord radial de la main dans toute sa longueur, et lui donne cette largeur et cette figure de pelle qui la rend propre au genre de vie de l'animal. La taupe a encore ceci de singulier, que ses doigts sont très-courts, recouverts par la peau, et qu'il n'y a que ses grands ongles qui soient visibles au-dehors.

Parmi les rongeurs, le *lièvre* a les os comme les singes ; mais le *castor*, la *marmotte*, l'*écureuil* et les *rats* ont, comme les carnivores, un os unique pour le scaphoïde et le sémi-lunaire. L'os surnuméraire est aussi grand que le pisiforme ordinaire, et souvent beaucoup plus. Il porte même quelquefois un second os surnuméraire, comme dans la *gerboise* et la *marmotte* ; ensorte qu'il y a de chaque côté un os hors de rang d'égale grosseur.

En général, dans les *rongeurs*, le pyramidal est divisé en deux, comme dans les *singes*. Le *porc-épic* n'en diffère qu'en ce que le pyramidal n'y est point divisé et qu'il y a un os surnuméraire entre le pisiforme et l'os métacarpien du cinquième doigt ; il est attaché sur l'os crochu.

Dans les *cabiais*, le scaphoïde et le sémi-lunaire

n'en font qu'un sans os surnuméraire. Il y en a cependant un petit dans le *cochon d'inde.* Le *paca* et *l'agouti* n'ont pas l'os pyramidal divisé, quoi-qu'il le soit dans le *cabiai* proprement dit, ainsi que dans le *cochon d'inde.* Ces deux animaux ont, pour tout rudiment du pouce, un petit os, situé sur le trapèze, avec lequel il est articulé. Dans la *mar-motte* et les *agoutis*, ce rudiment est composé de trois osselets.

Le *fourmilier didactyle* a quatre os au premier rang du carpe ; deux radiaux, un cubital et un long pisiforme, ou hors de rang. Il n'y a que deux os à la seconde rangée ; ils correspondent au se-cond et au troisième doigt. Sur le bord radial du premier, est un vestige de pouce, formé d'une seule pièce. Sur l'extrémité cubitale de l'autre, est un vestige bi-articulé du doigt annulaire ou qua-trième doigt, et un beaucoup plus petit, d'une seule pièce, rudiment du cinquième doigt.

Le *paresseux à trois doigts* n'a que cinq os au carpe : trois à la première rangée, parce qu'il n'y a point de pisiforme, et deux seulement à la seconde.

Le carpe des *pangolins* paroît avoir sept os comme celui des carnivores. Le *cachicame* en a huit, et un rudiment du petit doigt.

L'éléphant a huit os au carpe comme l'homme ; mais ils ont une autre configuration. Le pisiforme est alongé ; les autres sont en forme de coins.

Parmi les pachydermes, le *cochon* a, à sa pre-mière rangée, les quatre os de l'homme ; mais à

V

la deuxième, le trapèze est très-petit, et il ne port
pas même de vestige de pouce. C'est la même chos
dans le *tapir*, dont la main ne diffère de celle du c
chon, que parce que les doigts latéraux sont plus long
L'hippopotame est absolument dans le même cas

Quoique le *rhinocéros* n'ait que trois doigts
comme le pyramidal, le grand os et l'unciform
appartiennent chacun à un des trois, il ne manqu
que le trapèze ; mais il y a un os surnuméraire su
le bord du scaphoïde, et un sur celui de l'unciforme, comme dans le porc-épic.

Les ruminans ont les quatre os ordinaires à la pre
mière rangée ; mais ils sont plus étroits, à propor
tion de leur hauteur. La plupart en ont deux à l
seconde : le *chameau* cependant en a trois.

Les solipèdes en ont quatre à la première rangée
et trois à la seconde.

Les os du carpe des *dauphins* et des autres cé
tacés sont extrémement applatis, presque tous de
figure hexagone, formant comme un pavé par leu
réunion. Ils ont trois os à la première rangée, e
deux seulement à la seconde.

II. *Os du métacarpe.*

Chacun des doigts de la main est supporté à s
base par un os alongé, qui est uni avec les parei
des autres doigts, de manière à ne faire sur eu
que des mouvemens obscurs. On l'appelle os d
métacarpe.

A. *Dans l'homme.*

Le pouce, qui n'a que deux phalanges, est le seul doigt dont l'os du métacarpe puisse s'écarter, et se rapprocher des autres d'une manière sensible; aussi est-il opposable aux autres doigts. Tous les autres ne peuvent s'écarter au-delà de l'étendue que leur fixent des ligamens situés dans les espaces qui sont entre eux, et qu'on nomme *inter-métacarpiens.* Ces os sont en outre retenus sur la seconde rangée de ceux du poignet, par des ligamens articulaires qui sont en grand nombre. On les distingue en *palmaires*, en *sus-palmaires*, et en *latéraux.* Les os du métacarpe présentent à leur extrémité digitale un tubercule arrondi, sur lequel est reçue la première phalange de chaque doigt. A leur extrémité carpienne, on remarque plusieurs facettes : la principale correspond aux os du carpe, et les autres, plus petites et latérales, aux os métacarpiens voisins. Ces os sont à peu près droits dans l'homme.

B. *Dans les mammifères.*

Les mammifères ont généralement autant d'os du métacarpe qu'ils ont de doigts : à l'exception des ruminans, dans lesquels ces deux os se soudent dès la première jeunesse en un seul, qu'on nomme l'os du *canon.*

Ces os du métacarpe s'alongent d'autant plus, que les animaux marchent davantage sur l'extrémité des doigts, et qu'ils se servent moins de la main pour saisir.

Tout le métacarpe est relevé, et forme ce que l'on nomme vulgairement la jambe de devant dans les *chiens*, les *chevaux*, les *moutons*.

Dans le *paresseux à trois doigts*, les trois os du métacarpe sont soudés entre eux par leur base, et avec le rudiment d'un quatrième doigt, au moins dans l'individu adulte qu'on conserve au Muséum.

Les os du métacarpe sont aussi soudés les uns aux autres, et extrémement applatis dans les cétacés.

III. *Os des doigts.*

Les doigts sont les avances libres et mobiles qui terminent la main.

A. *Dans l'homme.*

Ils sont au nombre de cinq. Chacun d'eux, à l'exception du pouce, est composé de trois phalanges ou articles, dont le premier, ou celui qui est reçu sur l'os du métacarpe, est le plus long. Le plus petit est celui qui termine le doigt et qui porte l'ongle (*ongueal*). Il est facile de reconnoître ces phalanges les unes des autres. La première porte à sa base une facette articulaire concave, arrondie, qui correspond à l'extrémité digitale du métacarpe. La seconde porte à sa base une facette articulaire, formée par deux petites fosses, séparées l'une de l'autre, au moyen d'une petite ligne saillante; et la dernière enfin est terminée par une surface raboteuse et non articulaire.

Ces trois os vont en diminuant insensiblement

dé grosseur, et ils sont à peu près droits dans toute
leur longueur. Ils portent à chacune de leurs
extrémités une capsule articulaire et des ligamens
latéraux : beaucoup de fibres et de gaines ligamenteuses maintiennent en outre en situation les tendons des muscles de la main qui s'y insèrent.

B. *Dans les mammifères.*

En comptant les rudimens imparfaits et souvent
cachés sous la peau, il n'y a jamais moins de trois
doigts, ni plus de cinq dans les mammifères.

Les solipèdes en ont deux imparfaits et un parfait, en tout trois.

Le *rhinocéros*, trois parfaits.

Les *ruminans*, deux imparfaits, deux parfaits,
en tout quatre.

Le *tapir* et *l'hippopotame*, quatre parfaits.

Tous les animaux onguiculés en ont cinq, tant
parfaits qu'imparfaits.

Tout doigt parfait a trois phalanges, excepté le
premier du côté radial, ou le pouce, qui n'en a
jamais que deux. Elles peuvent se fléchir tout-à-
fait, mais non s'étendre au-delà de la ligne droite,
exceptée la première phalange, et quelquefois les
dernières, dans quelques genres.

Les quadrumanes ont, comme l'homme, le pouce
séparé et opposable aux autres doigts. C'est ce qui
forme le véritable caractère de la main ; mais le
pouce est toujours plus long dans l'homme, à proportion des autres doigts, que dans les quadrumanes,

dont la main n'égale point à cet égard la perfection de la nôtre. Il est même oblitéré et caché sous la peau dans le *coaïta* (*Simia paniscus*. Lin.).

La dernière phalange, ou celle qui porte l'ongle, est moins applatie et plus pointue que celle de l'homme. Les os du métacarpe et les premières phalanges sont aussi beaucoup plus courbés du côté de la paume de la main.

Les *roussettes* et les *chauve-souris* ont les phalanges excessivement alongées, principalement les dernières qui sont très-pointues, et qui ne portent point d'ongles : le pouce ne participe point à ces changemens. Il est court et onguiculé.

Dans les carnivores, le pouce reste parallèle aux autres doigts ; aussi ces animaux sont-ils privés de la faculté de pincer ou de saisir les petits objets. Dans le *phoque*, le pouce est plus long que les autres doigts Il leur est presqu'égal en longueur dans les *ours*, les *blaireaux*, les *ratons*, les *coatis*. Les *sarigues* l'ont de très-peu plus court.

Il est manifestement plus court dans les *belettes*, les *civettes*, les *chats* et les *chiens*.

Il est oblitéré et réduit à une seule phalange dans la *hyène*.

La forme des dernières phalanges et des secondes est très-remarquable dans la famille des *chats*, animaux qui ont la faculté de relever leurs ongles, afin qu'ils ne s'émoussent pas en appuyant sur le sol dans la marche.

La seconde phalange est triangulaire. Deux de

faces sont latérales, et la troisième plantaire, inférieure. Du côté interne ou de celui qui regarde le pouce, la face latérale présente une espèce de torsion telle, que la partie moyenne est oblique et comme échancrée.

La troisième phalange, ou celle qui porte l'ongle, est plus singulière encore par sa forme, ses articulations et ses mouvemens.

La figure de cette phalange est celle d'un crochet fait de deux parties : l'une, dirigée en avant, courbée, tranchante et pointue, reçoit l'ongle, dont la forme est à peu près la même. La base de cette première portion fait une espèce de capuchon osseux dans lequel est reçue la base de l'ongle comme dans une gaine, mais de manière à ne pouvoir être repoussée en arrière. La seconde partie du crochet est placée en arrière : elle s'élève presque verticalement, et n'est articulée qu'à sa portion la plus inférieure : elle se prolonge au-dessous de l'articulation en deux appendices, qui donnent attache aux muscles propres à faire saillir l'ongle, ou à fléchir la phalange, ce qui revient au même. L'articulation de cet os est en effet disposée de manière que, dans son extension, qui se fait beaucoup au-delà de la ligne droite, il éprouve un véritable renversement en-dessus et en-arrière sur la seconde phalange du côté interne ou radial, de sorte que l'échancrure latérale de la seconde phalange sert alors à loger la troisième, et que, dans cet état, la pointe de l'ongle, bien loin de toucher le sol, regarde le ciel.

V 4

Cette position renversée est celle du repos. La phalange y est maintenue par deux sortes de ligamens : savoir, la capsule articulaire, et deux ligamens latéraux qui viennent de la seconde phalange.

Dans l'ordre des rongeurs, il y a un pouce parfait, mais plus court dans les *lièvres*, les *castors*, les *gerboises :* un pouce oblitéré de deux phalanges dans les *écureuils*, les *rats*, les *porcs-épics*, le *paca*, *l'agouti*, etc. enfin un pouce oblitéré d'une seule pièce dans le *cabiai*, le *cochon d'inde*, la *marmotte*, etc. En général, les dernières phalanges sont très-étroites, alongées, presque droites et pointues. Il faut en excepter cependant le grand *cabiai*, dont les dernières phalanges sont triangulaires et enveloppées dans un véritable sabot corné.

Les édentés offrent beaucoup de variations dans le nombre des doigts du pied de devant. En effet, le *tamanoir* et le *fourmilier à quatre doigts*, ou *tamandua*, ont le pouce oblitéré. Il est aussi oblitéré, de même que le cinquième doigt, dans le *paresseux tridactyle* ou *l'aï*, qui présente beaucoup d'autres particularités très-remarquables ; car ses trois doigts parfaits se soudent quelquefois entre eux par les bases des os métacarpiens, ce qui gêne considérablement leurs mouvemens ; ensuite chacun de ces doigts n'est composé que de deux phalanges, dont les articulations, tant sur les os du métacarpe que sur elles-mêmes, ont lieu par des poulies, dont les rainures sont étroites et très-profondes. Il résulte de cette disposition, que les moumens latéraux sont absolument impossibles. Enfin la dernière phalange est beaucoup plus longue que la première : elle est recouverte par l'ongle dans presque toute sa longueur ; elle présente aussi à sa base une espèce de gaine osseuse ou de capuchon, qui est beaucoup plus profond en dessous qu'en dessus.

Le pouce, le deuxième et le cinquième doigt sont oblitérés dans le *fourmilier didactyle*, et le *paresseux à deux doigts* ou *unau*.

L'éléphant a cinq doigts parfaits ; mais tous les cinq sont presque entièrement cachés sous la peau épaisse qui enveloppe le pied.

Dans les animaux à sabots qui ont quatre doigts, comme le *cochon*, le *tapir* et *l'hippopotame*, on voit aussi un petit os qui est le rudiment du pouce. Le *cochon* a ses deux doigts de côté plus courts et ne touchant point à terre : ils sont cependant parfaits quant au nombre des os qui les composent. Dans ces animaux, la dernière phalange est moulée dans l'intérieur de la corne qui termine le pied.

Les ruminans n'ont, comme nous l'avons vu, qu'un seul os du métacarpe qui supporte les deux doigts, qui forment ce que l'on nomme le pied fourchu. Plusieurs espèces ont encore à la racine des deux doigts parfaits deux petits os, souvent revêtus d'onglets, qui représentent deux autres doigts. La dernière phalange de chaque doigt est toujours de forme triangulaire. Deux des faces sont latérales : celle qui regarde le doigt voisin est plane ; l'autre est convexe.

Dans le *cheval* et les autres solipèdes, il n'y a, pour tout vestige des doigts latéraux, que deux stilets placés aux deux côtés de l'os du canon. Les trois phalanges du doigt unique qui existe portent le nom de *paturon*, de *couronne*, et d'os du *petit pied*. Cette dernière phalange a la forme du sabot; elle est arrondie, plate en dessous, convexe en dessus.

Les cétacés ont toutes les phalanges applaties, réunies en nageoire et souvent cartilagineuses. Tels sont, en particulier, le *marsouin*, le *dauphin*, le *cachalot*.

IV. *Des os de la main dans les oiseaux.*

Il n'y a qu'une seule rangée au carpe des oiseaux; la seconde paroissant soudée à la partie qui représente le métacarpe.

Cette rangée n'est formée que de deux os. Un radial de figure rhomboïde, qui empêche le métacarpe de trop s'étendre, et un cubital, en forme de chevron, dans l'angle rentrant duquel s'emboîte le bord cubital de l'os du métacarpe. Il a souvent un tubercule qui répond au pisiforme des mammifères.

L'os du métacarpe est fait de deux branches soudées par leurs extrémités.

Il porte, au côté radial de sa base, sur une apophyse particulière, ou même sur un petit os séparé, un os stiloïde, qui tient lieu de pouce. Sur l'extrémité de cet os du métacarpe, il y a un long doigt, composé de deux phalanges. La première est presque rectangure, comprimée comme un couteau ; la seconde est roide. Il y a aussi un doigt court, d'une seule phalange, qui a la figure d'un stilet.

Le pouce porte les pennes bâtardes. Le grand doigt et le métacarpe, les pennes primaires. Le petit doigt n'en porte aucune ; il est caché sous la peau.

Tous les os de la main, ou de l'aile des *manchots*, sont applatis comme des lames minces.

V. *Des os de la main dans les reptiles.*

La *grenouille*, le *crapaud* et la *salamandre* ont le carpe formé de trois rangées : la première est faite de deux os, un radial et un cubital ; la seconde de trois, dont le plus grand porte un rudiment de pouce à deux articles ; la troisième rangée est aussi composée de trois os ; le second doigt porte sur le premier de ces os ; le quatrième doigt est articulé sur le second os ; le doigt du milieu sur l'un et l'autre ; le petit doigt sur le troisième os : la première rangée touche la troisième en dessous, parce que la deuxième est cunéiforme. Il n'y a point d'os hors de rang.

Dans la *tortue bourbeuse*, la première rangée est d'un seul os qui sépare le radius du cubitus : la seconde rangée est formée de deux os et d'un petit hors de rang, situé sur le bord cubital : la troisième rangée est composée de cinq, dont un pour chaque os du métacarpe.

Dans la *tortue franche*, il y a trois os au

premier rang : le cubital étant plus long, les deux
du devant ne vont pas plus avant. La troisième
rangée est composée de trois os seulement pour
les cinq os métacarpiens , et d'un petit os hors de
rang , situé du côté radial.

Le *crocodile* a la première rangée formée de
deux os longs parallèles : plus , deux petits os hors
de rang radiaux.

Le nombre des phalanges varie dans ces animaux.

Le *crocodile* a la main arrondie ; deux phalanges
au pouce, trois au second doigt, quatre au doigt du
milieu et au quatrième , et trois seulement au cinquième.

Le *caméléon* a trois doigts d'un côté , et deux
de l'autre, qui forment, avec les trois qui leur sont
opposés, une espèce de tenaille. Le nombre des
phalanges, est le même que dans le crocodile , à
l'exception du cinquième doigt qui en a quatre.

La *salamandre* a le cinquième doigt oblitéré, et
son pouce n'a que deux phalanges.

La *grenouille* n'a qu'une seule phalange au
pouce , qui est oblitéré ; elle en a deux seulement
aux deux doigts qui suivent , et trois aux deux
autres.

La main de la *tortue franche* est applatie,
alongée, en forme de nageoire, terminée en pointe ;
elle a deux phalanges au pouce , trois aux trois
doigts suivans , et deux seulement au dernier.

La même conformation a lieu dans la *tortue bourbeuse*, si ce n'est que sa main est plus arrondie.

ARTICLE VIII.

Des muscles de la main.

I. *Muscles du carpe et du métacarpe.*

A. *Dans l'homme.*

Les muscles qui agissent sur le carpe et le métacarpe prennent les noms de *radiaux* et de *cubitaux,*
selon le bord de l'avant-bras, le long duquel ils sont
tendus; et ceux *d'internes* et *d'externes*, d'après
le condyle de l'humérus auquel ils s'attachent.

Il n'y a, parmi les os du carpe, que l'os *pisiforme* qui donne insertion à un de ces muscles.
C'est le *cubital interne* (*epitrochlo-carpien*) qui
a son attache fixe au condyle interne de l'humérus,
et à la face postérieure du cubitus, et s'étend le
long du bord cubital de l'avant-bras.

Le *cubital externe* (*cubito sus-métacarpien*)
attaché à l'autre condyle, et marchant en dehors
du muscle précédent, se porte à la base externe
de l'os métacarpien du petit doigt.

Le *radial interne* (*epitrochlo-métacarpien*) venant du condyle interne de l'humérus, donne un
tendon qui passe sous le crochet de l'os unciforme
pour aller s'attacher à la base de l'os métacarpien
de l'index.

Il y a deux *radiaux externes* venant du condyle
externe, marchant au-dessus l'un de l'autre au côté
externe du radius, et allant s'insérer: *le premier*,
(*humero sus-métacarpien*) à la base externe de

l'os métacarpien de l'index ; le *second*, (*epicondyl* *sus-métacarpien*) à celle du *médius*.

B. *Dans les mammifères.*

Les *singes* ont ces cinq muscles comme l'homme, ainsi que le *chat* et *l'ours*.

Le *chien* n'a qu'un seul radial externe qui se divise en deux tendons. Le *lapin* est dans le même cas.

Dans tous les animaux multidigités, les muscles externes approchent, en agissant de concert, le dos de la main de celui de l'avant-bras.

Les internes produisent le mouvement contraire. Les cubitaux, en agissant de concert, portent la main en dehors vers le bord cubital de l'avant-bras, et les radiaux opèrent le mouvement contraire.

Dans les animaux à canon, chez lesquels la main ne peut se fléchir et s'étendre, le *radial extern* (*extenseur droit antérieur du canon*, Bourgelat) s'attache à la base antérieure du métacarpe ou canon, et l'étend.

Le *radial interne* (*fléchisseur interne*, Bourgelat) s'insère à sa base postérieure. Le *cubital interne* (*fléchisseur oblique*, Bourgelat) s'insère à l'os analogue au pisiforme ; et le *cubital extern* (*fléchisseur externe*, Bourgelat) à ce même os et se prolonge sous ceux du carpe.

Tous ces muscles sont autant de fléchisseurs.

Les muscles qui meuvent la main ou le poignet de la *chauve-souris* sont en petit nombre, mais ils sont très-remarquables.

L'analogue du *cubital externe* s'attache à l'humérus, et à la convexité du radius jusqu'à sa moitié.
Son tendon s'insère à la partie supérieure et interne
du carpe, qu'il étend par un mouvement d'abduction.

L'analogue du *cubital interne* vient d'une portion charnue, commune à tous les muscles de l'avant-
bras; il s'insère au côté externe de la première phalange du dernier doigt. C'est un fléchisseur, ou
adducteur du carpe.

L'analogue de *l'adducteur du pouce* vient aussi
de la portion charnue commune : il porte obliquement son tendon sur la face supérieure de l'avant-
bras, en croisant le tendon du cubital externe. Il
se fixe au côté interne du carpe, à la base du
pouce.

C. *Dans les oiseaux.*

Le métacarpe des oiseaux ne peut ni se fléchir,
ou se rapprocher de la face interne, ni s'étendre
ou se rapprocher de la face externe de l'avant-bras.
Il ne peut exécuter que l'adduction en se rapprochant du radius, et l'abduction en se rapprochant
du cubitus. Mais comme il n'y a que ces deux mouvemens, on pourroit leur donner les noms d'extension et de flexion, comme l'a fait Vicq-d'Azir ; néanmoins, pour qu'il soit plus aisé de les comparer à
ceux de l'homme, nous leur laisserons les premiers
noms.

Le *cubital interne* a la même position que dans

les mammifères. Il s'attache de même au condyle interne, et va s'insérer au tubercule de l'os en forme de chevron. Il y a un petit muscle sous le précédent, auquel il est parallèle ; il produit un long tendon, qui donne des languettes à toutes les pennes secondaires, et qui s'insère au bord postérieur du métacarpe.

Le *cubital externe* est placé sur la face postérieure du cubitus. Son tendon passe entre la première penne secondaire et la dernière primaire pour s'insérer au bord interne de la base de l'os du métacarpe.

Le *radial* est unique, mais composé de plusieurs portions qui viennent du condyle externe, et une du radius. Le tendon commun s'insère au tubercule du métacarpe qui porte le pouce : c'est quelquefois un osselet séparé, comme nous l'avons vu.

D. *Dans les reptiles.*

Dans les *tortues* de mer qui ont le carpe applati et propre à nager, les muscles ne sont que de simples bandelettes de fibres aponévrotiques, qui affermissent chacune des articulations.

Nous n'avons pu encore examiner ceux des autres reptiles.

II. *Muscles des doigts.*

Les muscles des doigts sont des *extenseurs*, des *fléchisseurs*, des *adducteurs*, des *abducteurs* : ils sont communs ou propres, et longs ou courts c'est-à-

...ḯre, ou! situés le long de l'avant-bras , ou prove-
...ḭants seulement du carpe et du métacarpe.

A. *Dans l'homme et les mammifères.*

Les muscles longs des doigts.

1°. Les *extenseurs* , ils sont tous situés à la face
...xterne.

L'extenseur commun (*epicondylo sus-onguien*)
...ient du condyle externe de l'humérus. Il donne
...es languettes à tous les doigts , excepté au pouce.
...On le trouve dans tous les quadrupèdes. Le nombre
...e ses languettes égale celui des doigts , sans comp-
...er le pouce : quatre dans la plupart ; deux dans les
...ruminans , un dans les solipèdes. C'est l'*extenseur
...ntérieur* de Bourgelat , et l'*extenseur du pied* de
...a Fosse.

L'extenseur propre du petit doigt (*epicondyli
...us-onguien*) placé du côté cubital du précédent ,
...les mêmes attaches. Dans l'homme , il ne donne
...e languette qu'au petit doigt. Dans les *singes* , il
...n donne aussi une au quatrième. Dans les *chiens*
...t les *ours* , il en donne une troisième au médius.
...Dans le *chat* , au lieu d'un seul muscle , il y en a
...eux, un pour le petit ou dernier doigt , et un
...our le quatrième et le troisième. Dans le *lapin* ,
...n'y en a qu'un seul qui donne deux languettes ,
...omme dans les singes.

Dans les ruminans , l'extenseur du petit doigt
...end le doigt externe ; et l'extenseur de l'index
...doigt interne.

1

X

Dans le *cheval*, il y a deux muscles : un plus éloigné de *l'extenseur antérieur* analogue de l'extenseur commun. Il a été nommé l'*extenseur latéral* par Bourgelat, et l'*extenséur du paturon* par la Fosse. Son tendon va au côté de la première phalange du doigt unique. Un second placé entre deux, dont le tendon, après être passé au-devant du carpe, va s'unir obliquement à celui du précédent. Les hippotomistes cités regardent ce tendon comme une digitation de l'extenseur antérieur.

L'extenseur propre de l'index (*cubito sus-onguien*) est situé profondément contre la partie inférieure externe des os de l'avant-bras dans l'homme. Il ne donne de tendon qu'à l'index ; mais il est quelquefois accompagné d'un extenseur propre du médius.

Dans les *singes*, il donne un tendon à l'index et un au médius.

Dans le *chien* et le *chat*, il est comme dans l'homme, mais il s'étend jusqu'à la dernière articulation. Il manque tout-à-fait dans le *lapin*, les *ruminans* et le *cheval*.

Le pouce a *deux extenseurs propres*.

Le *long* (*cubito sus-phalangien*) placé au-dessus de l'extenseur de l'index, passant sous le ligament annulaire externe, et étendant son tendon jusqu'à la première phalange.

Le *court* (*cubito sus-onguien*) placé au bord radial du précédent, dont le tendon accompagne celui de l'abducteur, et s'étend jusqu'à la deuxième phalange.

Dans les *singes*, le dernier unit intimement son tendon à celui de l'abducteur, ou manque tout-à-fait.

Le *court extenseur du pouce* manque dans le *chat*, le *chien*, l'*ours* et le *lapin*. Le long existe dans ces espèces, et donne dans l'*ours* un tendon à l'index.

Les ruminans et le *cheval* n'ont ni l'un ni l'autre.

2°. *Les abducteurs des doigts.*

Le *long abducteur du pouce (cubito sus-méta-carpien)* placé au-dessus et du côté radial des précédens, croise les tendons des radiaux sur la tête inférieure du radius, se porte au côté radial de l'os métacarpien du pouce.

Il existe de même dans les *singes*, les *chiens*, les *chats*, les *ours*, les *lapins*, etc.

Dans le *cheval* et dans les ruminans, il s'attache au côté interne de la base de l'os métacarpien unique, et devient *l'extenseur oblique du canon* de Bourgelat.

5°. *Les fléchisseurs des doigts*, ils sont tous à la face interne.

Le *fléchisseur sublime (epitrochlo-phalangi-en)* est un composé de plusieurs muscles distincts, qui s'unissent de différentes manières, et finissent par fournir des languettes tendineuses perforées aux doigts qui suivent le pouce.

Le *long fléchisseur du pouce* (radio-sous-onguien) paroît lui être uni d'une manière fort intime. Il est à son côté radial ; il s'étend jusqu'à la deuxième phalange.

Le *fléchisseur profond* (cubito-sous-onguien), placé contre les os, donne des languettes perforantes aux quatre doigts qui suivent le pouce. Telles sont les choses dans l'homme.

Dans les *singes*, il n'y a pas de *long fléchisseur du pouce ;* mais le profond se partage en cinq languettes, dont une va au pouce, doigt auquel le sublime n'envoye pas de tendon.

Dans le *chien*, le *fléchisseur du pouce* unit son tendon à celui du profond, duquel il se resépare ensuite pour se porter au pouce, à sa deuxième phalange.

Le *fléchisseur sublime* donne une languette à la première phalange du pouce, mais elle n'est point perforée.

Il en est de même dans le *chat ;* mais le fléchisseur du pouce n'y est pas si distinct du profond, qui, au reste, se divise assez visiblement en autant de muscles que son tendon produit de languettes.

Dans le *lapin*, le profond donne une languette au pouce, mais non le sublime.

Dans les ruminans, le fléchisseur sublime et le profond donnent chacun deux languettes, et le fléchisseur du pouce unit son tendon à celui du fléchisseur profond.

Dans le *cheval*, il y a deux muscles également ; l'un perforant, et l'autre perforé, mais qui ne donnent chacun qu'une languette.

B. *Dans les oiseaux.*

Les doigts des oiseaux ne pouvant exécuter que l'adduction et l'abduction, les muscles précédens ont changé d'usage chez ces animaux, et ces deux fonctions ont été réparties entre les muscles, sans rapport constant avec la face de l'avant-bras à laquelle ils adhèrent ; ensorte que si on donnoit à *l'adduction* le nom *d'extension*, et à *l'abduction* celui de *flexion*, comme on le pourroit, les fléchisseurs ne seroient pas tous à la face interne, ni les extenseurs tous à l'externe. Les fléchisseurs de l'homme seroient même devenus extenseurs.

1°. *Les adducteurs.* (*Extenseurs* de Vicq-d'Azir.)

L'adducteur de la première phalange répond au *fléchisseur sublime.* Il est attaché au condyle interne, marche au-dessus du cubital interne, passe sur la face interne de l'os en chevron, le long du dos du métarcarpe, et s'insère à la base de la première phalange du grand doigt.

L'adducteur interne de la deuxième phalange répond au *fléchisseur profond.* Il marche le long de la face interne du cubitus. Son tendon s'étant rapproché de celui du précédent va plus loin jusqu'à la base de la deuxième phalange ; il n'y a pas de perforation.

X 5

L'adducteur du pouce répond au *long fléchisseur du pouce ;* il est placé entre le précédent et l'os cubitus. Son tendon va à la base du bord radial de l'os du pouce.

L'adducteur externe de la deuxième phalange répond à *l'extenseur propre de l'index ;* il est attaché au condyle externe, et situé le long de la face externe du radius. Son tendon s'étend sur le dos du métacarpe, et va jusqu'à la base radiale de la deuxième phalange du grand doigt.

2°. *Les abducteurs (fléchisseurs* Vicq-d'Azir).

L'abducteur commun qui répond à *l'extenseur commun de l'homme.* Il s'attache au condyle externe, marche en dehors du précédent le long de la face externe du radius. Son tendon, parvenu vis-à-vis le carpe, se divise en deux : un pour la base cubitale de l'os du pouce ; l'autre pour celle de la première phalange du grand doigt.

La main de l'homme a encore un grand nombre de muscles courts qui viennent des os du carpe ou du métacarpe, et qui se terminent aux doigts.

L'un est superficiel, placé sous la peau de la paume de la main, à laquelle il est attaché d'une part ; et de l'autre, aux aponévroses palmaires. On le nomme *la chair quarrée, le palmaire cutané (palmo-cutien).*

Des autres muscles, les uns appartiennent au pouce. Tels sont :

Le *court abducteur (carpo sus-phalangien) ;* il vient de l'os trapèze, et s'insère au bord externe des deux phalanges du pouce.

Le *court fléchisseur* (*carpo-phalangien*) naît de presque toute la face inférieure des os du carpe, et se termine à la première phalange.

L'opposant (*carpo-métacarpien*); il vient du ligament du carpe et de l'os trapèze, et s'insère à l'os du métacarpe qui soutient le pouce.

L'adducteur (*métacarpo-phalangien*); il s'étend du premier et du second os du métacarpe à la première phalange du pouce.

Le petit doigt a aussi deux petits muscles propres, qu'on nomme : l'un,

Le *court fléchisseur* ou *opposant* (*carpo-méta-carpien*); il s'attache à l'os crochu, et s'insère à l'os du métacarpe du côté interne ; il rend concave la paume de la main, et fléchit le petit doigt.

L'autre, *l'abducteur* (*carpo-phalangien*); il naît aussi sur l'os crochu, et s'attache au bord externe de la première phalange.

Enfin il est de petits muscles de la main communs à tous les doigts. Ce sont :

Les *lombricaux* (*palmo-phalangiens*); ils sont au nombre de quatre ; ils s'attachent sur les tendons du muscle fléchisseur profond, et s'insèrent aux côtés internes des premières phalanges des doigts, excepté le pouce. Ils sont auxiliaires du muscle fléchisseur profond.

Les *inter-osseux inférieurs* ou *internes*, et les *supérieurs* ou *externes* (*métacarpo sus-phalangiens*), qui occupent les intervalles compris entre les

X 4

os métacarpiens , et qui s'insèrent aux deux côtés et au-dessus de la première phalange de chaque doigt.

Les *chauve-souris* n'ont qu'un seul extenseur et des fléchisseurs des doigts.

L'extenseur des doigts est un petit muscle qui vient du condyle externe de l'humérus , passe sur le carpe , et produit un tendon extrêmement fin qui se porte sur la convexité de chacune des phalanges , et se termine à la dernière.

Le *fléchisseur commun* vient de la masse charnue du bord interne de l'avant-bras ; il produit un tendon grêle qui passe sous le carpe , où il produit cinq petites languettes qui vont s'unir au fléchisseur propre de chacun des doigts.

Enfin les *fléchisseurs propres* , qui sont au nombre de quatre , prennent naissance sur le carpe, à la base des premières phalanges , où ils forment un petit corps charnu qui reçoit le tendon du fléchisseur commun , et il se continue avec lui jusqu'à l'extrémité du doigt, dont il fléchit les phalanges les unes sur les autres.

Le pouce paroît avoir aussi de petits muscles particuliers, dont les fibres courtes viennent de toute la face palmaire du carpe, et forment une petite pyramide , dont le sommet se fixe à la base de la première phalange.

Dans les cétacés, les muscles des doigts ne sont que de simples bandelettes aponévrotiques, propres

affermir les rudimens des os qui ne sont plus modes les uns sur les autres.

C. *Dans les reptiles.*

Les muscles de la main de la *grenouille* et de
salamandre sont à-peu-près les mêmes que ceux
de l'homme.

Ceux du pouce manquent, excepté l'*exténseur*.
Il vient du condyle externe, et s'insère aux dernières phalanges.

Il y a un extenseur des deux derniers doigts qui
naît aussi du condyle externe, et qui s'insère à leurs
dernières phalanges.

Les autres muscles varient peu.

Dans les *tortues* de mer, les muscles de la main
sont remplacés par des trousseaux de fibres aponévrotiques et tendineuses qui affermissent les articulations dans l'action de nager.

Nous n'avons pas eu encore occasion de les étudier dans les autres reptiles.

TABLEAU de la longueur en mètres des différen...
parties du membre pectoral dans les mammifères.

NOMS.	TOTAL.	BRAS.	AVANT-BRAS.	CARPE.	MÉTA-CARPE.	DOIGT
Homme	0,79	0,33	0,26	0,03	0,07	0,19
Saï	0,28	0,10	0,11	0,01	0,02	0,04
Orang.	0,38	0,12	0,14	0,01	0,04	0,07
Pongo	1,00	0,35	0,38	0,03	0,10	0,14
Roussette . . .	0,575	0,11	0,15	0,015	0,11	0,19
Chauve-souris .	0,19	0,035	0,06	0,005	0,05	0,04
Taupe.	0,105	0,02	0,02	0,05	0,015	
Hérisson	0,14	0,04	0,04	0,03	0,015	0,01
Ours marin. . .	0,88	0,30	0,33	0,03	0,10	0,12
Glouton	0,34	0,12	0,12	0,01	0,03	0,06
Raton.	0,33	0,10	0,13	0,01	0,03	0,06
Loutre.	0,24	0,09	0,08	0,01	0,03	0,03
Phoque	0,30	0,08	0,11	0,02	0,02	0,07
Lion.	0,85	0,31	0,30	0,03	0,10	0,11
Chat.	0,27	0,09	0,11	0,01	0,03	0,03
Loup	0,53	0,18	0,19	0,02	0,07	0,07
Sarigue	0,19	0,06	0,08	0,01	0,02	0,02
Lièvre.	0,29	0,10	0,12	0,01	0,03	0,03
Cochon-d'Inde .	0,11	0,04	0,04	0,01	0,01	0,01
Aï.	0,51	0,19	0,18	0,01	0,03	0,10
Phatagin. . . .	0,15	0,05	0,05	0,005	0,01	0,04
Éléphant. . . .	1,53	0,77	0,48	0,11	0,10	0,07
Cochon	0,67	0,20	0,24	0,04	0,09	0,10
Rhinocéros. . .	1,42	0,46	0,53	0,08	0,20	0,15
Dromadaire . .	1,49	0,35	0,57	0,06	0,30	0,21
Giraffe	2,44	0,51	0,91	0,08	0,72	0,22
Bœuf	1,00	0,26	0,34	0,04	0,18	0,18
Cerf.	1,10	0,25	0,38	0,04	0,27	0,16
Cheval.	0,92	0,22	0,34	0,04	0,18	0,14
Dauphin. . . .	. . . . 0,22 en tout.					
Marsouin . . .	. . . . 0,18 en tout.					

ARTICLE IX.

De l'extrémité antérieure dans les poissons.

1°. *Des os.*

L'extrémité antérieure des poissons est leur nageoire pectorale. Elle est composée, comme toutes
leurs nageoires, d'un certain nombre de rayons
ou de filamens osseux, formés chacun d'une
multitude d'articulations, et soutenant une membrane commune. Il y a quelquefois un ou deux de
ces rayons qui sont d'une seule pièce osseuse. On
les nomme épineux.

Dans la plupart des poissons, cette nageoire se
meut dans un plan horizontal, qui est à-peu-près
perpendiculaire à son propre plan ; c'est-à-dire,
que dans l'état de repos, elle est collée contre le
côté du corps, et qu'elle peut s'en écarter plus ou
moins jusqu'à faire avec lui un angle droit ou plus
que droit.

Mais dans quelques-uns, comme les *raies*, les
squales, etc. les deux nageoires sont dans un même
plan horizontal, et lorsqu'elles se meuvent, elles
frappent de haut en bas, ou de bas en haut, suivant une direction verticale.

La nageoire pectorale ne manque qu'à un très-
petit nombre de poissons, comme les *murènes*,
les *cécilies*, etc.

Dans ceux qui l'ont, elle est généralement articulée et attachée fixement avec la tête, dans les
poissons osseux, ou avec l'épine dans les *raies*, etc.

Dans les *raies*, les nageoires pectorales forment
les grandes ailes qui donnent au corps une forme
rhomboïdale. Elles sont formées d'une quantité
immense de rayons, très-rapprochés, à beaucoup
d'articles; ils tiennent tous à un cartilage parallèle
à l'épine, qui peut se subdiviser en deux ou trois,
et qui s'articule lui-même par le haut, à un autre
qui tient fixement à l'épine. En dessous, il y a une
forte barre transversale, commune aux cartilages
des deux nageoires, et qui sert à la fois de sternum
et de clavicule. Cette barre inférieure existe aussi
dans les *squales*; mais on n'y voit pas d'articulation avec l'épine; leurs nageoires pectorales sont
beaucoup plus petites.

Dans les poissons osseux, et dans plusieurs qui
doivent être regardés comme tels, quoique les ichtio-
logistes les aient rangés parmi les cartilagineux
(tels sont les *balistes*, etc.) les nageoires pectorales sont attachées à une ceinture osseuse, qu
entoure le corps derrière les branchies, et qui sou
tient le bord postérieur de leur ouverture.

Cette ceinture est formée d'un os de chaque côté
articulé à l'angle postérieur supérieur du crâne
et descendant sous la gorge pour s'unir à son corres
pondant. Ces os peuvent être regardés comme de
omoplates. La portion située au-dessus de la na
geoire est simple, mince; celle qui est au-dessou

en ayant une lame saillante qui tient lieu d'épine, c'est dans l'angle que cette lame forme avec le corps de l'os, que sont logés les muscles abducteurs, etc.

La portion du corps de l'os, située derrière cette lame, est plus ou moins large, selon l'étendue que ces muscles ont dû avoir. Il y a quelquefois à cet endroit un intervalle non ossifié : c'est le cas du *trigle volant*, des *zées*, etc. La *vive* en a deux, ainsi que le *merlan*.

Cette lame est extrémement large dans les *chétodons*, les *zées*, les *anarrhiques*.

La figure de cet os, l'angle sous lequel il se joint à son correspondant, ceux qui le découpent, varient selon les espèces. Dans les poissons, comprimés verticalement, ils s'unissent par un angle aigu. Dans ceux qui sont déprimés, ils se contournent en dedans, ensorte que leur union fait presque une ligne droite.

Dans beaucoup de poissons, sur-tout dans ceux de la famille des thorachiques, comme *pleuronectes*, *cottes*, *zées*, *chœtodons*, *perches*, etc. dans les *balistes* et plusieurs autres, la partie supérieure produit une grande épine, qui descend directement derrière la nageoire, et qui sert d'attache aux *adducteurs*. Cette épine est mobile, et a reçu le nom impropre de *clavicule* par quelques anatomistes.

Les rayons qui soutiennent la membrane ne s'articulent pas immédiatement à cette ceinture. Il y a entre elle et eux un rang de petits os plats, séparés par des intervalles cartilagineux qu'on pourroit comparer aux os du carpe.

Il y en a quatre très-grands dans *l'anarrhique*, le *rouget* (*trigla cucullus*) le *malarmat*, le *trigle volant ;* quatre petits dans le *merlan*, le *pleuronecte ;* huit en deux rangées dans la *dorée*, (*Zeus Faber.*) trois grêles et cylindriques dans le *silure*, cinq dans les *chætodons*, les *perches*, etc.

Lorsque le premier rayon de la nageoire pectorale est épineux, comme dans la *loricaire*, quelques *silures*, etc. il s'articule immédiatement avec l'os en ceinture.

Cette articulation est remarquable dans quelques *silures*, et quelques *épinoches* qui peuvent à volonté tenir cet aiguillon couché contre le corps, ou perpendiculaire et fixement arrêté ; ce qui leur sert d'un très-bon moyen de défense.

L'os en ceinture a pour cet objet un tubercule en forme de cylindre, en avant duquel est un trou. L'épine de la nageoire s'articule sur ce cylindre par un creux, en avant et en arrière duquel est une apophyse saillante. Lorsque cette épine est dans l'état d'extension, l'apophyse antérieure qui est en forme de crochet entre dans le trou que nous venons d'indiquer ; et l'épine se tournant un peu sur son axe, cette apophyse s'accroche contre le bord du trou, de manière que l'épine ne peut plus être fléchie à moins que de refaire sur son axe un tour en sens contraire du premier. Cette épine est armée dentelures, qui font partie de la substance même de l'os. Il y en a de directions opposées sur les deux arêtes de l'épine du *silure asprède* , et d'un seul côté dans les espèces nommées *casquée*, *matou* et plusieurs autres.

Les nageoires pectorales sont excessivement lon-gues, et servent à voler dans les *trigla hirundo* , *volitans* et *evolans* ; *scorpœna volitans* ; *exo-cœtus volitans* , et quelques autres poissons.

Leur situation varie beaucoup, suivant les espèces : elles sont très-près des branchies dans les *exocètes* ; elles sont au contraire très - éloignées dans les *blennies* , etc.

2°. *Des muscles.*

La nageoire pectorale des poissons osseux est maintenue fixement par l'os plat qui s'articule avec l'angle postérieur du crâne, et qui correspond à l'o-moplate. Deux muscles forts s'attachent à la partie inférieure ou la plus large de cette espèce d'omo-plate, et s'insèrent à l'extrémité élargie ou posté-rieure de l'os en forme de cœur qui soutient la langue. Ce sont les analogues des *sterno-hyoïdiens.*

Un autre muscle qui fait l'office de diaphragme , et qui sépare la cavité des branchies de celle de l'abdomen, s'insère d'une part à la pointe de l'os qui soutient les branchies, et de l'autre se termine à la crête interne de la base de l'omoplate.

La clavicule est aussi mue par un petit muscle qui s'attache à son extrémité libre , et qui s'insère en partie sur l'omoplate, et se perd en partie dans ceux qui recouvrent le ventre.

Mais la nageoire est mue en particulier sur l'omoplate par deux ordres de muscles, dont les uns sont situés à la face externe et inférieure, et les autres à la face interne ou supérieure.

Le premier muscle de la face externe recouvre tous ceux de cette même face ; il occupe la partie antérieure de la fosse sous-épineuse, et il s'insère par un grand nombre de digitations tendineuses à chacune des éminences des rayons de la nageoire. Ce muscle écarte la nageoire du flanc et la porte en devant en lui faisant couper l'eau.

Le premier enlevé, on en trouve deux autres ; l'un plus interne, dont les fibres se dirigent obliquement au-dehors, et se terminent aussi par de petites languettes aux éminences de chacun des rayons. Il abaisse la nageoire, la rapproche de sa correspondante, la rend verticale et la dirige en bas.

Le troisième muscle est plus externe : il s'attache dans presque toute la largeur de la fosse ; mais en s'approchant de la nageoire, il diminue de largeur et se termine enfin en s'attachant aux rayons les plus externes. Par ses contractions, il éloigne du corps la nageoire et la porte vers la tête en lui faisant frapper l'eau.

Les muscles de la face interne sont aussi disposés par couches. Le plus long et le plus externe s'étend depuis l'épine supérieure de l'omoplate qui s'articule avec le crâne jusqu'à la base des rayons

e la nageoire. Dans ce trajet, il augmente considérablement de volume, et il se trouve croisé par la
clavicule. En se raccourcissant, il ramène directement en dehors le plan de la nageoire en l'éloignant du corps. Ce muscle en recouvre un autre
par sa partie inférieure. Ce dernier a beaucoup plus
de fibres; il occupe toute la partie de la fosse sous-
capulaire qui se trouve au-dessous de la clavicule;
il opère absolument le même effet que le précédent, en ramenant cependant davantage le plan
de la nageoire vers la tête. Il y a de plus des fibres
musculaires attachées à la base des rayons, dont les
directions diverses rapprochent ou éloignent les uns
des autres tous ces petits os, de manière à épanouir
ou à fermer l'espèce d'éventail qu'ils constituent.

Les muscles des nageoires pectorales de la *raie*,
forment deux couches charnues très-épaisses, qui
couvrent ces nageoires en dessus et en dessous, et
qui sont divisées en autant de faisceaux que ces nageoires ont de rayons.

Y

CINQUIÈME LEÇON.

De l'extrémité postérieure, ou membre abdominal.

ARTICLE PREMIER.

Des os du bassin.

A. *Dans l'homme.*

Le bassin de l'homme est une espèce de ceinture osseuse qui entoure obliquement le bas du tronc, de manière que sa partie postérieure, qui est fixement attachée aux côtés de l'os sacrum, est plus élevée, et que la partie antérieure est plus basse.

Cette partie supérieure et postérieure est faite comme de deux ailes de forme presque demi-circulaire, dont la face antérieure et concave regarde un peu en dedans, et dont la face postérieure convexe se prolonge du côté de l'épine pour fournir la portion qui s'attache à l'os sacrum.

Le bas de chacune de ces deux ailes se rétrécit en une espèce de cou, et se prolonge un peu inférieurement jusqu'à une grande cavité hémisphérique, nommée la cavité *cotyloïde*, qui sert à loger la tête du fémur. Du bord antérieur de cette cavité, part une branche qui se dirige en avant et en dedans jusqu'à ce qu'elle rencontre la branche correspon-

dante de l'autre côté pour achever la portion antérieure de la ceinture. Du bord inférieur de cette
même cavité, part une autre branche qui se dirige
en bas, de manière à laisser entre elle et le sacrum,
une grande échancrure, nommée *échancrure ischiatique.* Après être descendue un peu plus bas
que le coccix, cette branche remonte en avant et
en dedans jusqu'à ce qu'elle se réunisse à la première, à l'endroit où celle-ci touche sa correspondante de l'autre côté ; ensorte qu'il reste de chaque
côté, dans cette partie antérieure de la ceinture
formée par le bassin, un intervalle vuide, entouré d'un cercle osseux, et nommé *trou ovalaire*
ou sous-pubien.

Le plan de chaque moitié de cette portion antérieure regarde obliquement en bas et de côté. La
suture qui sépare en avant ces deux moitiés se
nomme *symphise du pubis.* Les deux os qui, joints
à l'os sacrum, forment le bassin, portent le nom
d'*os coxaux,* d'*os des hanches,* ou d'*os innominés.*

Dans la jeunesse, ces os sont divisés en trois
parties, qui contribuent toutes les trois à la formation de la cavité *cotyloïde.* On les a long-temps
regardés comme des os particuliers, auxquels on
a donné des noms différens. Savoir : 1°. l'*iléon* ou
l'os des îles, qui est cette portion supérieure en
forme d'aile, dont le bord supérieur et demi-circulaire se nomme la *crête* de l'os des *îles,* et
dont l'angle que produit sa jonction avec la courbe
rentrante qui va former le cou, se nomme l'*épine*

Y 2

2°. le *pubis*, qui forme la barre transverse antérieure, et la portion qui descend le long de la
symphise; et 3°. l'*ischion* qui entoure le trou
ovalaire en arrière et en dessous. Sa portion la
plus inférieure se nomme la *tubérosité de l'ischion*; c'est sur elle que nous nous asseyons. Le
bord de cette dernière portion qui regarde l'os sacrum, a, à la hauteur de la cavité cotyloïde, un
petit crochet dirigé en arrière. On l'appelle *l'épine
ischiatique.*

Le bord supérieur du pubis se continue sur le
bas de la face interne de l'iléon, en une ligne
saillante qui règne jusqu'à l'endroit où celui-ci se
joint au sacrum, et qui, conjointement avec la
saillie que fait l'os sacrum lui-même par son angle
avec le reste de l'épine, divise le bassin en deux
parties; le *grand bassin*, qui est supérieur, et le
petit, qui est inférieur.

Cette saillie rentrante se nomme le *détroit antérieur du bassin.* Elle forme une espèce d'ellipse,
dont le plan fait avec le sacrum un angle très-
marqué, et un autre avec la partie lombaire de l'é-
pine. Son axe d'avant en arrière est un peu moindre
que le transverse.

Tous les os qui forment le bassin sont maintenus
entre eux par des ligamens très-forts, dont quelques-uns même concourent à former sa cavité. Ceux
qui unissent la portion iléale de l'os des hanches au
sacrum, viennent de l'apophyse transverse de la
dernière vertèbre lombaire, ou de la base et des

apophyses de l'os sacrum. Les trousseaux qu'ils forment sont plus ou moins longs et étendus. Ils vont se fixer à la partie postérieure de la crête de l'iléon.

La portion ischiale est aussi fixée par deux forts ligamens qui complettent la cavité du petit bassin en arrière. L'un vient de la tubérosité, et se porte au bord latéral du sacrum : l'autre naît aussi de l'ischion, mais particulièrement sur son épine, et se porte transversalement sur les bords du sacrum et du coccix, en unissant ses fibres à celles du précédent.

Le pubis d'un côté est uni à celui de l'autre côté par un cartilage intermédiaire, qui forme ce que nous avons nommé la symphise. Cette articulation est recouverte d'un fort ligament qui la rend immobile.

Enfin les os de la queue ou du coccix sont fermement attachés à l'os sacrum par des capsules articulaires et des ligamens qui les revêtent entièrement. On les a distingués en antérieurs, latéraux et postérieurs.

B. *Dans les mammifères.*

Nous avons vu que dans les quadrupèdes, en général, le sacrum se continue presque dans la même ligne que l'épine. On peut encore remarquer que si on les plaçoit de manière que leur épine fût verticale, les plans des deux moitiés antérieures du bassin regarderoient en avant et en dehors,

Y 3

et non en bas comme dans l'homme. Ils regarderoient même en haut dans les animaux à sabot,
c'est-à-dire que ces plans étant prolongés, rencon-
treroient la prolongation de l'épine, au-dessous du
bassin dans l'homme, au-dessus dans les animaux
à sabot, et qu'elle lui demeureroit parallèle dans
la plupart des animaux digités. Cette remarque est
importante à cause de la position du fémur.

Les os iléons des *singes* sont plus étroits que
ceux de l'homme, plats, regardans en avant; leur
cou est plus alongé : il en résulte que le plan est
presque en ligne droite avec l'épine, et que son
diamètre d'avant en arrière est plus long que le
transverse. Le bassin fournit par-là au tronc une
base beaucoup moindre, car cette base doit être
estimée d'après une coupe perpendiculaire du tronc
ou du cylindre auquel elle appartient.

Le *pongo de Batavia* a les iléons beaucoup plus
larges que les autres singes ; mais leur direction
est la même.

Les espèces qui ont des callosités aux fesses, ont
les tubérosités ischiales très-grosses.

Dans les carnivores, les os des îles ne regardent pas en avant par leur face abdominale; mais
celle-ci est dirigée du côté de l'épine. Leur portion
supérieure n'est guères plus large que leur cou.
C'est leur face externe qui est concave. Leur crête
a si peu d'étendue, que leur figure est presque celle
d'un fer de hache.

Dans *l'ours*, elle est un peu élargie, et l'épine se détourne en dehors, mais la position totale reste la même. La branche de l'ischion qui va en arrière se continue avec le cou de l'iléon en une ligne droite, qui fait avec l'épine un angle d'environ trente degrés. Comme le diamètre d'avant en arrière du détroit antérieur est moins long que dans les singes, ses proportions particulières se rapprochent de celles de l'homme; mais la base qu'il fournit au tronc n'en est que plus petite.

On observe parmi les carnivores deux anomalies remarquables : l'une dans la *taupe*, dont les os coxaux sont presque cylindriques et si serrés contre l'épine dans toute leur longueur, que le détroit antérieur est d'une petitesse extraordinaire. La portion ischiale de cet os est aussi très-prolongée en arrière; l'autre dans la *roussette*, qui a les deux tubérosités de l'ischion soudées ensemble et avec l'extrémité du sacrum.

Dans les pédimanes, ou animaux à bourse, comme le *sarigue*, la *marmotte*, le *kanguroo*, etc. le bassin est aussi très-remarquable, non-seulement en ce que les trous ovalaires sont très-grands et le détroit d'un petit diamètre; mais sur-tout par la présence d'un os articulé et mobile sur le pubis. Cet os donne attache à des muscles particuliers qui soutiennent une bourse dans laquelle sont les mamelles : nous les ferons connoître à l'article de la génération. On a nommé ces os *marsupiaux;* ils sont de forme alongée, un peu applatie.

Y 4

Dans les rongeurs, la forme générale et la position du bassin est à-peu-près la même que dans les carnassiers ; les os des îles regardent plus ou moins en avant, ou plutôt en dessous, selon les espèces ; la ligne saillante de leur face abdominale se continue parallèlement à l'épine, jusqu'à leur crête qui est très-étroite. Cette saillie donne quelquefois à ces os une forme prismatique, dont leur tranchant véritable ne seroit qu'une arête. Leur épine se recourbe en dehors.

C'est aussi là la forme des iléons dans les *tatous*, les *pangolins* et les *fourmiliers*, tandis que les *paresseux* les ont très-larges, regardant en avant, avec un pubis circulaire très-grand, ce qui leur donne un détroit fort large et peu oblique. Ces quatre genres ayant la tubérosité de l'ischion rapprochée, ou même soudée au sacrum, il n'y a qu'un trou au lieu d'une échancrure ischiatique.

Le bassin du *cochon* ne diffère guères de celui des carnassiers que parce que ses ischions se prolongent davantage en arrière, et que l'échancrure ischiatique entame davantage l'os des îles.

Dans le *tapir*, et sur-tout dans les ruminans, l'échancrure s'élargissant encore davantage, le cou de l'iléon s'alongeant, et son épine se prolongeant en dehors, cet os prend la figure d'un T ou d'un marteau, articulé par une branche au sacrum, et dont le cou feroit le manche. Sa face abdominale regarde obliquement du côté de l'épine du dos. Son cou forme avec l'ischion un angle très-ouvert. On voit saillir son épine au dessous de la peau , ainsi que la tubérosité de l'ischion. La ligne qui passe par ces deux points, forme avec l'épine un angle très-prononcé. La cavité cotyloïde est à-peu-près au milieu de cette ligne.

Dans les ruminans fortement rablés , comme les *bœufs*, la partie antérieure est très-large. Le *bufle* l'a même plus large que l'os n'est long , et presque perpendiculaire au cou. Dans les espèces moindres, elle devient de plus en plus étroite , et oblique en dehors et en avant. Les *chameaux* l'ont arrondie. C'est la face externe de l'os qui est concave dans ces animaux. Le détroit antérieur forme , avec l'épine du dos , un grand angle; ce qui donne bien plus d'ampleur au ventre.

La figure de cet os est à-peu-près la même dans le *cheval*, mais il a les ailes très-larges , et le cou fort court. La cavité cotyloïde répond à-peu-près au tiers postérieur de la ligne ci-dessus indiquée.

L'*éléphant* et le *rhinocéros* ont la partie antérieure très-large en tout sens; la crête en est arrondie , la face abdominale concave. L'aile qui est du côté du sacrum est plus grande que l'autre dans l'*éléphant* ; elles sont à-peu-près égales dans le *rhinocéros* , et le cou y est proportionnellement plus long. Ces énormes bassins donnent aux ventres de ces deux animaux leur monstrueuse capacité. Le plan du détroit antérieur est presque perpendiculaire à l'épine.

Le bassin des *phoques* ne diffère de celui des

carnassiers, et sur-tout des *loutres*, que parce qu'il est étroit et fort alongé, et que les pubis, ainsi que ceux des *loutres*, se portent beaucoup en arrière; mais les cétacés n'ont pour tout vestige de bassin que deux petits os plats et minces, suspendus dans les chairs aux deux côtés de l'anus.

C. *Dans les oiseaux.*

Les os coxaux ne font avec les vertèbres des lombes et le sacrum qu'un seul os dans les oiseaux. Ce n'est plus alors que les linéamens du bassin. On reconnoît cependant, en général, le trou ova-laire dans les squelettes. Comme la portion ischiale est presque toujours soudée au sacrum, l'échan-crure ischiatique devient un trou. Le pubis, au lieu d'aller rejoindre son correspondant, se porte directement en arrière sous la forme d'un stilet.

Dans les oiseaux qui sont jeunes encore, la partie correspondante au sacrum est percée à jour entre les apophyses transverses des vertèbres qui ont formé cet os dans son principe ; alors le trou ovalaire et l'ischiatique ne sont que deux échan-crures qui indiquent très-bien les trois portions de l'os coxal.

Dans les oiseaux de proie, le trou ovalaire est petit et le pubis très-grêle, alongé, souvent articulé sur la portion ischiale.

Dans les passereaux, le trou ovalaire s'alonge beaucoup et devient même plus grand que l'ischia-tique. Cet alongement est encore plus sensible dans les oiseaux de rivage.

Le *plongeon* a l'os des îles extrémement petit ; l'ischion très-volumineux est soudé, dans toute sa longueur, avec le sacrum. Les pubis sont très-grêles ; ils se rejoignent en s'élargissant beaucoup, mais ils ne sont pas complètement soudés. C'est ce qu'on remarque, en général, dans tous les oiseaux d'eau.

Dans *l'autruche* et le *casoar*, l'ischion est tout-à-fait séparé du coccix, qui s'unit avec une longue production de l'iléon. Le bas du pubis s'élargit beaucoup, se recourbe et s'unit à son correspondant dans *l'autruche*, mais non dans le *casoar*, chez lequel les ischions sont en outre entièrement séparés des pubis, et se portent dans la même direction.

D. *Dans les reptiles.*

Dans la *tortue de mer franche*, c'est la partie de l'os coxal qui correspond au pubis qui est la plus considérable. Elle vient de la cavité cotyloïde, par une portion épaisse qui se porte en avant, et s'élargit en une lame plate et mince, divisée en deux parties : l'une, qui se porte vers la ligne moyenne, par laquelle les deux os correspondans se joignent ; l'autre est libre, et se dirige du côté externe. La portion qui est analogue à l'iléon est courte, étroite et épaisse ; elle appuie sur le test, et se joint au sacrum ; enfin la partie qui corres-pond à l'ischion, se porte en arrière et en bas, et forme le véritable cercle osseux du bassin.

Cette conformation est si singulière, que le bassin

de cette tortue, vu hors de sa situation naturelle, pourroit très-aisément être confondu dans ses parties, car les pubis ressemblent aux iléons, les ischions aux pubis, et les iléons aux ischions.

Il y a de plus une particularité très-remarquable dans le bassin des *tortues ;* c'est que l'iléon, et par conséquent la masse entière du bassin auquel cet os est soudé, est mobile sur la colonne vertébrale.

Dans le *crocodile* et le *tupinambis*, la disposition du bassin a beaucoup de rapport avec celui des tortues. Dans le *crocodile*, les pubis reçoivent les côtes ventrales. Dans le *caméléon* et *l'iguane*, ils sont étroits, et les ischions forment une crête saillante par leur réunion.

Dans la *grenouille*, le *pipa* et le *crapaud*, les iléons sont très-alongés ; les pubis et les ischions sont courts et soudés en une seule pièce solide, dont la symphise forme une crête plus ou moins arrondie.

C'est absolument la même conformation dans la *salamandre*. Les iléons sont étroits et presque cylindriques, et les pubis soudés entièrement aux ischions ne forment qu'une large plaque osseuse sans aucun trou.

ARTICLE II.

Des muscles du bassin.

A. *Dans l'homme.*

Les muscles du bassin de l'homme sont en petit nombre : 1°. le *quarré des lombes* (*iléo-costien*) occupe l'intervalle compris entre l'os des îles auquel il s'attache, et la dernière fausse côte à laquelle donne une de ses insertions ; les autres se portant aux apophyses transverses des quatre premières vertèbres lombaires. Il agit ici plus manifestement sur l'épine que sur le bassin.

2°. Le *petit psoas* (*prœlombo-pubien*) naît sur le corps de la dernière vertèbre dorsale, et forme un tendon plat et mince qui s'attache à l'éminence iléo-pectinée : il fléchit le bassin sur l'épine.

B. *Dans les mammifères.*

Dans presque tous les quadrupèdes, ces muscles ont les mêmes attaches ; ils ne diffèrent que par les proportions qui dépendent du nombre des vertèbres lombaires. Le petit psoas manque dans le *rat*.

Dans les *chauve-souris*, il n'y a point de quarré des lombes ; mais le petit psoas est très-fort et son aponévrose fort large.

C. *Dans les oiseaux.*

Dans les oiseaux, il n'y a ni petit psoas, ni quarré des lombes.

D. *Dans les reptiles.*

Dans la *tortue*, le muscle analogue au quarré des lombes s'épanouit sous la carapace entre les deux avant-dernières côtes, et il s'attache à l'iléon vers l'articulation de cet os avec le sacrum, cette articulation étant ici mobile.

Cette même mobilité du bassin est aidée par l'analogue du muscle droit du bas-ventre, qui, comme nous l'avons vu, au lieu de s'étendre sous le ventre, s'attache sous l'extrémité postérieure du plastron par deux ventres charnus, l'un en devant, l'autre en arrière, qui viennent s'insérer tous deux au bord antérieur de la branche externe du pubis.

Il n'y a pas de petit psoas dans les *grenouilles*. Le quarré des lombes s'étend de la longue apophyse transverse de la troisième vertèbre jusqu'à l'origine du long os du bassin qui répond à l'iléon; il s'insère sur cet os qu'il porte vers la tête, parce qu'il est mobile comme dans les tortues.

N. B. Nous ne traiterons de l'extrémité postérieure, ou de la nageoire ventrale des poissons, qu'à la fin de cette leçon.

ARTICLE III.

De l'os de la cuisse.

La cavité cotyloïde est creusée en demi-sphère. Son bord a une échancrure vis-à-vis le trou ovalaire ou sous-pubien qui répond à l'axe de l'os de la cuisse lorsque l'homme est debout. La direction de cette

vité est de côté, en bas, et très-peu en avant. Le
bord de cette cavité articulaire est garnie d'un ligament très-fort qui augmente beaucoup son étendue
dans l'état frais.

Dans les mammifères, l'échancrure de la cavité
cotyloïde répond aussi au trou sous-pubien ; mais
la différence de position du plan de ce trou fait
qu'il faut que l'os de la cuisse soit perpendiculaire
à l'épine, ou fasse avec elle un angle aigu en avant,
afin que son axe réponde à cette échancrure. C'est
en effet là la position du fémur lorsque ces animaux sont tranquilles sur leurs quatre pattes. L'angle
que fait le fémur avec la colonne vertébrale dans les
carnivores est presque droit ; il est aigu dans les animaux à sabots. La direction de cette cavité dans les
mammifères est aussi conforme à cette position du
fémur ; elle est telle, que lorsque l'épine est horizontale, elle regarde en dehors et en bas : cependant dans les animaux qui nagent beaucoup, comme
la *loutre* et le *castor*, elle regarde directement de
côté, et même un peu vers le haut.

A. *Dans l'homme.*

Le fémur lui-même est un os simple presque
cylindrique, légèrement arqué en dedans et en
arrière. Son extrémité supérieure est élargie et
a deux apophyses : une, presque dans la direction de l'axe, nommée le *grand trochanter* ; et
une autre qui rentre en dedans, et fait avec
l'axe un angle obtus par en bas. On la nomme

cou ; elle se termine par une tubérosité sphérique, qui joue en tous sens dans la cavité cotyloïde, et qui s'appelle la *tête* du fémur. Cette articulation est maintenue par un ligament capsulaire
qui vient de tout le pourtour de la cavité, et qui
s'insère autour du cou et de la tête du fémur. Il y
a en outre dans l'articulation un ligament rond qui
naît dans la petite fossette de la cavité cotyloïde,
et qui s'attache dans un enfoncement de la partie
moyenne de la tête de l'os de la cuisse. Sous le cou,
un peu en arrière, est un petit tubercule, nommé
petit *trochanter* ou *trocantin*, et le long de la face
postérieure règne une ligne saillante, nommée
ligne âpre du fémur.

B. *Dans les mammifères.*

L'os de la cuisse est toujours unique dans toutes
les classes d'animaux. Sa forme varie peu ; mais
sa proportion, avec les autres parties du membre
abdominal, dépend en général de celle du métatarse.

Dans les ruminans et les solipèdes, par exemple,
il est si court, qu'il est comme caché contre l'abdomen par les chairs. C'est ce qui a fait qu'on nomme
vulgairement cuisse dans ces animaux, la partie qui
correspond réellement à la jambe.

Le fémur n'est point arqué dans les mammifères. Son cou y est aussi beaucoup plus court, et
plus perpendiculaire à l'axe, de sorte que la tête
est tout-à-fait dirigée en dedans, et que le grand
trochanter s'y élève au-dessus d'elle.

Dans les *singes*, le fémur est absolument cylindrique, et n'a, pour ainsi dire, point de ligne âpre.

Dans le *tapir*, la partie moyenne de l'os de la cuisse est très-applatie : elle a, à son bord externe, une crête saillante qui se termine par une apophyse, en forme de crochet.

Cette conformation est encore plus frappante dans le *rhinocéros*. Le grand trochanter, et cette apophyse en forme de crochet, sont très-prolongés et se rejoignent presque de manière à former un trou entre eux et le corps de l'os.

Ce crochet existe aussi dans le *cheval*, dans le *tatou* et dans le *castor*.

Dans le *phoque*, le fémur est si court, que ses deux extrémités articulaires font plus de la moitié de sa longueur.

C. *Dans les oiseaux.*

L'os de la cuisse des oiseaux n'a qu'un seul trochanter. Il est toujours très-court, en proportion des os de la jambe. Sa forme est cylindrique. Il est presque toujours droit, rarement arqué, comme dans le *cormoran*, le *plongeon*, le *castagneux*.

Dans l'*autruche*, l'os de la cuisse est très gros, en comparaison de celui du bras. Il en a près de quatre fois le diamètre. Ses deux extrémités sont plus grosses que sa partie moyenne qui est presque triangulaire.

1   Z

Ď. *Dans les reptiles.*

L'os de la cuisse des quadrupèdes ovipares ressemble à celui des autres animaux : cependant il a une double courbure, plus ou moins prononcée ; il présente en devant une convexité vers l'extrémité tibiale, et une concavité du côté du bassin. Dans la *tortue*, il y a des trochanters bien prononcés ; mais on n'en retrouve plus dans les *lézards* ni dans les *grenouilles*.

La coupe du fémur est en général arrondie, excepté dans le *pipa* où elle est très-applatie.

ARTICLE IV.

Des muscles de la cuisse.

I. *Muscles du grand trochanter.*

Les muscles qui se portent au grand trochanter du fémur, font tourner cet os sur son axe dans la cavité cotyloïde ; soit en portant la pointe du pied de dedans en dehors, soit en opérant le mouvement contraire : ils peuvent aussi éloigner un peu la cuisse de la direction de l'épine, ou, ce qui revient au même, l'écarter de l'autre cuisse.

A. *Dans l'homme.*

La couche la plus voisine des os est composée des suivans :

1°. *Le petit fessier* (*ilii-trochantérien*) qui s'attache à la partie antérieure et inférieure de l'os des îles, et qui s'insère par un tendon mince au bord antérieur et supérieur du grand trochanter; il relève directement la cuisse de côté.

2°. Le *pyramidal* (*sacro-trochantérien*) qui vient de l'intérieur du bassin, où il s'attache à la partie supérieure du bord latéral de l'os sacrum, et qui s'insère par un tendon grêle au haut du grand trochanter, derrière le précédent; il fait tourner la cuisse sur son axe de dedans en dehors.

3°. Les muscles *jumeaux* (*ischii-trochantérien*) prennent leurs attaches au bord postérieur de l'ischion, et s'insèrent au sommet du grand trochanter, derrière le précédent, auquel leur tendon s'unit un peu; aussi produit-il à-peu-près le même effet.

4°. *L'obturateur interne* (*sous-pubo-trochantérien*) dont l'attache est à la face interne du rebord et de la membrane du trou ovalaire ou sous-pubien, et qui s'insère, par un tendon grêle qui se contourne autour du bord postérieur de l'ischion, au sommet du grand trochanter, entre les deux jumeaux qui lui forment une espèce de gaîne. Il agit comme eux, mais avec beaucoup plus de force, à l'aide de la poulie dérivative sur laquelle il glisse.

5°. Le *quarré de la cuisse* (*ischio-trochantérien*) qui s'attache à la tubérosité de l'ischion, et s'insère au bord postérieur du grand trochanter sous les précédens. C'est un rotateur de la cuisse qu'il porte de dedans en dehors.

6°. Sur le petit fessier et le pyramidal est couché

Z 2

le *moyen fessier* (*ilio-trochantérien*). Il s'attache
à toute la grande circonférence de l'os des îles, et
ramasse ses fibres pour les insérer au grand trochanter. Il relève la cuisse, et la porte en dehors, comme
le fait le petit fessier.

7°. Enfin le *grand fessier* (*sacro-fémorien*)
recouvre une partie des précédens et tous les petits
muscles ci-dessus. Il vient du bord postérieur de l'os
des îles et même du sacrum, et il s'attache à la
face postérieure du fémur, plus bas que le grand
trochanter. C'est un muscle très-fort, qui redresse
puissamment le tronc sur la cuisse, porte la cuisse
en arrière, et est un de ceux qui agissent le plus
puissamment dans les mouvemens du membre abdominal.

B. *Dans les mammifères.*

Dans les *singes*, l'alongement de l'os des îles
rend le moyen et le petit fessier plus considérables;
mais l'analogue du grand fessier est le plus petit
des trois.

Le quarré est proportionné à la grosseur de la
tubérosité de l'ischion.

Les *chauve-souris* ont un petit fessier qui descend presque verticalement de l'iléon sur la cuisse;
elles n'ont point de pyramidal, de jumeaux, d'obturateur interne, ni de quarré.

Dans les carnivores et les rongeurs, on retrouve
la même petitesse proportionnelle du grand fessier
que dans les singes.

Le moyen et le grand fessier n'offrent aucune particularité.

Dans le *cheval*, l'analogue du grand fessier (nommé par Bourgelat *petit fessier*) est en grande partie aponévrotique : outre le ventre ordinaire, il en reçoit un long et grêle, dont l'attache supérieur est au sommet de l'os des îles.

Le fessier moyen est très-considérable, s'attachant aussi au sacrum et à toute la membrane qui est entre cet os, celui des îles et l'ischion. C'est principalement ce muscle qui produit les ruades ; il s'attache à cette apophyse particulière, qu'on peut regarder comme un troisième trochanter.

Les autres petits muscles du grand trochanter sont dans les quadrupèdes comme dans l'homme.

C. *Dans les oiseaux.*

Les trois fessiers ont les mêmes proportions que dans les quadrupèdes.

L'analogue du grand est le muscle nommé *pyramidal* par Vicq-d'Azir. Le petit, qui est attaché au tranchant antérieur de l'os des îles, est son *iliaque*.

Le véritable pyramidal manque, ainsi que les jumeaux. L'analogue du *quarré* est fort grand.

L'*obturateur interne*, au lieu de passer par le trou qui correspond à l'échancrure ischiatique, passe par le haut de celui qui est analogue à l'o-

Z 3

valaire. Il y a même dans quelques oiseaux une traverse ossifiée qui lui forme un trou particulier.

II. *Muscles du petit trochanter et de la face interne de la cuisse.*

Les muscles qui vont au petit trochanter et à la face interne de la cuisse, la fléchissent où la rapprochent de l'autre. Ce sont :

A. *Dans l'homme.*

1. Le *psoas* (*prélombo-trocantinien*) qui s'attache supérieurement aux côtés des vertèbres lombaires et des dernières dorsales, et s'insère par un tendon grêle au petit trochanter ; il relève la cuisse ou la porte directement en devant.

2. *L'iliaque* (*ilio-trocantinien*) qui s'attache supérieurement à la face interne de l'os des îles, dont l'insertion au petit trochanter est commune avec le psoas et produit le même effet que lui.

3. Le *pectineus* (*pubo-fémorien*) qui s'attache au bord supérieur du pubis, et s'insère par un tendon grêle au-dessous du petit trochanter. Il aide un peu l'action des muscles précédens.

4. *Les trois adducteurs* (*sous-pubo*, *sous-pubi, ischii fémoriens*), ou *triceps adducteur,* qui prennent leurs attaches : savoir, le premier au-dessus de la symphise du pubis ; le second, sur sa branche descendante ; le troisième, sur la tubérosité de l'ischion, et qui s'étendent à la ligne âpre du fémur, où le second s'insère entre les deux autres

et un peu plus haut qu'eux ; ils portent la cuisse en dedans, ou les rapprochent l'une de l'autre.

5. *L'obturateur externe* (*sous-pubo-trochanté-rien externe*) couvre le trou ovale, et s'insère derrière et dans la cavité du grand trochanter ; il fait tourner la cuisse sur son axe de dehors en dedans.

B. *Dans les mammifères.*

Dans les quadrupèdes, en général, le psoas et l'iliaque sont beaucoup plus alongés que dans l'homme.

Le pectineux du *chien* est ventru, et prolonge son tendon inférieur jusqu'au bas du fémur ; cela n'est pas ainsi dans les autres quadrupèdes.

Les *chauve-souris* n'ont ni psoas, ni iliaque. Leur pectiné est long et grêle, ainsi que l'obturateur externe. Elles n'ont qu'un adducteur de la cuisse qui vient de la symphise du pubis, et qui s'insère à la partie du fémur qui répond à son tiers coxal ou supérieur.

Les cétacés n'ont aucun rudiment des muscles de la cuisse.

C. *Dans les oiseaux.*

Les oiseaux n'ont ni psoas, ni iliaque, ni obturateur externe. Le muscle que Vicq-d'Azir a nommé iliaque, n'est autre chose que le petit fessier. Ils ont deux adducteurs aux places ordinaires.

Il y a, dans le lieu qu'occupe le pectineux des quadrupèdes, un petit muscle grêle, qui se pro-

Z 4

longe jusqu'au genou. Son tendon passe obliquement pardessus , et se glisse derrière la jambe
pour s'unir au fléchisseur perforé du second et du
cinquième doigt. Nous en parlerons par la suite.

D. *Dans les reptiles.*

Dans la *grenouille* , il n'y a qu'un seul fessier ;
il remplace le moyen ; il vient de la partie alongée
qui tient lieu d'iléon , et se fixe au-dessous de la tête
du fémur.

Le pyramidal vient directement de la pointe du
coccix , et s'attache vers le tiers supérieur du fémur.

Les jumeaux et l'obturateur interne n'existent
point.

Le quarré de la cuisse est alongé ; il vient de la
symphise postérieure de l'ischion , et s'attache au
côté interne du fémur , vers son tiers supérieur.

Il n'y a ni grand ni petit psoas.

L'iliaque est plus alongé.

Le pectiné descend jusques vers la moitié du
fémur.

Les trois adducteurs ont les mêmes attaches que
dans l'homme.

L'obturateur externe existe , quoiqu'il n'y ait
point de trou ovalaire. Il vient de la symphise du
pubis , et ses fibres s'attachent sur la capsule articulaire.

Dans les *tortues ,* les muscles de la cuisse produisent les mouvemens propres à nager , c'est-à-

dire l'abduction, l'adduction, l'abaissement et l'élévation de la cuisse.

L'analogue du long adducteur prend naissance sur la symphise du pubis, et s'insère au fémur vers son tiers tibial, du côté interne.

Un autre muscle, dont l'analogie avec ceux de l'homme, ne peut être facilement reconnue, s'attache sur le sacrum en-dedans, et s'insère au petit trochanter. C'est encore un adducteur de la cuisse.

Un muscle, composé de différens faisceaux radiés, s'attache à la large face inférieure du pubis, et forme un gros tendon qui s'insère au petit trochanter. Il remplace le psoas et l'iliaque dont il produit l'effet.

L'analogue du court adducteur vient de la symphise des ischions, et du ligament inter-osseux des pubis, et il s'insère au fémur au-dessous du petit trochanter.

Le muscle qui correspond au grand fessier s'attache à l'épine vis-à-vis de la dernière côte, et s'insère à l'os de la cuisse au-dessous du grand trochanter.

Les analogues du moyen et du petit fessier sont à peine distingués l'un de l'autre. Ils s'attachent à la face interne du pubis, et s'insèrent au grand trochanter.

L'analogue de l'obturateur interne s'attache à la face interne de l'iléon, et au bord supérieur de la cavité cotyloïde, et s'insère au grand trochanter.

ARTICLE V.

Des os de la jambe.

L'os de la cuisse dans l'homme devient plus épais à son extrémité tibiale. Il forme là deux éminences qui sortent de l'axe de l'os ; on les nomme *condyles du fémur* (*intra et extra condyles*). Ils portent chacun une facette articulaire en portion de roue, qui correspond à celle du tibia, l'un des os de la jambe. Ils sont aussi comme séparés en devant par une large rainure ou enfoncement articulaire dans lequel glisse la *rotule*, petit os situé sur le genou. Derrière ces condyles est un enfoncement qu'on nomme la *fosse poplitée.*

Les deux condyles du fémur sont inégaux ; de sorte que si on élève le fémur en les appuyant sur un plan horizontal, l'axe de l'os penche en dehors. Cette observation est digne de remarque ; car dans les quadrupèdes la coupe des condyles est horizontale, et les deux axes des fémurs sont parallèles dans l'état de repos ; tandis que dans les oiseaux la coupe oblique des condyles est telle que les extrémités coxales et tout l'axe de l'os se reportent vers la ligne moyenne en sens contraire de celui de l'homme.

A. *Dans l'homme.*

La jambe est formée de deux os. L'un plus gros,

pelé *tibia ;* l'autre plus grêle, attaché au côté externe du précédent, nommé le *péroné.*

Le tibia s'articule avec le fémur par une large ce qui présente deux légers enfoncemens corres- ondans aux condyles du fémur. L'extrémité fémo- ale de cet os est beaucoup plus large que la partie moyenne, et a trois arêtes longitudinales qui se ontinuent sur près des trois quarts de sa longueur. Celle qui est antérieure se nomme *crête du tibia ;* lle s'applanit dans le haut en une large face trian- gulaire rude. Celle du côté externe regarde le pé- oné, et sert d'attache à une membrane qui remplit l'intervalle de ces deux os et qu'on nomme *liga- ment interosseux.* La troisième arête est interne et un peu postérieure.

L'extrémité supérieure du péroné est attachée sous une avance de celle du tibia à son angle externe et postérieur ; et comme le corps de l'un et de l'autre s'amincit, il y a entre eux un intervalle plus large vers le haut, qui se rétrécit vers le bas. Le péroné a aussi trois arêtes longitudinales.

Les deux os ne sont pas susceptibles d'un mou- vement de rotation l'un sur l'autre, comme le sont ceux de l'avant-bras.

Trois sortes de ligamens fixent le péroné au tibia. L'un est une capsule qui unit la facette de l'extré- mité supérieure à celle de la tête du tibia. Le second est une membrane ligamenteuse qui remplit tout l'espace compris entre les deux os et s'attache aux deux angles qui se regardent. La troisième sorte

est produite par des fibres qui viennent obliquéme
du tibia et se portent à la malléole externe
devant et en arrière.

Sur l'articulation du fémur avec le tibia, ent
les condyles du premier, est placé un petit
presque circulaire, un peu pointu vers le bas, co
vexe et rude en avant, ayant en arrière deu
facettes qui correspondent à celles du fémur. Il e
suspendu à cet endroit par des ligamens et de
muscles, et empêche le tibia de s'étendre au-del
de la ligne droite ; on le nomme la *rotule.* C'est ce
os qui forme l'angle du genou.

L'articulation des quatre os qui forment le geno
est affermie par un grand nombre de ligamens.
y a d'abord une capsule qui vient du pourtour de
condyles du fémur, et qui s'attache aux bords de l
rotule et du tibia. Des trousseaux ligamenteux s
portent ensuite dans diverses directions. Les un
naissent sur le condyle externe du fémur, et s
fixent au côté interne de la tête du tibia. Un autr
venant du condyle interne s'attache au côté extern
de l'os de la jambe, et même au péroné. Dans l'in
térieur même de l'articulation sont situés deux liga
mens placés en sautoir l'un au-dessus de l'autre
on les nomme les *ligamens croisés ;* ils viennen
de la partie postérieure des condyles du fémur, e
se portent au milieu de la ligne saillante qui sépar
les deux fossettes articulaires de la tête du tibia
Deux ligamens *inter-articulaires,* de figure sémi
lunaire, sont aussi interposés entre le tibia et l

fémur ; ils sont maintenus en situation par de petits trousseaux de fibres ligamenteuses qui viennent de différens points de la capsule. Enfin la rotule a un ligament particulier très-fort, qui de sa pointe se porte à l'épine du tibia. Il paroît être de nature tendineuse, et produit par la terminaison du tendon des muscles extenseurs dans l'épaisseur desquels se développeroit cet os sur-articulaire.

B. *Dans les mammifères.*

Les os de la jambe sont généralement les mêmes dans les mammifères que dans l'homme.

Dans les *singes* la crête antérieure du tibia est peu marquée.

Dans la *chauve-souris* le péroné est extrême-ment grêle ; et comme les fémurs sont tournés en arrière, il arrive que les jambes se regardent par leur côté péronien.

Dans la *taupe* le péroné se soude au tibia vers son tiers inférieur.

Le tibia de l'*ours* est un peu arqué en devant : la tubérosité de son arête antérieure est très-sail-lante, et les faces articulaires très en arrière.

Le *chien* a le péroné attaché dans toute la lon-gueur du tibia en arrière.

Le *phatagin*, le *tatou*, les *paresseux* ont le péroné assez gros, éloigné du tibia et courbé.

Les rongeurs ont le péroné tout-à-fait en arrière. Dans les *rats* il se soude au tibia vers le tiers inférieur. Il forme un grand espace triangulaire vuide dans le haut.

Dans l'*éléphant*, le *rhinocéros* et le *cochon*, le péroné est applati et collé dans toute la longueur du tibia.

Dans les ruminans il n'y en a plus du tout. Cet os paroît remplacé par une petite pièce osseuse placée sur le bord externe de l'astragal au-dessous du tibia, et formant la malléole externe.

Enfin dans le *cheval* le péroné n'est plus qu'un rudiment stiloïde qui se soude avec l'âge à la partie supérieure du tibia.

C. *Dans les oiseaux.*

Les oiseaux ont la partie inférieure du fémur disposée à-peu-près comme celle de l'homme.

Leur jambe est aussi formée par le tibia, le péroné et la rotule.

Le tibia ne diffère guère de celui des mammifères que par son extrémité inférieure, comme nous le verrons à l'article du tarse. La tubérosité antérieure et supérieure a presque toujours deux crêtes saillantes.

Le péroné se soude toujours avec le tibia, et ne parvient jamais jusqu'à l'extrémité inférieure.

Le *plongeon* et le *castagneux* ont le tibia prolongé en avant de son articulation avec le fémur. Cette avance a trois faces. Elle remplace la rotule et donne attache aux muscles.

Dans le *manchot* cette prolongation du tibia se

fait déja remarquer ; mais la saillie qu'elle forme au devant du genou n'est guères que d'un centi-mètre.

D. *Dans les reptiles.*

Les quadrupèdes ovipares ont le tibia et le pé-roné distincts et séparés l'un de l'autre dans toute leur étendue. Ce sont deux os à peu près d'égale grosseur dans les *tortues* et les *lézards.*

Les *grenouilles* n'en ont qu'un cependant ; mais une rainure indique le point de leur réunion.

En général le péroné et le tibia s'articulent immé-diatement avec le fémur dans ces animaux.

ARTICLE VI.

Des muscles de la jambe.

A. *Dans l'homme.*

Les extenseurs de la jambe se terminent tous par un tendon commun qui s'attache à la rotule, et se continue jusqu'à la tubérosité antérieure du tibia. Ces muscles sont au nombre de quatre, dont les trois premiers, savoir, le *vaste interne,* le *vaste externe* et le *crural,* sont regardés par plusieurs comme un seul muscle qu'ils nomment *triceps de la cuisse* (*trifémoro-rotulien*). Le *crural* est attaché à toute la face antérieure du fémur ; le *vaste externe* vient de la région du grand trochan-ter, et l'*interne* de celle du petit.

Le quatrième extenseur est le *grêle* ou *droit antérieur* (*ileo-rotulien*). Il tient à l'épine de l'os des îles, et s'étend tout le long du devant de la cuisse.

Les fléchisseurs de la jambe s'attachent au côté interne de la tête du tibia, excepté un seul qui s'attache au péroné. C'est le *biceps* (*ischio-péronien*) qui reçoit une partie de ses fibres de la tubérosité de l'ischion, et une autre du milieu de la ligne âpre du fémur. Ces deux portions s'unissent en un tendon grêle qui s'insère à la tête du péroné.

De la même tubérosité de l'ischion, viennent deux autres muscles placés derrière le biceps.

Le *demi-membraneux* (*ischio-soustibien*) et le *demi-nerveux* (*ischio-prétibien*). Le premier s'insère au tibia par un tendon plat et mince, et le second un peu plus bas par un tendon grêle et rond. Sous le demi-nerveux s'insère le *couturier* (*iléoprétibien*), qui vient de l'épine de l'os des îles, et passe en écharpe sur le devant et le dedans de la cuisse, et un peu plus bas.

Le *grêle ou droit interne* (*pubio-prétibien*) qui vient du bas de la symphise du pubis, et descend droit le long de la face interne de la cuisse.

Enfin le *poplité* (*poplito-tibien*) est un petit muscle situé derrière le genou, et qui va du condyle externe du fémur obliquement à la tête interne du tibia.

Tous ces muscles forment, conjointement avec les adducteurs du fémur, etc. cette masse longue et arrondie qui entoure cet os et que nous appelons *la cuisse.* Ils sont tous renfermés dans une gaîne aponévrotique nommée *fascia-lata*, qui est pourvue d'un muscle particulier (*iléo-fascien*), dont les fibres sont recouvertes entièrement par les aponévroses.

B. *Dans les mammifères.*

Les *singes* ont la cuisse un peu moins ronde que l'homme ; leurs muscles diffèrent peu des siens, excepté le *biceps.*

Dans les quadrupèdes en général la cuisse étant pressée contre le flanc, la masse charnue qui la forme est comprimée. C'est le *couturier* et le *grêle antérieur* qui en forment le tranchant antérieur dans les carnivores et les rongeurs.

Dans le *cheval* le couturier devient plus considérable, et porte le nom de *long adducteur*, par opposition avec le grêle interne, qui s'y nomme le *court adducteur.*

Dans tous les quadrupèdes et même dans les singes, le muscle analogue du *biceps* de l'homme n'a qu'une seule tête à l'os ischion ; il couvre une grande partie de la face externe de la cuisse, et donne non-seulement des fibres au péroné, mais encore à toute la longueur de l'aponévrose *fascia-lata ;* ensorte qu'il fait aussi l'office d'extenseur de la cuisse. C'est lui que Bourgelat nomme *long-vaste* dans le *chien* et le *cheval.*

Le grêle interne s'élargit dans les quadrupèdes ;

et sur-tout dans ceux qui ont le fémur court. Aussi forme-t-il, sur-tout dans les animaux à sabots, un muscle très-considérable ; c'est lui que Bourgelat nomme *court adducteur*, tandis qu'il donne le nom de *grêle interne* à l'analogue du demi-nerveux.

Le demi-membraneux et le demi-nerveux se trouvent dans tous les quadrupèdes comme dans l'homme ; mais ils s'insèrent l'un et l'autre au tibia par une aponévrose large. Il faut remarquer aussi que leur insertion s'y fait beaucoup plus bas que dans l'homme, ce qui retient toujours la jambe dans un état de demi-flexion, qui est une des causes qui empêchent les quadrupèdes de marcher de bout. Les singes ont aussi cette insertion très-bas.

Les extenseurs, c'est-à-dire le grêle antérieur et le triceps, se retrouvent dans tous les quadrupèdes comme dans l'homme, à quelques différences près dans les proportions.

Les *chauve-souris*, dont les extrémités postérieures paroissent retournées de manière qu'elles se fléchissent en devant, n'ont que deux muscles propres à la jambe, l'un qui remplace le *couturier*, le *grêle interne*, le *demi-membraneux* et le *demi-nerveux* ; il naît par deux ventres charnus séparés entre eux, et entre lesquels passe l'*adducteur de la cuisse*. Le premier vient de la partie antérieure de l'iléon, et l'autre en partie du pubis et de l'ischion. Ils forment un tendon commun qui se porte à la partie antérieure de la jambe (qui devroit être la postérieure), et il s'insère sur le tibia au dessous de son articulation avec le fémur. C'est le fléchisseur de la jambe.

L'extenseur de la jambe s'attache par un seul ventre charnu sur l'extrémité supérieure du fémur. Son tendon est grêle et s'insère à l'extrémité postérieure de la jambe, qui, nous le répétons, est ici comme retournée.

C. *Dans les oiseaux.*

Dans les oiseaux les extenseurs de la jambe sont à peu près comme dans les quadrupèdes ; ils ont trois fléchisseurs.

Le plus externe paroît l'analogue du *biceps* de l'homme. Il tient à toute la crête ischiatique, et donne un tendon rond, qui passe par une poulie ligamenteuse sous l'articulation du genou, et s'insère au péroné.

Le plus interne est l'analogue du *demi-membraneux*. Il vient de l'extrémité ischiatique, et va s'insérer au côté interne de la tête du tibia.

Le troisième, qui est intermédiaire, manque dans plusieurs oiseaux, notamment dans les oiseaux de proie ; il vient de cette même crête ischiatique. Son tendon reçoit du bas du fémur un second paquet de fibres charnues ; il passe entre les gastrocnémiens, et s'insère à la face postérieure du tibia.

Le couturier forme le tranchant antérieur de la cuisse, mais il est plus à la face interne.

A a 2

D. *Dans les reptiles.*

La *grenouille* a les cuisses arrondies comme l'homme, et les muscles de la jambe très-prononcés.

Le triceps fémoral n'est formé que de deux portions bien distinctes. Le vaste externe et le crural ne forment manifestement qu'une seule portion.

Il n'y a point de droit antérieur.

Le biceps de la jambe n'a qu'un seul ventre. Il vient de la partie postérieure intérieure de l'iléon, et descend à la face prétibiale du côté externe, car il n'y a point de péroné.

Le demi-membraneux est comme dans l'homme; mais le demi-nerveux est formé de deux ventres, dont l'un s'attache à la symphise du pubis, et l'autre à celle de l'ischion.

Le couturier est situé directement au-devant de la cuisse, sans se contourner.

Le grêle interne n'offre aucune différence.

Il n'y a point de poplité distinct.

Dans la *tortue*, les muscles de la jambe présentent quelques différences, qui tiennent à la fonction de nager, à laquelle sont destinées les extrémités.

L'analogue du demi-membraneux s'attache au ligament inter-osseux du bassin, et vient former une forte aponévrose sous la face inférieure de la jambe.

L'analogue du demi-nerveux s'attache aussi au

ligament inter-osseux. Il passe sous le jarret, et s'insère au tibia qu'il fléchit.

L'analogue du couturier prend naissance sur le pubis, près du ligament inter-osseux. Il se porte sur le genou, pour s'insérer au tibia qu'il étend.

Un muscle composé de deux portions charnues, qui viennent l'une et l'autre des parties latérales du sacrum, s'insère sous la tête du tibia et fléchit la jambe. Il a beaucoup d'analogie par son action avec le biceps dont il diffère par les attaches.

Un autre muscle aponévrotique comme celui du *fascia-lata*, très-mince dans sa portion charnue, s'attache sur les côtés de la queue. Il se porte sous la peau de la nageoire presque vis-à-vis du talon; il ploye la jambe sur la cuisse, et étend le pied sur la jambe.

L'analogue du biceps s'attache au sacrum et à l'iléon; il se porte à la face externe de la jambe, où il s'insère sur le péroné.

L'extenseur de la jambe n'offre rien de particulier.

L'analogue du droit antérieur vient de la face interne du pubis, et s'unit aux tendons communs des extenseurs.

ARTICLE VII.

Des os du coude-pied ou du tarse, et de ceux du métatarse.

A. *Dans l'homme.*

L'os tibia, à-peu-près triangulaire dans le haut et dans sa partie moyenne, redevient rond vers le bas, où il s'évase sensiblement; il est tronqué par une face articulaire plate. Dans le milieu, est une légère élévation allant d'avant en arrière. Au côté interne, est une production descendante, qui forme la *malléole interne.*

Contre la face externe de cette tête inférieure du tibia, il y a une facette qui y est creusée, et sur laquelle appuye l'os péroné, dont l'extrémité se prolonge plus bas, pour former la *malléole externe* plus longue que l'interne.

Entre les deux malléoles, et sous la face articulaire du tibia, est contenue la portion en poulie, ou demi-cylindrique de l'*astragal*, premier os du coude-pied, ou du *tarse.*

Il s'y meut librement en ginglyme, en faisant faire au pied un mouvement de bascule; mais comme l'articulation est lâche, il a encore un mouvement borné sur les côtés.

Outre sa portion articulaire, l'astragal a deux productions courtes et grosses; une qui descend en avant et qui se porte un peu en dedans, l'autre en arrière, et en dehors. La première reçoit l'os *scaphoïde* sur son bord digital, et appuye, par une facette de sa face inférieure, sur une apophyse particulière du calcanéum; l'autre porte sur le corps même du *calcanéum.*

Ce second os du tarse a, outre l'apophyse de sa face interne sur laquelle appuie la production antérieure de l'astragal, une production en avant, qui se dirige un peu en dehors, et est parallèle au côté de celle de l'astragal, et plus bas, sans le dépasser : l'autre se porte en arrière, et s'y termine par une grosse tubérosité qui saillit en bas et forme le talon.

La production antérieure du calcanéum porte l'os *cuboïde*, qui soutient les deux os métatarsiens des deux derniers doigts. Ceux des trois premiers portent sur les trois os *cunéiformes*, qui sont placés au-devant de l'os scaphoïde.

Plusieurs ligamens affermissent l'articulation des os de la jambe avec ceux du coude-pied. Les uns viennent de la malléole externe ou de l'extrémité tarsienne du péroné, et se portent à l'astragal et au calcanéum. Un autre naît sur la malléole interne ou tibiale, et se porte à l'astragal et au pourtour de l'os naviculaire; sa figure est triangulaire. Enfin une capsule articulaire unit la cavité articulaire du tibia au pourtour de la facette ou de la poulie de l'os astragal.

Les os métatarsiens sont parallèles, et de longueur presque égale, et maintenus par des ligamens analogues à ceux du métacarpe.   A a 4

B. *Dans les mammifères.*

Les quadrupèdes digités ont presque tous les os du tarse fort semblables à ceux de l'homme. Voici les principales différences.

Dans les *singes* :

La facette de l'astragal qui regarde le péroné est presque verticale : celle qui regarde la malléole tibiale est au contraire fort oblique, et la production antérieure de cet os est plus dirigée en-dedans. Il en résulte que le pied appuie plus sur le bord externe que sur la plante.

Le calcanéum n'a pas cette grosse tubérosité du talon. Son extrémité postérieure est au contraire recourbée vers le haut (excepté le *Pongo de Batavia*, qui l'a comme l'homme).

Le premier cunéiforme est plus court que dans l'homme, et a un sillon marqué pour les muscles propres au pouce.

L'os métatarsien du pouce est de moitié plus court que les autres, et s'en écarte librement.

Le *tarsier* et le *galago* ont le calcanéum et le scaphoïde excessivement alongés, ce qui rend toute leur extrémité postérieure disproportionnée, et ce qui pourroit faire regarder le pied d'un de ces animaux comme une main avec son avant-bras.

Les pédimanes, dont le péroné égale le tibia par en bas, ont l'astragal fort petit, articulé à-peu-près également entre deux ; leur calcanéum est court :

le premier cunéiforme fort grand , et de forme sé-
milunaire.

Le *sarigue* a un petit os surnuméraire sur le bord
du premier cunéiforme.

Dans les carnivores , la saillie moyenne de la
face inférieure du tibia est plus forte , et le ginglyme plus prononcé que dans l'homme. Les mouvemens latéraux y sont plus obscurs.

Le premier cunéiforme est moins grand à proportion des autres.

Le talon est plus prolongé ; il se termine tout
droit dans ceux qui ne marchent que sur les doigts.
Il a un léger tubercule dans ceux qui marchent sur
la plante entière.

Ceux qui n'ont que quatre doigts ont le premier
cunéiforme plus petit.

Les *chauve-souris* ordinaires ont le calcanéum considérablement alongé. C'est un os stiloïde, caché dans
l'épaisseur des membranes de l'aile qu'il soutient ;
mais dans la *roussette*, la tubérosité du calcanéum se
reporte au dessous du pied ; elle est recourbée
comme celle de l'os cunéiforme du carpe de l'homme.

Parmi les plantigrades , la *taupe* est remarquable,
parce que son tarse s'articule seulement avec le tibia
auquel le péroné est entièrement soudé par en bas.

Les rongeurs ont le calcanéum très-alongé en
arrière.

Parmi ceux d'entre eux qui ont cinq doigts parfaits , on remarque ce qui suit :

Dans le *castor*, l'os scaphoïde se divise en deux

parties ; une placée au-devant de l'astragal , et portant le deuxième et le troisième cunéiforme , et une en-dedans de l'astragal , portant le cunéiforme du pouce, et un os surnuméraire applati, posé le long du bord interne du tarse. C'est la même disposition dans la *marmotte.*

Le *porc-épic* et le *paca* ont le scaphoïde divisé ; mais l'os surnuméraire n'existe pas dans ces animaux.

L'*écureuil* a cette partie interne du scaphoïde extrémement petite ; elle ne porte point le cunéiforme du pouce.

Dans tous , le scaphoïde forme un tubercule sous la plante : celui du *paca* est alongé.

Parmi ceux qui n'ont que quatre doigts , la *gerboise du Cap* , qui a le pied très-alongé , a le tubercule inférieur du scaphoïde alongé et fort saillant. Sur le bord interne du tarse sont des os plats alongés, qui sont probablement des rudimens de pouce.

Il n'y a rien de semblable dans le *lapin* et le *lièvre* , animaux qui ressemblent à la *gerboise* par le tubercule du scaphoïde.

Dans le *cabiai* et l'*agouti* , qui n'ont que trois doigts , il y a cette partie interne du scaphoïde, qui porte un seul os servant de premier cunéiforme et de rudiment de pouce en dehors ; sur le cuboïde est un petit os servant de rudiment de petit doigt.

Parmi les édentés , le tarse du *paresseux à trois*

doigts est très-remarquable par son articulation et par sa forme. Il n'est composé que de quatre os : l'astragal, le calcanéum et les deux cunéiformes. L'astragal s'articule avec le péroné, le calcanéum et le grand cunéiforme. Son articulation avec le péroné a lieu au moyen d'une fossette conique dont est creusée sa face supérieure, et dans laquelle est reçue l'extrémité de l'os dont la figure correspond en relief à celle en creux de l'astragal. Sur la partie latérale interne, il y a une facette articulaire, convexe, qui roule sur la portion externe de l'extrémité tarsienne du tibia. Il résulte de ce mode d'articulation, que le pied du paresseux ne peut s'élever et s'abaisser, mais seulement décrire les mouvemens latéraux d'adduction et d'abduction, au moyen desquels il acquiert la faculté d'embrasser le tronc des arbres et d'y grimper, mais qui lui rendent l'action de marcher extrêmement pénible.

La facette articulaire du calcanéum est un simple tubercule reçu dans une fossette de l'astragal, ce qui aide encore les mouvemens dont nous venons de parler. Sa tubérosité, ou le talon, est très-alongé et forme plus des deux tiers de cet os.

Les deux cunéiformes ne présentent aucune particularité. L'interne s'articule avec l'astragal ; l'externe avec le calcanéum.

L'éléphant a le tarse et le métatarse très-courts. Du reste, ces parties n'ont rien de particulier, si ce n'est que le cuboïde avance en-dedans jusqu'au devant du scaphoïde.

Dans le *cochon*, il y a sur le scaphoïde les trois cunéiformes ordinaires, et un dessous le premier qui paroît un rudiment de pouce.

Le *tapir* et le *rhinocéros* n'ont que deux cunéiformes. Il faut remarquer que tous les animaux dont on a parlé jusqu'ici, ont autant d'os métatarsiens que de doigts.

Les ruminans ont le cuboïde et le scaphoïde soudés, excepté dans le *chameau* où ils sont distincts. Il y a au côté externe de la poulie de l'astragal un os qui paroît représenter la tête inférieure du péroné. Il s'articule sur le haut du calcanum.

Il n'y a que deux cunéiformes; ils sont soudés dans la giraffe. Les deux os métatarsiens se soudent toujours en un canon, comme ceux du métacarpe.

Dans les solipèdes, il y a deux cunéiformes, et le scaphoïde est distinct du cuboïde. L'osselet péronien manque, ainsi que la facette du calcanéum qui le reçoit.

L'os du métacarpe est aussi unique, et est appelé le canon de derrière. A chacun de ses côtés est un petit stilet osseux.

C. *Dans les oiseaux.*

Dans les oiseaux, en général, le péroné se termine en se soudant au milieu du tibia. Celui-ci finit par deux condyles en roue, entre lesquels est une espèce de poulie. L'os unique qui représente le tarse et le métatarse, a à sa tête une saillie moyenne, e deux enfoncemens latéraux; il se meut par consé ment en ginglyme, en se fléchissant en avant, mais en s'étendant jusqu'à la ligne droite seulement.

Sa longueur proportionnelle varie ; elle est excessive dans les oiseaux de rivage, qu'on a appelés, pour cette raison, *échassiers.*

Par en bas, il se termine par trois apophyses, en forme de poulies, pour les trois doigts antérieurs. Il y a au bord interne un osselet qui supporte le pouce.

Dans les *hibous,* l'apophyse du doigt externe a sa courbure dirigée en-dehors, et seulement convexe, ce qui permet à ce doigt de tourner horizontalement dessus.

Elle est tout-à-fait dirigée en arrière dans les oiseaux grimpeurs.

L'osselet manque dans ceux qui n'ont pas de pouce.

L'autruche n'a que deux apophyses articulaires qui correspondent à ses deux doigts.

Le *manchot* a les trois os qui représentent le tarse et le métatarse séparés les uns des autres dans leur partie moyenne ; mais ils sont réunis par leurs deux extrémités dont l'une reçoit le *tibia,* et l'autre les trois doigts.

D. *Dans les reptiles.*

L'os astragal s'articule avec le tibia, et le calcanéum avec le péroné dans tous les reptiles.

Le tarse du crocodile a cinq os, un astragal, un calcanéum, deux cunéiformes qui répondent aux deux métatarsiens moyens , et un hors de rang qui répond au métatarsien externe.

Il y a quatre os du métatarse.

L'os hors de rang sert à porter le petit doigt dans la *tortue bourbeuse.* Dans la *tortue franche* , il est très-applati. Le calcanéum et l'astragal y sont extrêmement petits.

Dans les *grenouilles* , l'astragal et le calcanéum sont fort alongés , et pourroient être pris au premier coup-d'œil pour le tibia et le péroné , s'ils ne formoient pas la troisième articulation de l'extrémité postérieure. Il y a audevant quatre petits cunéiformes , cinq os du métatarse , et un très-petit qui forme crochet. Il en est de même dans le *pipa* et le *crapaud.*

ARTICLE VIII.

Des muscles du coude-pied ou du tarse, et de ceux du métatarse.

Les muscles qui agissent sur le pied , sont :

A. *Dans l'homme, les mammifères et les oiseaux.*

1°. Ceux qui agissent sur le talon par le moyen du tendon d'Achille ; ils étendent le pied , et sont les principaux agens de la marche et du saut.

2°. Ceux qui le fléchissent.

3°. Ceux qui en relèvent l'un ou l'autre bord.

Le *tendon d'Achille* qui s'insère à la tête du calcanéum , a trois ventres musculaires , les deux *gastrocnémiens, l'interne* et *l'externe* (*bi-fémoro-cal-*

...anien) qui ont leurs attaches aux deux condyles
...u fémur ; et qui composent le *gras de la jambe*,
...t le *soléaire* (*tibio-calcanien*) placé au-devant
...'eux, attaché dans l'homme, où il est fort consi-
...érable, à la face postérieure de la partie supé-
...ieure du péroné et du tibia.

Ces muscles sont très-considérables dans l'homme
...ui a les gras de jambe plus forts qu'aucun qua-
...drupède.

Ces trois muscles se rencontrent toujours : le so-
...éaire est moins considérable dans les quadrupèdes
...ue dans l'homme ; il s'attache à la face externe de
...a tête supérieure du péroné.

Il est sur-tout très-grêle dans les ruminans et les
...olipèdes.

Dans l'homme, le *grêle-plantaire* (*fémori-
calcanien*) laisse épanouir son tendon sur le bord
externe du tendon d'Achille, et n'a guères d'autre
usage que d'en soulever la capsule ; aussi est-il très-
petit.

Dans les *singes*, il se continue manifestement
avec l'aponévrose plantaire. Nous verrons plus loin
que, dans les autres quadrupèdes, il tient lieu de
fléchisseur perforé.

Dans les oiseaux, les tendons des *gastrocnémiens*
restent séparés jusques tout près du talon. Le soléaire est porté du côté interne, et s'y attache le
long d'une ligne âpre qui appartient au tibia. Il est
proportionnellement plus considérable que dans les
quadrupèdes.

Le pied est fléchi sur la jambe , et la jambe sur le pied par le *tibial* ou *jambier antérieur* (*tibio-sus-tarsien*) qui est attaché à la face antérieure du tibia. Son tendon , après avoir passé dans le ligament annulaire de la jambe , se porte au bord interne du pied , et s'insère au premier cunéiforme et au métatarsien du pouce.

Dans les animaux qui n'ont pas de pouce (le *chien* , le *lapin*), il s'insère au métatarsien du deuxième doigt, qui est chez eux le premier.

Il doit toujours y relever un peu le bord interne du pied.

Dans les bifulques et solipèdes , il s'insère à la face antérieure de la base de l'os du canon.

Il en est de même dans les oiseaux.

Outre l'action du tibial antérieur, le bord interne du pied est encore relevé par le *tibial postérieur* ou *jambier postérieur* (*tibio-sous-tarsien*) attaché à la face postérieure du tibia. Son tendon se glisse derrière le malléole interne , et va s'insérer sous la plupart des os du tarse.

Son tendon contient dans les *singes* un os sésamoïde considérable , placé sous l'os scaphoïde.

Dans les animaux sans pouce , tels que le *chien*, le tendon du tibial postérieur s'insère au bord externe de la base de l'os métatarsien du premier doigt , et même dans le *lapin*, il s'étend jusqu'à la première phalange ; ensorte qu'il sert d'abducteur à ce doigt là.

Il manque tout-à-fait dans les quadrupèdes à canon et dans les oiseaux.

Le bord externe du pied est relevé par les *muscles péroniers.* L'homme en a trois, qui sont attachés à l'os péroné, et dont les tendons passent derrière la malléole externe.

Le *long péronier* (*péronéo-tarsien*) s'engage sous l'os cuboïde, et traverse la plante du pied pour s'insérer à l'os métatarsien du pouce, et au premier cunéiforme.

Le *court* (*péronéi-sus-métatarsien*) va droit s'insérer à la base externe de l'os métatarsien du petit doigt.

Le *moyen* (*péronéo-sus-métatarsien*) va jusqu'à celle de sa première phalange, et sert à écarter ce doigt des autres.

Le *long péronier* a dans les *singes* l'office essentiel de rapprocher le pouce des autres doigts. Dans les animaux qui n'ont point de pouce, il va s'insérer à l'os métatarsien du premier doigt.

Dans les animaux ruminans, il traverse de même sous la jointure du canon, et va s'insérer au premier cunéiforme.

Les deux autres péroniers sont dans les *singes*, et dans les onguiculés, comme dans l'homme, excepté que, dans le *lapin*, le moyen donne aussi un tendon à la première phalange du pénultième doigt, ensorte qu'il y fait les fonctions d'abducteur des deux doigts externes.

Dans les ruminans, il en donne aux deux doigts. Le court y manque.

1. B b

Le *cheval* n'a qu'un seul péronier qui unit son tendon à celui de l'extenseur du doigt, sur le milieu de la face antérieure du canon.

Dans les oiseaux, il y a le *court péronier* qui s'insère à la base externe de l'os du métatarse, et un muscle qui paroît être analogue du *moyen péronier* (l'accessoire des fléchisseurs des doigts, Vicq-d'Azir.) Son tendon se bifurque ; une des lanières se porte en arrière, et s'attache à la face postérieure de la tête du métatarse ; l'autre descend le long de la face externe de cet os, et va s'unir à celui du fléchisseur perforé du doigt moyen.

B. *Dans les reptiles.*

Dans la *grenouille*, le *gastrocnémien* n'a qu'un seul ventre ; il a cependant un petit tendon, par lequel il s'insère au bord externe de la tête du tibia. Son tendon se porte sur le talon, y glisse sur un os sésamoïde, et s'épanouit sous le pied pour former l'aponévrose plantaire.

Il n'y a ni *soléaire*, ni *plantaire grêle.*

Le *jambier antérieur* vient de la partie inférieure du fémur par un fort tendon ; vers le milieu du tibia il se divise en deux ventres, dont l'un interne envoie son tendon à la base tibiale du long os du tarse, et l'autre externe au même os un peu plus en dehors.

Un accessoire de ce muscle naît de la partie moyenne antérieure du tibia, et se porte du côté interne à la base du long os du tarse.

Le *jambier postérieur* est comme dans l'homme ; mais il ne se fixe qu'à un seul os du tarse (celui qui est long et du côté interne.)

Il n'y a qu'un seul muscle auquel la désignation de *péronier* puisse convenir. Il naît d'un tendon grêle , attaché au condyle externe du fémur , et il s'insère à la base du tibia, du côté externe, par deux portions tendineuses, dont l'une s'étend jusqu'à l'os du tarse. Il agit comme extenseur de la jambe sur la cuisse , ou plutôt de la cuisse sur la jambe.

Outre ces muscles qui se portent de la jambe sur le pied , il y en a un autre qui vient de l'extrémité tarsienne du tibia à son bord interne ; il passe entre les deux ventres du jambier antérieur, et va, très-obliquement, se fixer à l'extrémité digitale du long os du tarse, du côté interne.

Dans la *tortue de mer franche* , les muscles du pied sont remplacés par des fibres aponévrotiques , un peu charnues, qui servent seulement à affermir les articulations, et à tenir les nageoires bien étendues.

ARTICLE IX.

Des os des doigts du pied, et de leurs mouvemens.

A. *Dans l'homme.*

Les doigts du pied ont trois phalanges , excepté le pouce qui n'en a que deux. Il est dans l'homme le plus long et le plus gros : les autres vont en diminuant jusqu'au cinquième ; ils sont courts, et

B b 2

demeurent parallèles entre eux; leurs ligamens
sont les mêmes que ceux des doigts de la main.

B. *Dans les mammifères.*

Les quadrumanes et les pédimanes ont leurs doigts
plus longs que l'homme; mais le pouce est plus court
que les autres, et son os du métatarse peut s'écarter
et s'opposer, comme dans le pouce de la main.

L'*aïe-aïe*, parmi les rongeurs, paroît jouir de la
même faculté.

Parmi les carnivores, le pouce demeure toujours
uni et parallèle aux autres doigts. Les *ours*, les *coatis*,
les *civettes*, les *blaireaux*, les *ratons* et les *taupes*,
l'ont presque égal aux autres doigts. Les *belettes* et
les *musaraignes* l'ont de très-peu plus court.

Dans les *chats* et les *chiens*, il est oblitéré absolument.

Parmi les *rongeurs*, le *castor* a le pouce presque
égal aux autres doigts; la *marmotte*, le *porc-épic*
et les *rats* l'ont plus court. Le *paca* l'a presque oblitéré; il l'est tout-à-fait, et réduit à un seul os dans
la *gerboise du Cap*. Les *lièvres* n'en ont pas même
un rudiment.

Dans les *cabiais*, l'*agouti* et le *cochon d'Inde*, le
pouce et le petit doigt sont réduits chacun à un seul os.

Le *jerboa* (*mus jaculus*) et l'*alactaga* (*mus
sagitta*) ont leurs trois os métatarsiens moyens soudés en un seul canon. Les deux doigts latéraux sont
distincts, mais plus courts dans le *jerboa*. Ils sont
oblitérés dans l'*alactaga*.

Parmi les édentés, les *fourmiliers*, *l'oryctérope*, les *pangolins* et les *tatous* ont cinq doigts. Le pouce est le plus court dans tous. Le petit doigt l'est aussi dans les *tatous*.

Dans les *paresseux*, le pouce et le petit doigt sont réduits à un seul os très-petit. Les autres os du métatarse sont soudés par leur base. Il n'y a que deux phalanges aux orteils : celle qui porte l'ongle est beaucoup plus grosse que l'autre.

Dans les familles d'animaux qui suivent, les os du métatarse méritent une considération toute particulière. Dans *l'éléphant* et les pachydermes, leur extrémité tarsienne porte une surface plate ; et celle qui répond aux phalanges est un tubercule convexe, qui porte en-dessous une ligne saillante longitudinale au milieu de l'os. Dans les solipèdes, cette ligne existe en-dessus et en-dessous. Dans les ruminans, dont le canon est formé des deux os du métatarse, on distingue toujours par une ligne enfoncée, qui ressemble à un trait de scie, la réunion des deux os. Cette disposition est la même dans les membres pectoraux.

L'éléphant a cinq doigts parfaits.

Le *cochon* quatre.

Le *tapir* et le *rhinocéros* trois.

Les ruminans, ont deux doigts parfaits sur un seul os métatarsien, et deux petits attachés derrière le bas de ce même os, qui a quelquefois de chaque côté un os en forme de stilet.

390 Ve Leçon. *De l'extrémité postérieure.*

Les solipèdes ont un doigt parfait et deux imparfaits, réduits à un seul os en forme de stilet.

C. *Dans les oiseaux.*

Dans les oiseaux, le nombre des phalanges va
en augmentant, à partir du pouce, en allant au quatrième doigt qui en a toujours le plus.

Tous ceux qui ont quatre doigts, ont le nombre
des phalanges disposé ainsi qu'il suit :

$$2 \quad 3 \quad 4 \quad 5.$$

Parmi ceux qui n'ont que trois doigts, le *casoar*
les a composés ainsi, 4. 4. 4. Les autres les
ont, 3, 4, 5.

L'autruche, qui n'en a que deux, a quatre phalanges à chacun.

Ceux qui ont quatre doigts les ont, ou tous les
quatre en avant (*les martinets*), ou trois en avant,
un en arrière (la plûpart), ou deux en avant,
deux en arrière, les grimpeurs (*perroquets,
toucans, barbus, coucous, couroucous, pics*).

Ceux qui n'ont que trois doigts les ont tous en
avant. Ce sont l'*outarde*, le *casoar*, les *pluviers*,
l'*huitrier*, l'*échasse*.

Parmi les palmipèdes, l'*albatros*, les *pétrels*
et les *pingoins* ont le pouce oblitéré.

D. *Dans les reptiles.*

Le nombre des doigts varie beaucoup dans les
reptiles. En voici le tableau.

Nombre des phalanges des doigts du pied des reptiles, sans compter les métatarsiens, en commençant par le pouce, ou le doigt interne.

Crocodile · · · ·	2.	3.	4.	4.	
Lézard · · · · · ·	2.	3.	4.	5.	4.
Caméléon · - · · ·	3.	3.	4.	4.	3.
Salamandre · · ·	2.	3.	3.	3.	
Tortue-franche · ·	2.	3.	3.	4.	2.
Tortue-bourbeuse ·	2.	3.	3.	3.	2.
Grenouille · · · ·	1.	2.	2.	3.	4. 3.

ARTICLE X.

Des muscles des doigts du pied.

Les doigts du pied, comme ceux de la main, ont des muscles *extenseurs*, *fléchisseurs*; *abduc-teurs*, *adducteurs*; communs ou propres; longs ou courts.

I. Les muscles extenseurs sont :

A. *Dans l'homme.*

Le long extenseur commun (*péronéo-sus-onguien*),

Le long extenseur du pouce (*péronéi-sus-onguien*),

Sont placés à la face antérieure de la jambe, derrière le tibial antérieur ; leurs tendons passent

B b 4

sous le ligament annulaire de la jambe. Le second
envoie le sien au pouce : le premier, aux quatre
autres doigts. Ils s'étendent jusqu'à leur extrémité.

Le court extenseur commun, ou *pédieux* (*cal-
canéo-sus-onguien*), étendu sur la face supérieure du pied, donne des tendons aux cinq
doigts.

B. *Dans les mammifères.*

Les *singes* ont ces trois muscles comme l'homme.
Il y a de plus chez eux, au côté interne du *long
extenseur du pouce*, un *long abducteur du pouce*
qui manque dans l'homme.

Les autres digités n'ont que les trois muscles
de l'homme ; l'extenseur du pouce manque dans
ceux qui n'ont point de pouce, comme le *chien*
et le *lapin.*

Les quadrupèdes à canon ont des fibres charnues, venant du canon, et allant s'insérer au tendon
du long extenseur, qui représente le pédieux.

Dans les bisulques, le doigt interne a un *extenseur propre* qui représente celui du pouce. Il
manque dans les solipèdes.

C. *Dans les oiseaux.*

Les oiseaux ont *le long extenseur des trois
doigts antérieurs*, répondant à notre *long extenseur commun.* Il n'y en a pas de long pour le
pouce.

Au lieu de *pédieux*, la face antérieure du métatarse porte quatre muscles distincts.

1°. L'*extenseur propre du pouce* ;

2°. L'*extenseur propre du médius* ;

3°. L'*abducteur* du premier doigt ;

Et 4°. l'*adducteur* du troisième doigt.

II. Les fléchisseurs des doigts sont :

A. Dans l'homme.

Le *long fléchisseur du pouce* (*tarso-phalangien*) et le *long fléchisseur des quatre autres doigts* (*tibio-sous-onguien*). Placés à la face postérieure de la jambe, au devant des muscles du tendon d'Achille, ils donnent des languettes qui s'étendent aux dernières phalanges des doigts. Celles du second perforent celles du *court fléchisseur commun* (*calcanéo-sous-onguien*).

Ce troisième fléchisseur est placé sous la plante du pied, il a son attache au calcanéum, et donne des languettes perforées aux quatre doigts.

Le *long fléchisseur du pouce* donne une languette tendineuse qui va se souder au tendon du long fléchisseur commun. Ce tendon a de plus une masse charnue particulière, placée au dessus du court fléchisseur commun, et venant comme lui du calcanéum ; mais allant s'insérer au tendon du long fléchisseur commun. C'est ce qu'on nomme la *chair carrée.*

Le pouce et le petit doigt ont de plus chacun un *court fléchisseur propre*, (*tarso-phalangien du pouce* et *du petit orteil*), mais non perforé. Ils s'insèrent à la base de leurs premières phalanges.

L'aponévrose plantaire ne tient point au muscle plantaire grêle. Elle est fixée d'une part au calcanéum, de l'autre aux têtes inférieures des os du métatarse, et aux bases des premières phalanges. Elle n'est l'organe d'aucun mouvement volontaire.

B. *Dans les mammifères.*

Dans les *singes*, les fléchisseurs sont autrement disposés. 1°. Le *plantaire grêle* se continue manifestement avec l'aponévrose plantaire, et lui communique son action. 2°. Les deux *longs fléchisseurs* et le *court* sont mêlés ensemble d'une façon fort compliquée, que voici.

a. La partie du court fléchisseur qui va au premier doigt est seule attachée au calcanéum. Elle donne à ce doigt une languette perforée.

b. Le *long fléchisseur du pouce* (du moins l'analogue de celui qui mérite ce nom dans l'homme) donne une languette au pouce, comme à l'ordinaire, et deux languettes perforantes aux troisième et quatrième doigts.

c. Le *long fléchisseur commun* donne deux languettes perforantes au deuxième et au cinquième doigts.

d. Les *trois languettes perforées* des troisième, quatrième et cinquième doigts ne viennent pas du calcanéum, comme dans l'homme ; mais leurs fibres charnues sont attachées au tendon du fléchisseur commun que nous venons de décrire.

e. Les tendons de ces deux longs muscles sont fortement unis.

f. La chair carrée s'attache par une aponévrose mince au tendon du long fléchisseur du pouce, et envoie une bande tendineuse forte à celui du long fléchisseur commun.

Les *courts fléchisseurs propres du pouce* et du *petit doigt* sont comme dans l'homme. Telle est l'organisation du *mandrill* en particulier, et d'un grand nombre de singes.

Dans d'autres, cependant, cela n'est pas toujours tout-à-fait de même ; mais l'essentiel est constant.

Dans les autres quadrupèdes, le *court fléchisseur commun* manque tout-à-fait ; mais le *grêle plantaire*, devenu plus gros que dans l'homme et les singes, y remplit l'office de *fléchisseur commun perforé.*

Le *long fléchisseur commun* y est, comme à l'ordinaire, *perforant.*

L'un et l'autre fournissent autant de languettes que le nombre des doigts l'exige ; quatre dans le *chien* et le *lapin*, deux dans les ruminans, une dans les solipèdes.

Quoique le *chien*, les ruminans et les solipèdes n'aient point de pouce, le *long fléchisseur du pouce* n'y existe pas moins ; il soude son tendon à celui du *fléchisseur commun perforant.* Nous ne l'avons pas vu dans le *lapin.*

C. *Dans les oiseaux.*

Les longs fléchisseurs des oiseaux sont divisés en trois masses ; deux placées au devant des muscles du tendon d'Achille ; une au devant de celles-ci, et tout contre les os.

La première est composée de cinq portions, dont trois peuvent être regardées comme formant un seul muscle *fléchisseur commun perforé.*

Il naît par deux ventres, dont l'un vient du condyle externe du fémur, l'autre de sa face postérieure. Celui-ci forme directement le *tendon perforé du médius*, qui reçoit l'un de ceux du péronier. Le second ventre donne ceux de l'*index et du petit doigt.* C'est dans ce muscle que se perd l'accessoire fémoral des fléchisseurs, qui est un muscle situé à la face interne de la cuisse, dont le tendon passe par dessus le genou. Ils sont unis par des fibres qui vont de l'un à l'autre. Ces tendons s'insèrent aux troisièmes phalanges.

Les deux autres muscles de cette première masse sont les fléchisseurs à la fois *perforans* et *perforés.*

Ils naissent au dessous des précédens, et vont l'un à l'*index*, et l'autre au *médius*, en perforant deux des tendons précédens. Ils s'insèrent à leurs pénultièmes phalanges.

Les deux autres masses sont les *fléchisseurs perforans*, ils fournissent les tendons qui vont aux dernières phalanges. L'une est pour les trois doigts antérieurs ; l'autre pour le pouce, et donne une

anguette qui s'unit à la languette perforante de
l'index.

Il y a un court fléchisseur du pouce placé à la
face postérieure du tarse.

III. *Muscles des doigts dans les reptiles.*

Il n'y a point de long extenseur commun des
orteils dans la *grenouille.* Il n'y en a point non
plus de propre au pouce.

Le *court extenseur commun* est fort distinct.
Il s'attache à toute la longueur du long os externe
du tarse, et se porte obliquement aux quatre doigts,
excepté au petit, et il se termine aux dernières
phalanges.

Il y a des muscles *inter-osseux supérieurs et
inférieurs.* Ils sont très-apparens au nombre de
dix. Leur direction est très-oblique.

Le *fléchisseur commun des orteils* est situé sous
le long os du tarse, du côté interne, et il est recouvert par l'aponévrose du gastrocnémien. Parvenu sur les petits os du tarse, il se divise en
cinq tendons, qui reçoivent en dessous des fibres
musculaires accessoires, qui paroissent provenir
d'un muscle placé sous le long os du tarse, du côté
interne. Il représente, peut-être, le *long fléchisseur.*

Dans les *tortues franches*, tous ces muscles sont
remplacés par des trousseaux de fibres aponévrotiques.

Tableau de la longueur en mètres des différen[tes]
parties du membre abdominal dans les mammifère[s].

ESPÈCES.	TOTAL.	CUISSE.	JAMBE.	TARSE.	MÉTA-TARSE.	DOIGT.
Homme	1,11	0,46	0,39	0,11	0,08	0,06
Saï	0,36	0,13	0,12	0,03	0,04	0,04
Orang.	0,31	0,09	0,09	0,03	0,04	0,06
Pongo	0,81	0,28	0,24	0,07	0,10	0,12
Roussette . . .	0,175	0,05	0,07	0,005	0,01	0,04
Chauve-souris .	0,06	0,02	0,02	0,01	0,005	0,00
Taupe.	0,065	0,02	0,02	0,005	0,01	0,01
Hérisson	0,12	0,03	0,04	0,015	0,02	0,01
Ours marin. . .	0,93	0,35	0,27	0,11	0,09	0,11
Glouton	0,41	0,14	0,13	0,03	0,05	0,06
Raton.	0,36	0,12	0,13	0,04	0,04	0,03
Loutre.	0,28	0,09	0,09	0,03	0,04	0,03
Phoque	0,37	0,06	0,13	0,06	0,04	0,08
Lion.	1,07	0,35	0,39	0,11	0,12	0,09
Chat.	0,34	0,11	0,11	0,04	0,05	0,03
Loup	0,61	0,20	0,20	0,07	0,07	0,07
Sarigue	0,20	0,07	0,07	0,02	0,02	0,02
Lièvre.	0,40	0,12	0,04	0,04	0,05	0,05
Cochon-d'Inde .	0,15	0,05	0,05	0,015	0,02	0,01
Aï.	0,37	0,11	0,11	0,04	0,03	0,08
Phatagin. . . .	0,155	0,05	0,05	0,02	0,01	0,02
Éléphant. . . .	1,71	0,85	0,54	0,15	0,08	0,09
Cochon	0,81	0,27	0,23	0,11	0,09	0,11
Rhinocéros. . .	1,47	0,59	0,37	0,18	0,17	0,16
Dromadaire . .	1,57	0,50	0,49	0,15	0,33	0,19
Giraffe	2,10	0,50	0,60	0,24	0,74	0,22
Bœuf	1,15	0,31	0,31	0,14	0,21	0,18
Cerf.	1,29	0,32	0,38	0,13	0,31	0,15
Cheval.	1,07	0,33	0,27	0,12	0,21	0,14
Dauphin	0					
Marsouin . . .	0					

ARTICLE XI.

De l'extrémité postérieure dans les poissons.

1°. *Des os.*

Les nageoires ventrales des poissons leur tiennent lieu de membres abdominaux. La situation et la forme de ces nageoires varient beaucoup ; elles manquent même tout-à-fait dans la famille des poissons apodes, comme les *anguilles*, les *gym-notes*, les *anarrhiques*, etc. et dans quelques genres des chondroptérigiens et des branchiostéges : tels sont les *lamproies*, les *syngnathes*, quelques *balistes*, les *ostracions*, les *tétrodons*, etc.

Tantôt ces nageoires sont placées sous la gorge, au-dessous de l'ouverture des branchies et en avant des nageoires pectorales. Les poissons ainsi conformés ont reçu le nom de jugulaires.

Tantôt elles sont situées un peu en arrière et en dessous des nageoires pectorales. On a nommé ces poissons thorachiques.

Enfin elles sont dans la situation qui paroît la plus analogue à celle des autres animaux, et qui paroît ici la plus ordinaire ; c'est-à-dire, sous le ventre et plus rapprochées de l'anus que des nageoires pectorales. Tels sont les poissons nom-més abdominaux.

Les nageoires ventrales sont composées de deux parties principales : l'une, qui est formée

de rayons recouverts par une double membrane,
paroît toujours au dehors , et fait la nageoire
proprement dite : l'autre est interne, elle représente les os coxaux ou le bassin ; elle s'articule
souvent avec d'autres os du tronc, et reçoit toujours
les rayons de la nageoire qui se meuvent sur elle.

Le bassin n'est jamais articulé sur l'épine; il
ne forme point une ceinture osseuse autour de
l'abdomen. Les os qui le composent sont ordinairement applatis et de figure diverse ; ils se
touchent par leur bord interne. Il n'y a que les
squales et les *raies* qui aient un os unique ,
transversal et presque cylindrique, aux deux extrémités duquel s'articulent les nageoires. La situation
du plan des os du bassin sur les parois de l'abdomen varie et suit les formes du corps. Dans les
poissons applatis ils sont tournés obliquement et
forment la carène du ventre par leur bord interne.
Dans les poissons à abdomen large ou cylindrique
ils forment une plaque plus ou moins horizontale.

Dans les poissons jugulaires et thorachiques ,
les os du bassin sont toujours articulés avec le
bas de la ceinture qui soutient les nageoires pectorales. Leur figure et leur situation respective varient beaucoup , comme nous allons le voir.

Dans la *vive* et l'*uranoscope* ces deux os sont
soudés ensemble par leur bord interne; leurs faces
inférieures se regardent et laissent entre elles un
espace ovalaire. L'angle de leur réunion fait saillie
dans la cavité de l'abdomen.

Dans les *cottes*, les *sciènes*, les *chétodons*, les *perches*, les os du bassin sont aussi soudés entre eux par leur bord interne; ils sont applatis, alongés, et leurs bords externes se portent en dessous de manière à former une fosse.

Dans le *trigla-cuculus*, ou **rouget**, ces os ne sont réunis que par l'extrémité postérieure de leur bord interne; ils sont très-larges, applatis, et forment un bouclier ovale, dont la partie moyenne est échancrée, et l'extrémité postérieure très-prolongée en pointe.

Les os du bassin des *pleuronectes* portent les nageoires à leur extrémité la plus antérieure; ils sont soudés en une pyramide quadrangulaire dont la pointe est en arrière et en haut, et la base en devant.

Dans quelques *gastérostes* les os du bassin sont séparés, extrêmement alongés, et reçoivent à-peu-près dans leur milieu une épine mobile qui tient lieu de nageoire.

Dans la *dorée* (*Zeus-Faber*, Linné), les os du bassin sont triangulaires, applatis; ils se touchent dans toute leur face, qui devroit être inférieure. Leur angle antérieur est arrondi et reçoit la nageoire; les deux autres sont très-alongés en pointe, l'un en dedans de l'abdomen, l'autre en dehors sur les côtés du sternum. Dans le *zeus-vomer*, ces os sont très-petits et cylindriques.

Dans les poissons abdominaux, les os du bassin ne s'articulent jamais avec ceux de l'épaule, ou

C c

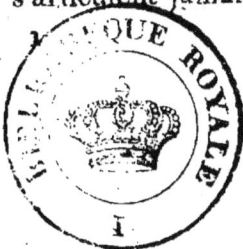

avec la ceinture des nageoires pectorales. Ils sont situés dans la partie moyenne et inférieure du ventre, plus ou moins rapprochés de l'anus.

Le plus ordinairement ces deux os sont séparés l'un de l'autre, et maintenus en situation par des ligamens. Dans les *carpes*, ils sont alongés et ne se touchent que vers leur tiers postérieur. Dans les *harengs*, ils sont très-petits, rapprochés, et font suite aux petits os qui tiennent lieu de sternum.

Ceux du *brochet ordinaire* sont larges, triangulaires, rapprochés par leur pointe antérieure, écartés par leur extrémité postérieure, qui est plus large et qui reçoit la nageoire.

Dans l'*anableps*, ils sont très-écartés et portent à leur bord externe une épine très-alongée, qui remonte vers la colonne vertébrale et se courbe dans la direction des côtes.

Dans les *silures* les os du bassin sont soudés entre eux; ils forment un écusson arrondi dans sa partie moyenne, et souvent épineux en devant; ils portent les nageoires à leur bord externe et postérieur.

Enfin dans la *loricaire* les os du bassin sont soudés en une seule pièce, dont l'échancrure postérieure forme l'ouverture de l'anus. Les nageoires sont articulées à son bord externe.

La nageoire proprement dite, est composée, dans les poissons ordinaires, d'un certain nombre de rayons osseux simples ou fourchus, supportés par une ou deux rangées de petits osselets placés entre eux et les os du bassin. Les rayons qui forment cette nageoire se meuvent sur les osselets, de manière à s'éloigner ou à se rapprocher les uns des autres comme les bâtons d'un éventail; c'est ce mouvement qui produit l'expansion ou le plissement de la nageoire; mais ils se meuvent encore en totalité et avec les osselets sur les os du bassin, de manière à éloigner ou à rapprocher la nageoire du corps.

Les rayons des nageoires ventrales sont ordinairement plus courts que ceux des nageoires pectorales.

La nageoire ventrale des poissons chondroptérigiens a une conformation particulière. Deux cartilages principaux s'articulent sur l'extrémité de l'os du bassin : l'un, qui est externe, forme une espèce de doigt à sept ou huit articles : l'autre, qui est interne, reçoit tous les autres rayons de la nageoire, qui sont souvent au nombre de plus de trente.

2°. *Des muscles.*

Les nageoires ventrales se meuvent de haut en bas et de dedans en dehors. Les muscles qui les portent de haut en bas, ou les abaissent, sont situés à la face externe ou inférieure du bassin; ceux qui les élèvent sont couchés sur la face supérieure ou abdominale de ces os.

Il n'y a ordinairement qu'un muscle destiné à abaisser la nageoire ventrale. Il occupe toute la

C c 2

face inférieure de l'os du bassin. Dans les poissons jugulaires et dans les thorachiques, il s'étend même jusques sur la clavicule; il se termine par plusieurs languettes tendineuses, qui se fixent sur les osselets et sur les bases des rayons. En même-temps que ce muscle, par la contraction générale de ses fibres, abaisse la nageoire, il écarte l'un de l'autre les deux bords de cette nageoire de manière à la développer ou à la dilater.

Les muscles qui relèvent les nageoires ventrales ne sont que deux, situés à la face abdominale de l'os du bassin. Le plus près du milieu est de figure pyramidale : il porte par sa base sur toute la longueur des osselets qui soutiennent les rayons ; il ramène la nageoire en arrière, ou la rapproche du corps en même-temps qu'il éloigne le bord externe de la ligne moyenne.

Le plus éloigné de cette ligne est couché immédiatement sur la face abdominale de l'os du bassin, et recouvert en partie par le précédent. Il est beaucoup plus large que lui. Ses fibres se portent obliquement de dehors en dedans vers le bord interne de la nageoire ventrale, qu'il ramène en dehors en même temps qu'il la porte en totalité en arrière.

Il y a de plus sur la base ou l'articulation des rayons de la nageoire avec les osselets inter-articulaires, de petits muscles absolument analogues à ceux que nous avons fait connoître en traitant des mouvemens de la nageoire de la queue.

Dans le genre *cycloptère* les nageoires ventrales sont unies l'une à l'autre à l'aide d'une membrane, et font une espèce d'entonnoir au-dessous des nageoires pectorales.

Dans le genre *gobius* les deux nageoires n'en forment qu'une seule placée au-devant de l'anus.

Les muscles des nageoires ventrales des *raies* sont à-peu-près disposés comme ceux de leurs nageoires pectorales.

SIXIÈME LEÇON.

Des organes du mouvement des animaux sans vertèbres.

ARTICLE PREMIER.

Organes du mouvement des mollusques céphalopodes.

Les mollusques, dont la tête est garnie d'appendices alongés sur lesquels ils marchent, et qu'on nomme les *céphalopodes*, ont deux ordres de muscles : les uns appartiennent au corps, les autres sont propres aux pieds ou aux tentacules.

1°. *Muscles du corps.*

Le sac qui forme le corps de ces animaux, dépouillé de sa peau extérieure, présente un tissu musculeux de fibres très-serrées. La couche la plus extérieure paroît avoir une direction longitudinale dans ses fibres ; la couche moyenne est transversale. Les plans de fibres qui viennent ensuite ont des obliquités diverses. Elles agissent toutes de manière à applatir le sac, à l'alonger, à le courber, à le fléchir ; mais on ne peut assigner, d'une manière positive, l'action de chacun de ces plans, l'organisation musculaire de cette partie étant très-compliquée.

On trouve dans le dos de ces animaux, sous la peau, un corps plus ou moins solide. Dans la *seiche,* c'est une espèce d'os formé de diverses lames minces parallèles les unes aux autres, séparées par de petites colonnes disposées en quinconce. Cet os est ovale, plus épais au centre, mince à la circonférence. Dans les autres espèces sa forme varie beaucoup, mais la matière en est généralement élastique, transparente comme du verre. Sa surface est quelquefois imprimée de sillons longitudinaux.

Les *poulpes* en manquent tout-à-fait.

Deux muscles forts naissent à la face interne du sac, de chaque côté de cet os. Ils se dirigent vers la tête. Arrivés là, ils se bifurquent. L'une des branches s'insère à la tête ; l'autre unit ses fibres à celle du sac au bord duquel elle se termine.

2°. *Muscles du pied.*

Les céphalopodes ont huit pieds coniques, plus ou moins alongés, disposés en cercle autour de leur bouche sur le sommet de leur tête. Ils peuvent les diriger et les ployer dans tous les sens, et ils les accrochent sur les corps à l'aide des ventouses dont ils sont garnis en dessous. Les muscles qui opèrent ces mouvemens sont en grand nombre. On peut cependant les distinguer en ceux qui sont communs à tout le pied, et en ceux qui sont propres aux ventouses.

Au-dessous de la peau on trouve un muscle

très-mince dont les fibres sont unies par un tissu cellulaire lâche. Il suit la peau dans ses différens contours, et peut être regardé comme un *peaussier* dont l'usage est de froncer la peau pour donner plus de force aux muscles qui sont situés au-dedans, et auxquels il sert comme de sangle.

Entre chacun des pieds, et sous la peau qui les réunit par leur base, on trouve deux muscles minces, couchés l'un au-dessous de l'autre, dont les fibres sont transverses. L'un prend naissance sur la ligne moyenne et longitudinale du pied, du côté opposé aux ventouses, et va directement s'insérer sur la même ligne du pied voisin, de l'un et de l'autre côté.

L'autre prend naissance sous les ventouses mêmes, se porte sur les parties latérales du pied, et enfin forme une membrane musculeuse, à fibres trans-verses, qui se porte sous le muscle précedent, et va s'insérer à l'autre pied, absolument de la même manière dont il a pris naissance. Cette double membrane musculeuse a quelque rapport avec celle qui réunit les doigts des oiseaux palmipèdes, les canards, les oies, etc. Elle forme un disque circulaire qui règne entre toutes les bases des pieds. Ces deux muscles doivent servir à rapprocher les pieds; le second peut, de plus, écarter les deux rangées de ventouses l'une de l'autre. Il s'étend dans toute la longueur du pied, mais il devient plus mince vers l'extrémité.

Au-dessous de ces trois couches de muscles

(les deux transverses et le peaussier), on en trouve un unique très-considérable, dont la forme conique détermine celle du pied. A la surface il paroît uniquement formé de fibres transverses ; mais lorsqu'on le coupe dans ses différens sens , on reconnoit qu'il a des fibres longitudinales. L'entrelacement des fibres est absolument le même que celui du muscle lingual de l'homme au centre. Dans l'axe de ce muscle est un espace libre dans lequel on trouve des vaisseaux et des nerfs très-gros.

Les ventouses s'attachent par des bandelettes charnues, de directions diverses, selon les espèces, sur la face inférieure de ce muscle et sur un plan de fibres plus manifestement longitudinal. On conçoit que le muscle cylindrique sert à embrasser les corps. Sa structure s'accorde avec l'action qu'il produit.

3°. *Muscles des ventouses.*

Les suçoirs ou ventouses sont formés d'une calotte musculaire à fibres rayonnantes , qui par leur raccourcissement en diminuent la capacité. Mais il y a, au bord de la calotte , tout contre le disque, sous le muscle cylindrique, un autre plan de fibres circulaires en forme de sphincter , qui rend la calotte plus convexe. Enfin chacune des ventouses est retenue et mue sur le pied par des bandelettes musculeuses qui s'entrelacent les unes dans les autres , et se joignent enfin à celle du muscle transverse inférieur du pied. Cela est du moins ainsi dans le *poulpe.*

Dans le *calmar* et dans la *seiche* les ventouses
sont attachées par des pédicules musculeux très-
minces.

Quand l'animal approche l'un ou plusieurs de
ses suçoirs d'une surface, pour l'appliquer plus
intimement, il le présente applati. Lorsqu'il y est
collé par l'harmonie des surfaces, il en contracte
le sphincter, ce qui produit une cavité au centre
de laquelle il se forme un vuide. Par ce mécanisme, le suçoir s'attache à la surface avec une
force proportionnée à son diamêtre et au poids
de la colonne d'eau et d'air dont il est la base.
Cette force, multipliée par le nombre des suçoirs,
donne celle avec laquelle tout ou partie des pieds
s'attache au corps : aussi est-il plus facile de dé-
chirer ces pieds que de les séparer de l'objet que
l'animal veut retenir.

Dans les *seiches* et les *calmars*, l'ouverture du
suçoir est entourée d'une zone cartilagineuse et
dentelée ; dans les *poulpes*, ce n'est qu'un disque
charnu, plat, percé dans son milieu.

Indépendamment des huit pieds que nous venons
de décrire, et qui sont seuls dans les *poulpes*,
les *seiches* et les *calmars* en ont deux autres
beaucoup plus longs, plus minces, et qui ne portent
de ventouses qu'à leur extrémité, qui est élargie.
Leur organisation est au reste la même que celle
des autres pieds.

ARTICLE II.

Organes du mouvement dans les mollusques gastéropodes.

Nous ne décrirons pas ici les muscles qui servent à la mastication ou à la déglutition , ni ceux qui appartiennent aux organes de la génération, aux sens de la vue et du toucher : nous les ferons connoître particulièrement en traitant de ces fonctions.

Quant aux organes de la locomotion des gastéropodes, ils résident principalement dans cette partie inférieure de leur corps, sur laquelle ils se traînent, et qu'on nomme leur pied. C'est une masse charnue formée de fibres qui se croisent en plusieurs sens et qui peuvent lui faire prendre toutes les figures possibles. Le plus ordinairement elle a celle d'un ovale plus pointu par derrière : mais par les contractions variées dont ces fibres sont susceptibles, elles l'étendent ou le contractent en tout ou en partie de manière à produire ce mouvement progressif si lent que tout le monde connoît dans la *limace.*

On apperçoit très-facilement les fibres musculaires transverses du pied de la limace, quand elle est ouverte par le dos. Elles viennent des bords du pied et se rendent à deux lignes tendineuses, moyennes et longitudinales. Au-dessous de ces

fibres on en rencontre d'autres dans une direction
contraire, mais elles sont tellement entrelacées
qu'il est difficile d'en distinguer les plans.

Dans la *scyllée* le pied n'est qu'un sillon longitudinal tracé dans la longueur du ventre de l'animal.
C'est à l'aide de ce sillon qu'il embrasse les tiges
de fucus sur lesquelles il se traîne. Au reste, l'organisation de ce pied est à-peu-près la même que
dans la limace.

Dans la *patelle* le plan le plus inférieur est
formé par des fibres transversales qui, sur les bords,
sont entrelacées d'un grand nombre d'autres fibres
circulaires. Le plan supérieur est un muscle composé de deux rangées de fibres, qui forment un
angle aigu par leur rencontre sur une ligne moyenne
qui répond au long diamètre du pied : il a aussi
sur son bord quelques fibres circulaires.

Le plan inférieur, par ses contractions, alonge
l'ellipse du pied en même-temps qu'il le rétrécit ;
tandis que le supérieur le raccourcit en l'élargissant. Voilà le mécanisme qui produit la marche.
Enfin les fibres circulaires diminuent en tous sens
sa surface, la font se bomber en dessus, et produisent par là un vuide qui attache avec force
l'animal sur le plan qui le supporte.

Les mollusques qui marchent sur le ventre, et
dont le corps est recouvert par une ou plusieurs
coquilles, et qu'on nomme testacés, ont de plus
que les gastéropodes nuds, des muscles destinés
à faire rentrer leur corps dans la coquille ou à
l'en faire sortir.

Ces coquilles ou demeures ambulantes varient beaucoup pour la forme. Le plus ordinairement elles sont faites d'une seule pièce de configuration diverse. Simple et non contournée, comme dans les *patelles.* En spirale applatie, comme dans les *planorbes.* En spire globuleuse ou pyramidale, comme dans les *hélices*, les *bulimes*, les *bulles,* etc.

Il n'y a que le seul genre des *oscabrions* qui, parmi les gastéropodes, ait une coquille formée de plusieurs pièces.

Dans les *patelles*, le pied est retenu autour de la coquille par une rangée de fibres qui s'attachent circulairement autour de cette coquille, et vont, après avoir percé le manteau, s'insérer sur les bords du pied, en s'entrelaçant avec ses fibres circulaires. Elles laissent en devant un espace libre pour le passage de la tête. Ce muscle, par ses contractions, rapproche la coquille du pied et comprime le corps : en se relâchant il la laisse soulever par l'élasticité du corps.

Dans le *limaçon* des jardins, il y a deux muscles forts qui tirent le pied et tout le corps au dedans de la coquille. Ils ont leur attache fixe à la columelle ou à l'axe, et après avoir pénétré dans le corps sous sa partie spirale, ils se portent en avant sous l'estomac, et épanouissent leurs fibres en plusieurs languettes qui s'entrelacent avec celles des muscles propres du pied, en en pénétrant la substance. D'après ces points d'attache on conçoit très-facilement leur manière d'agir.

Lorsque l'animal, renfermé dans sa coquille, veut en ressortir, son pied et sa tête y sont forcés par des fibres circulaires qui entourent le corps immédiatement au-dessus du pied.

ARTICLE III.

Des organes du mouvement des mollusques acéphales.

Les mollusques acéphales ont le corps enveloppé par une membrane en grande partie musculeuse, qu'on nomme le *manteau.* Cette enveloppe charnue est plus ou moins complète, selon les genres, comme nous le verrons par la suite.

En général, le manteau est recouvert par des valves ou coquilles dont les formes et les proportions varient. Peu de genres sont privés de cette enveloppe solide. Tels sont cependant les *ascidies* et les *biphores.*

Les valves des coquilles sont disposées de manière à pouvoir se mouvoir l'une sur l'autre, à l'aide d'avances osseuses qui sont reçues dans l'une d'elles, ou qui se reçoivent réciproquement, et forment une véritable charnière. Elles sont en outre réunies par un ligament élastique, de substance cornée, qui tend continuellement à les ouvrir.

La charnière des coquilles offre tant de différences, que les naturalistes en ont tiré les caractères des genres.

En effet, les *huîtres*, les *placunes*, les *pélé-nes*, les *arondes*, etc. n'ont point de dents du tout à leur charnière. Les *pholades* et les *myes* en ont une seulement à l'une des valves; mais elle n'est point reçue dans une fossette. Les *solens* ont la charnière fermée par une dent de chaque valve qui fait saillie dans l'intérieur. Ces deux avances se rencontrent et se meuvent l'une sur l'autre.

Les *anomyes*, les *unio*, les *spondiles*, les *cames* et plusieurs autres ont une ou deux dents sur une valve seulement, et elles sont reçues dans des fossettes correspondantes de la valve opposée. Les *vénus*, les *bucardes* et les *mactres* ont à l'une et à l'autre valve des dents qui se reçoivent réciproquement. Enfin les *arches* ont une multitude de petites dents qui s'engrènent les unes dans les autres. Toutes ces conformations, ou facilitent le jeu des charnières, ou en affermissent l'articula-tion; enfin elles permettent une ouverture plus ou moins grande des valves.

Le ligament élastique, qui tend continuellement à ouvrir les valves, n'est point toujours situé aux mêmes points de la coquille. Les *moules*, par exemple, ont le ligament à un des côtés des valves. Les *placunes* ont un petit appendice osseux qui fait saillie dans l'intérieur de chaque valve; et c'est sur cette partie qu'est reçu le ligament qui les tient réunies. Les *pernes* ont à chaque valve plusieurs fossettes opposées deux à deux, qui logent autant de petits ligamens.

Les coquilles des acéphales offrent, en outre
beaucoup d'autres particularités. On trouve les
valves immobiles, et soudées par leur angle, dans
les *jambonneaux*. Les *tarets* ont le corps renfermé
dans un tube calcaire, et sont armés de deux
petites valves mobiles qui leur servent à creuser
le bois. Les *térébratules* ont intérieurement à l'une
de leurs valves deux appendices osseux qui soutiennent leur corps, et leur servent de charpente, etc.

Cette membrane contractile qui revêt tout le
corps des mollusques acéphales, et qu'on nomme
le manteau, est un véritable muscle qui présente
beaucoup de variétés. Tantôt, et c'est dans le
plus grand nombre, il est ouvert par devant
dans le sens des valves : telles sont les *huîtres*,
les *moules*, etc. Tantôt, comme dans les coquilles
dont les deux bouts restent toujours ouverts, telles
que les *solens*, les *myes*, les *pholades*, etc., il est
percé aux deux extrémités. Troisièmement enfin,
le manteau enveloppant tout le corps de l'animal,
comme un sac, n'a d'ouverture qu'à l'une de ses
extrémités. C'est ce qu'on remarque dans les
ascidies.

Le manteau de l'*huître* est formé de deux pièces
de même forme que la coquille. Elles se collent
au corps par derrière ou du côté de la charnière,
et s'étendent jusqu'aux bords des valves. Leur
substance est molle, demi-transparente, parcourue
par un grand nombre de bandes musculeuses. Elles

sont percées par le muscle qui ferme les écailles. L'extrémité libre de ce manteau est double. L'un des bords est plissé comme un falbala et festonné. L'autre est garni de petits tentacules coniques et contractiles.

Le manteau des autres acéphales diffère par la forme générale que nous avons fait connoître plus haut ; par les tentacules dont le bord est garni ; par les différens tuyaux qui en sont des prolongemens; enfin par les muscles qui le percent.

L'ouverture qui sert de sortie aux excrémens, et celle qui est destinée à l'entrée de l'eau et des alimens, se prolongent quelquefois en des espèces de tuyaux qui sont la continuation du manteau. C'est ce que l'on nomme *trompes*. Les *huîtres*, les *moules*, les *mulettes* ou *unio*, les *anodontites* n'ont qu'une seule de ces ouvertures, l'anus. L'eau entre simplement par la large fente du manteau. Dans les *bucardes*, chacun de ces deux trous s'alonge de quelques lignes. Celui de la respiration est plus long et plus gros. Ils sont plus alongés encore et plus inégaux dans les *vénus*, *tellines*, *mactres* et quelques autres genres. Les *solens* en ont aussi deux ; mais dans les *pholades*, les deux tuyaux sont réunis en une seule trompe charnue très-épaisse, qu'ils traversent dans sa longueur sans se réunir.

Les tentacules qui, dans les acéphales à manteau ouvert en devant, sont placés au bord du manteau, sur-tout vers l'anus, sont situés à l'orifice

1   D d

des trompes, dans les espèces à tuyaux. Ils son
branchus dans la *moule* qu'on mange. (*Mytulus*
edulis. Linné.)

Comme les valves des coquilles tendent continuellement à s'ouvrir par l'effet du ligament élastique placé du côté de la charnière, et qui fait
l'office de muscle, il falloit que l'animal qu'elles
recèlent eût la faculté de les fermer à volonté.
Aussi, selon les genres, y a-t-il toujours un ou
deux muscles destinés à cette fonction.

Dans les *huîtres*, il n'y en a qu'un seul situé
à-peu-près au centre de la coquille, derrière le
foie et au milieu du manteau. Il s'attache à l'une
et l'autre valve, et, par sa contraction, il les serre
l'une contre l'autre avec une force étonnante. Il
en est de même dans les *pernes*, les *arondes*, les
spondiles.

Il y a deux muscles pour fermer la coquille
dans les *moules*, *solens*, *vénus*, *mactres*, *bu-*
cardes, etc. Ils sont toujours éloignés l'un de l'autre
vers les extrémités des coquilles longues, et généralement rapprochés du bord où est la charnière,
afin qu'un très-petit relâchement de leur part
produise une ouverture d'un plus grand arc au
bord opposé.

Un grand nombre de mollusques acéphales ont
la faculté de transporter leur demeure testacée
d'un lieu dans un autre, à l'aide d'un appendice
musculeux qu'ils font rentrer et sortir à volonté,
et avec lequel ils s'accrochent et se traînent sur

le sable et les rochers. On a nommé cet appendice le *pied* de l'animal.

L'*huître*, les *spondiles*, plusieurs *peignes*, les *anomies*, et en général presque toutes les coquilles inéquivalves, n'ont aucun pied, et sont dépourvues de la faculté de changer de lieu à volonté.

Un des pieds les plus simples est celui de *l'ano-dontite des étangs*, (*mytilus anatinus*, Linné). Il est placé au-devant du corps, vers le bord des coquilles. Sa forme est oblongue comprimée. On remarque à chaque côté et extérieurement une couche de fibres venant du fond de la coquille. Il y a intérieurement d'autres fibres, dont les unes croisent les premières à angle droit, et d'autres unissent les deux couches extérieures en s'y attachant circulairement. Par cette disposition, on conçoit facilement que l'animal doit pouvoir changer à son gré les trois dimensions de ce pied ou de l'une de ses parties. Il parvient par son moyen à placer de champ sa coquille, et il rampe alors avec son pied, comme le limaçon avec le sien.

On retrouve ce pied simple dans la *pholade*; sa forme est presque sphérique, tronquée par une surface plate. La partie que Linné a reconnue dans le *solen*, et qu'il a comparée à un gland dans son prépuce, est le pied à l'aide duquel cet animal s'enfonce dans le sable et s'élève à sa surface. Le pied sort dans ces deux genres par l'ouverture de la coquille opposée à celle d'où sortent les tubes.

Le pied des *bucardes* est un peu plus composé.

Il a un appendice triangulaire qui peut se recourber, saisir de sa pointe la matière glutineuse qui forme les fils, et la tirer en longueur. Mais c'est le pied de la *moule de mer* (*mytilus edulis*) qui est le mieux organisé de tous. Il ressemble à une petite langue marquée d'un sillon longitudinal, susceptible de s'alonger beaucoup en se rétrécissant, et de se raccourcir jusqu'à avoir la forme d'un cœur. Cinq muscles de chaque côté meuvent cet organe. Deux viennent des extrémités de la coquille, auprès de ceux qui servent à la fermer. Les trois autres viennent de son fond et du creux des *nates*. Tous entrent dans le pied, et s'y entrelacent avec ses fibres propres, comme les muscles extrinsèques de la langue de l'homme se joignent au lingual. La totalité de l'organe est enveloppée d'une gaîne formée de fibres transversales et circulaires, d'une couleur pourpre obscure. Ce pied sert également à filer et à ramper. Ce dernier office se remplit comme dans tous les bivalves ; le premier se fait en saisissant par la pointe le gluten que fournit une glande située sous sa base, et en le tirant en longueur dans le sillon décrit plus haut.

Nous ferons connoître ailleurs la glande qui secrète cette humeur propre à former le fil.

ARTICLE IV.

Organes du mouvement des crustacés.

Le système musculaire des crustacés se borne aux mouvemens des pattes, de la queue et des fausses pattes ; car dans cet ordre il n'y a point de muscles pour mouvoir la tête sur le corselet, puisque ces deux pièces sont soudées ensemble. Les antennes, les mandibules et les palpes ont à la vérité des mus- cles particuliers ; mais nous ne les ferons connoître qu'en traitant des divers organes auxquels ils ap- partiennent.

I. De la queue.

La queue est une partie principale du corps pour le plus grand nombre des crustacés. C'est un mem- bre très-fort et très-mobile dont ils se servent avec beaucoup d'avantage tant pour sauter que pour nager.

1°. *Parties solides de la queue.*

Dans plusieurs *monocles* la queue est formée par de longs filets, qui dans le *polyphemus* sont solides et mobiles sur leur base seulement.

Les *crabes* ont la queue courte, applatie, et se reployant sous le corps dans un enfoncement placé entré les pattes.

Les *pagures* ou *bernards-l'hermite* ont une queue molle sans écailles, qu'ils ont l'habitude d'in- troduire dans une coquille vuide ou dans la cavité fortuite de quelque pierre.

C'est dans les *écrevisses* proprement dites, que

la queue mérite une description particulière. Elle
est formée de six segmens principaux et terminée
par cinq lames. Les segmens varient un peu entre
eux pour la forme. Ils sont convexes en dessus et se
recouvrent les uns les autres comme des tuiles. En
dessous ils sont plus étroits et réunis par une membrane lâche qui leur permet un grand mouvement.
Ils portent là, dans l'angle de réunion de leur portion inférieure avec la dorsale, des espèces de nageoires crustacées, bordées de cils et formées de
plusieurs articulations. On les nomme *fausses pattes*
ou *pattes natatoires*. Elles se meuvent de devant
en arrière et un peu de dehors en dedans, à l'aide
de petits muscles contenus dans l'intérieur de chaque
article, mais qui ne diffèrent pas assez de ceux des
vraies pattes pour les décrire en particulier.

Les cinq lames qui terminent la queue sont deux
paires et une impaire; celle du milieu est articulée
directement avec le dernier segment. C'est sous
cette lame que se trouve l'ouverture de l'anus.
Dans quelques espèces elle est comme brisée dans
son milieu et susceptible d'un petit mouvement. Les
deux lames latérales sont supportées par une pièce
commune qui s'articule avec le dernier segment de
la queue. La lame la plus interne est simple et ciliée
seulement comme celle du milieu à son extrémité;
mais l'externe est comme articulée vers son tiers
inférieur, ou plutôt formée de deux pièces dont la
première recouvre par son extrémité, qui est dentelée, la petite qui la suit, dont le bord est garni de
cils très-serrés.

Les muscles qui meuvent cette queue ont une conformation si singulière, que nous croyons utile d'en faire une espèce de description monographique.

2°. *Muscles de la queue.*

Les muscles de la queue dans l'*écrevisse* forment deux masses distinguées l'une de l'autre par le canal intestinal. La masse dorsale est plus mince et moins composée. On y remarque trois sortes de fibres.

Les premières forment un muscle qui s'attache dans la partie dorsale du corselet vers son quart postérieur. Il se dirige ensuite obliquement de devant en arrière et de dedans en dehors vers les parties latérales du premier segment de la queue où il s'insère. Lorsque le muscle d'un côté agit séparément, il porte la queue à droite ou à gauche. Lorsque tous deux agissent ensemble, ils doivent la redresser quand elle est fléchie et la maintenir droite.

La seconde et la troisième série de fibres musculaires s'étendent sur toute la longueur du dos en deux lignes parallèles très-contiguës. Elles viennent des parties latérales et supérieures de la cloison du corselet sur laquelle s'appliquent les branchies; elles s'attachent là par diverses digitations. Arrivées sur le premier anneau de la queue, on remarque à la surface une petite intersection, et l'on voit qu'un petit trousseau de fibres se contourne pour s'insérer

Dd 4

à ce premier anneau et ainsi de suite pour chacun de ceux qui suivent. Cette disposition donne à la bande interne une apparence de corde tordue.

La portion externe de la masse dorsale est formée de fibres distinctes et longitudinales.

Ces trois ordres de muscles ont beaucoup de rapport avec les muscles droits du dos des chenilles, comme nous le verrons par la suite.

La masse ventrale des muscles de la queue est beaucoup plus épaisse et plus compliquée que celle du dos. Pour se faire une idée précise de sa composition, nous la décrirons comme vue sous trois faces. D'abord par le dos, ceux dont nous venons de parler étant enlevés, ainsi que le canal intestinal ; ensuite vue par-dessous, c'est-à-dire, les écailles qui recouvrent la queue en dessous étant enlevées ainsi que les nerfs ; enfin vue par le côté interne, c'est-à-dire, le muscle coupé dans la ligne moyenne longitudinale, afin d'en appercevoir la structure interne.

Le muscle ventral de la queue, vu par le dos, prend naissance dans l'intérieur du thorax, au-dessus de la partie osseuse grillagée qui renferme les muscles des hanches. Ce muscle est alors partagé en droit et gauche ; chacun d'eux est formé de trois larges digitations. Arrivés sur le premier segment de l'abdomen, ses fibres longitudinales plongent sous d'autres qui sont contournées et qui les embrassent. Le reste du muscle, sur toute la longueur de la queue, est ainsi formé de deux éries de fibres convexes et courbées parallèlement les unes à côté des autres, séparées de droite à gauche par une goutière dans laquelle est logé le canal intestinal.

Le muscle ventral de la queue, vu par dessous, présente trois ordres de fibres bien marqués. La première série est produite par la face inférieure des digitations qui s'insèrent sur les grillages osseux du thorax. La seconde série est formée de fibres obliques qui sont la continuation des premières, et qui s'étendent de la ligne moyenne dans laquelle est situé le cordon médullaire des nerfs, jusques sur les parties latérales des anneaux, dans l'angle qui résulte de la réunion de la portion dorsale avec la ventrale. Il y a deux forts trousseaux de fibres pour chacun des angles des anneaux, depuis le premier jusqu'au sixième. Enfin la troisième série est produite par des trousseaux impairs de fibres transverses qui décrivent des arcs dont la convexité est inférieure. Ces cerceaux musculeux applatis correspondent à l'intersection de chacun des anneaux, et paroissent former autant de poulies dérivatives pour les fibres obliques dont nous venons de parler.

Enfin le muscle ventral de la queue coupé longitudinalement dans sa partie moyenne, ressemble à une corde dont les spires seroient peu obliques. Les fibres qui correspondent aux trousseaux transverses sont distinctes et plus étroites.

De cette singulière complication il résulte que ce muscle, isolé de toutes ses adhérences, ressemble à

une tresse très-serrée dont chacun des fils, au lieu
d'agir dans la direction longitudinale, se meut obliquement dans le canal formé par les fibres voisines.

II. Des pattes.

Les pattes des crustacés varient pour le nombre
et la forme. Dans les *monocles* elles prennent des
figures très-différentes ; tantôt elles tiennent lieu de
palpes, de mâchoires, de nageoires, de branchies, etc. Elles varient beaucoup aussi pour la
forme dans les *crabes*, sur-tout la première paire.
Nous allons décrire comme exemple des organes
du mouvement des pattes, celles des écrevisses.

1°. *Parties solides des pattes.*

Les pattes des crustacés de la famille des écrevisses, sont le plus ordinairement au nombre de cinq
de chaque côté ; elles sont toutes formées de six articulations.

La première paire est la plus grosse et forme ce
que l'on nomme la *serre* ou *pince.*

La *hanche* tient au thorax ; elle n'est mobile
que de devant en arrière ; elle supporte l'une des
divisions des branchies, ainsi que la seconde pièce
de la patte qui représente la *cuisse.* Celle-ci est
très-applatie, courte, presque quarrée, lisse et un
peu courbe. Le plan de son articulation est parallèle à la longueur de la pièce ; et comme les deux
muscles qui la meuvent s'insèrent aux deux points
les plus éloignés, la cuisse se trouve située horizon-

alement ; elle se meut en charnière sur la hanche ;
on mouvement est combiné ; elle se porte de devant
n arrière et de dehors en dedans. Son mouvement
ur la jambe est très-borné ; il se fait seulement
e bas en haut, et produit l'application contre le
horax. La troisième articulation , qui correspond
la *jambe* , est aussi un peu applatie , sur-tout à
on extrémité fémorale. Elle est un peu courbe ,
ans le sens de la cuisse ; ce qui correspond à la
onvexité que forme le corselet. La jambe , à son
xtrémité tarsienne , devient plus épaisse , plus
rosse et épineuse. Elle se meut très-peu sur la
uisse. La quatrième articulation est comme in-
ermédiaire entre la pince et la jambe , sur laquelle elle se meut en angle très-prononcé. La
ince est la cinquième articulation , la plus grosse
e toutes. Elle se termine du côté externe par une
avance pointue et épineuse , et reçoit au côté interne un pouce mobile et opposable. Le mouvement de la pince sur la quatrième pièce se fait
de dehors en dedans.

Les deux paires de pattes suivantes ressemblent
en petit aux serres , avec cette différence que le
pouce , ou l'articulation qui le représente, n'est
pas plus gros que la pièce immobile.

Les deux dernières paires de pattes diffèrent
des trois autres en ce qu'elles ne se terminent pas
par une serre , mais par un seul ongle mobile.
Quant au reste , elles sont en tout semblables à la
troisième et à la quatrième paire.

2°. *Muscles des pattes.*

Chacune des articulations des pattes a deux muscles, un extenseur, et un fléchisseur.

L'extenseur de la hanche est situé dans l'intérieur du corselet sur la pièce cornée qui soutient les branchies, un peu en devant de la hanche, qu'il tire en avant.

Le fléchisseur de la hanche est aussi attaché sur la pièce cornée qui soutient les branchies ; mais il est placé en arrière, et produit le mouvement contraire du précédent.

L'extenseur de la cuisse est plus fort que le fléchisseur ; il est attaché dans l'intérieur de la hanche, à sa portion antérieure, et s'insère à l'éminence supérieure de l'articulation de la cuisse. Il est plutôt abaisseur.

Le fléchisseur de la cuisse, ou mieux le releveur, est plus court que le précédent. Il occupe la partie postérieure interne de la cuisse, et s'insère à l'éminence inférieure de l'articulation.

L'extenseur de la jambe est situé dans l'intérieur de la cuisse, dont il occupe toute la largeur. Il s'insère au bord externe de l'articulation de la jambe.

Le fléchisseur de la jambe est moins fort que son extenseur. Il est couché sous lui, et s'insère au bord interne de l'articulation.

L'extenseur de la première pièce du tarse s'attache intérieurement à tout le bord supérieur de jambe, et s'insère à l'éminence la plus élevée de l'articulation de la quatrième pièce.

Le fléchisseur de la première pièce est attaché aussi dans l'intérieur de la jambe, mais à son bord inférieur; et il s'insère à l'éminence la plus basse de l'articulation.

L'extenseur de la serre et son fléchisseur occupent et partagent l'intérieur de la quatrième pièce. Leur place détermine leurs fonctions.

L'extenseur du pouce est un très-petit muscle qui occupe la partie supérieure de la pince.

Le fléchisseur du pouce s'attache à tout le reste de la pince. Il a un fort tendon osseux intermédiaire plat et oblong. Il est très-volumineux.

ARTICLE V.

Organes du mouvement des larves d'insectes.

Les insectes changeant de forme à certaines époques de leur vie, présentent beaucoup de différences dans les organes destinés à leurs mouvemens. Pour connoître ces animaux sous ce rapport, il faut donc les étudier dans leurs divers états.

Tous les insectes ailés qui subissent une métamorphose complète diffèrent beaucoup dans leur premier état, de celui qu'ils doivent avoir par la suite. La principale de ces différences porte sur

leurs organes du mouvement. On les nomme alo
larves ou *chenilles.* Ils gardent cette forme pl
ou moins long-temps après être sortis de l'œuf.

Dans cet état, les insectes sont recouverts d'un
peau flasque et molle, divisée en segmens o
anneaux susceptibles de se mouvoir les uns su
les autres, à l'aide de bandelettes musculaire
situées dans l'intérieur du corps.

Souvent c'est sur ces anneaux seulement qu
l'insecte rampe, à la manière des reptiles, ou e
appuyant alternativement chacun des segmens d
son corps sur le plan qui le supporte. Telles son
les larves des insectes à deux ailes ou diptères
et un grand nombre de celles des hyménoptères

Quelquefois la surface de ces anneaux est hérissé
d'épines, de soies roides ou de crochets, pou
donner plus de prise à leur point d'appui sur le
corps. C'est ce qu'on observe dans quelque
*mouches, oëstres, tipules, stratyomes, syr
phes,* etc.

Le corps des larves de quelques ordres d'in
sectes porte en dessous, du côté de la tête, si
pattes formées chacune de trois petites articulations
dont la dernière est écailleuse et terminée e
crochet. A l'aide de ces membres, l'insecte peut
en les opposant les uns aux autres, embrasser un
portion des corps environnans, s'y accrocher, e
tirer ensuite vers ce point fixe le reste de so
corps. C'est ainsi que sont ordinairement confor
mées les larves des coléoptères, et beaucoup d
celles des névroptères.

D'autres larves de coléoptères (celles qui vivent dans l'intérieur du bois, comme les *capricornes*, les *leptures*, les *rhagies*, etc.) ont les six pattes excessivement courtes et presque nulles ou de nul usage.

Elles se meuvent dans les sinuosités, qu'elles creusent à l'aide de leurs mandibules avec lesquelles elles s'accrochent, et au moyen de plaques ou de tubercules dont leur peau est garnie sur le dos et sur le ventre ; ce qui donne à leur corps une forme tétraèdre. On pourroit comparer leur manière de marcher à celle des ramoneurs qui grimpent dans les cheminées.

Enfin les lépidoptères et les larves de quelques genres d'hyménoptères ont, en outre des six pattes écailleuses articulées, un nombre variable d'autres fausses pattes non articulées, terminées par des crochets disposés en cercles et demi-cercles, et attachés à la peau sur des appendices ou tubercules rétractiles, à l'aide desquels elles marchent en se cramponant sur les corps.

Les larves des insectes à demi-métamorphose, comme celles des hémiptères, et celles des insectes sans métamorphose, comme les aptères, la *puce* exceptée, ne présentent aucune différence avec l'insecte parfait, quant aux pieds.

Après cet exposé des organes extérieurs du mouvement des larves, nous croyons utile de décrire en particulier les muscles de quelques-unes. Ainsi nous ferons connoître successivement ceux des *chenilles* : de la larve d'un *scarabé*, qui vit sous

terre ; d'un *hydrophile*, qui nage ; et d'un *capricorne*, qui vit dans les sinuosités du bois.

I. *Muscles des chenilles.*

La couche la plus profonde des muscles de la
chenille est formée de quatre rangées principales.
Deux répondent au dos, et deux au ventre. Leur
direction est longitudinale.

Ceux du dos sont séparés entre eux par le
vaisseau longitudinal, et de ceux du ventre par
les trachées.

Ils commencent sur l'union du premier anneau
avec le second, par deux faisceaux de fibres un
peu séparées entr'elles, qui s'insèrent à une espèce
de ligne tendineuse produite par l'union du second
anneau avec le troisième. Il en est de même entre
tous les anneaux du corps. Sur le troisième, les
fibres des deux faisceaux, quoique distinctes encore,
sont beaucoup plus grosses. Sur le quatrième, il
n'y a plus que le faisceau interne dont les fibres
soient séparées. La fibre se continue, sans intersection apparente, sur tous les autres anneaux. Elle
diminue d'épaisseur vers les derniers, et forme de
nouveau plusieurs faisceaux, d'abord, trois, puis
quatre, enfin cinq ou six.

Ces muscles, par leur contraction, raccourcissent
le corps lorsqu'ils agissent avec ceux du ventre ; ils
le recourbent en dessus lorsqu'ils agissent sans eux.

Les muscles longitudinaux du ventre sont séparés
entre eux par le cordon médullaire, et d'avec ceux

du dos, par les trachées. Ils ont absolument la
même direction que ceux du dos. Ils commencent
aussi sur l'union du premier avec le second anneau
par des faisceaux nombreux qui se réunissent sur
le troisième, où ils ne semblent plus former qu'une
seule masse. Les fibres se séparent ensuite plus bas
ou plus haut, selon les espèces, et forment quatre
à cinq cordons charnus, qui se terminent vers la
dernière paire de pattes fausses.

Ces muscles sont auxiliaires des dorsaux dans
le raccourcissement du corps. Ils leur sont opposés
lorsqu'ils agissent séparément ; car alors ils recour-
bent le corps en dessous.

Entre les muscles longs du dos et la peau on en
trouve de courts, mais dont la direction est oblique.

Les uns sont étendus de dehors en dedans, vers
la ligne dorsale, entre les intersections annullaires.

Les autres occupent aussi le même intervalle,
mais sont opposés en direction ; de sorte qu'ils
forment avec eux une espèce de V en se portant
de dedans en dehors.

Ces deux ordres de muscles obliques n'ont pas
par-tout la même quantité de fibres. Celles qui sont
placées dans les premiers anneaux sont plus étroites
et plus longues. Celles du quatrième, cinquième
et sixième sont beaucoup plus courtes. Elles deviennent ensuite, dans quelques espèces, beaucoup
plus longues et plus nombreuses. Dans d'autres, au
contraire, elles continuent d'être larges et courtes.

Ces fibres agissent isolément sur chaque anneau,

qu'elles raccourcissent par leurs contractions simul-
tanées : mais comme elles ne s'étendent pas sur
toute la longueur de l'anneau, les parties qui correspondent aux plis, et sur lesquelles les muscles
obliques ne passent plus, s'alongent quand, par
l'action de ces derniers, l'anneau diminue de diamètre ; ce qui facilite la progression.

Sous les muscles longs du ventre, il y en a une
seconde couche dont les fibres sont obliques. Ils
ont beaucoup de rapport avec ceux du dos. On peut
aussi, d'après leurs directions, les distinguer en
deux ordres.

Les uns sont plus rapprochés de la ligne moyenne
ventrale, dans laquelle est étendu le cordon noueux
des nerfs. Ils se portent, en montant de dedans en
dehors, dans les intervalles de chacun des anneaux.

Les autres ne sont point aussi obliques, à l'exception des trois premières paires supérieures ; de
manière que ces muscles forment avec les précédens
une espèce d'*A* figuré ainsi.

Les muscles obliques de dedans en dehors, ou
les plus internes, ont beaucoup de fibres. Ils sont ordinairement composés de trois ou quatre faisceaux
distincts. Ceux qui remontent de dehors en dedans,
ou les plus externes, ont moins de fibres, et jamais
plus de deux faisceaux.

Ces muscles doivent agir à peu près comme les
obliques du dos ; mais aussi ils doivent étendre
immédiatement la peau des pattes sur lesquelles ils
sont situés.

Outre les muscles longitudinaux et obliques du dos et du ventre, il en est de latéraux, c'est-à-dire, qui sont situés au-dessous et au-dessus des stigmates ou boutonnières, qui doivent être décrits à part. Ils sont de trois ordres. Il en est de *droits*, de *transverses* et d'*obliques*.

Les muscles droits latéraux sont placés entre chacun des anneaux, au-dessus des stigmates. Ils sont tous situés longitudinalement au-dessus les uns des autres. Leurs points d'attache sont recouverts par les muscles transverses. Ils doivent recourber le corps sur les côtés lorsqu'ils agissent séparément, et lorsqu'ils se contractent de concert avec le long du dos et du ventre, raccourcir le corps, et aider ainsi la progression.

Les muscles transverses latéraux sont de deux sortes. Les uns, un peu plus longs que les autres, naissent sur les intervalles laissés libres par l'attache des droits latéraux, et s'insèrent à la terminaison des obliques externes du ventre. Ils forment un peu l'éventail dans la disposition de leurs fibres. Les autres ont les faisceaux de fibres parallèles; ils sont un peu plus courts, et sont étendus dans chacun des anneaux entre les muscles droits latéraux et les obliques du ventre. Ces muscles doivent diminuer le diamètre de chaque anneau, et par conséquent l'alonger dans chacun de ses plis; ce qui est une des conditions de la progression.

Les muscles obliques latéraux sont situés de l'un et de l'autre côté des droits. Ils se portent, en

montant obliquement de bas en haut, sous l'insertion de chacun de ces mêmes muscles droits latéraux, dont ils aident le mouvement lorsqu'ils agissent ensemble.

Tels sont les muscles du corps en général; mais
les vraies et les fausses pattes, ainsi que la tête,
ont des muscles propres qu'il faut décrire séparément.

Les muscles des pattes vraies ou écailleuses sont
situés dans l'intérieur des trois articulations qui les
forment. On peut les distinguer en ceux qui meuvent
ces articulations, et en ceux qui agissent sur l'ongle
qui les termine.

Les muscles de la première pièce ou article sont
au nombre de cinq ou six faisceaux attachés au
rebord supérieur, et s'insèrent aussi au rebord
supérieur de l'article suivant. Ceux du second article
sont, à peu près, en nombre égal, et s'insèrent au
rebord supérieur du troisième.

Les muscles de l'ongle se terminent par **deux**
tendons; mais ils sont formés de plusieurs faisceaux
qui s'attachent, les uns sur le second et le troisième
article, par deux plans bien distincts; les autres,
sur une ligne qui correspond à la convexité de
l'ongle; et enfin, les dernières, sur celle qui répond
à sa concavité. Ces deux tendons s'insèrent à deux
tubercules de l'extrémité supérieure de l'ongle, du
côté de sa concavité et de sa pointe : ils servent à
le fléchir. Il est probable qu'il se redresse par
l'élasticité de son articulation.

Les muscles des pattes membraneuses ou fausses sont au nombre de deux pour chacune. Leur direction, par rapport au corps, est à peu près transversale. Ils s'étendent, du centre de la patte où ils s'insèrent, jusqu'au-delà du stigmate du côté du dos, où ils s'attachent par des bandelettes latérales et plus ou moins obliques. L'un de ces muscles est situé au-devant de l'autre, qu'il recouvre en partie.

Leur usage est de retirer le centre de la patte en dedans, et de faire rentrer dans l'intérieur les crochets dont son limbe est armé.

Il est probable que les muscles obliques du ventre produisent l'effet contraire par leurs contractions.

Quant aux muscles de la tête, nous ne ferons connoître ici que ceux qui produisent son mouvement total. Nous renvoyons les autres aux diverses fonctions auxquelles ils sont destinés.

Les muscles qui agissent sur la tête la fléchissent en dessus, en dessous et sur les côtés.

Les fléchisseurs en dessus sont en grand nombre : ils s'attachent sur le second et sur le premier anneau, et ils s'insèrent à divers points de l'occiput : les uns plus près de la ligne moyenne ; les autres, plus latéralement. Ils forment, en général, deux faisceaux. Le plus interne est le moins volumineux.

Les fléchisseurs latéraux sont très-obliques. Ils prennent naissance de la partie inférieure ou

ventrale du corps, et se portent sur les parties
latérales de l'occiput.

Les fléchisseurs en dessous paroissent être la
continuité des muscles droits du ventre. Ils sont
formés de huit ou neuf faisceaux.

II. *Muscles de la larve d'un scarabé.*

Le corps des larves des *scarabés* est arqué,
convexe, du côté qui répond au dos; concave, du
côté des pattes. Le dos et le ventre sont séparés
par un rebord membraneux, plissé, situé au-dessous
des stigmates. Ces larves n'ont que six pattes articulées, il n'y en a point de membraneuses.

Quand on ouvre la larve dans la longueur du
corps, soit par le dos, soit par le ventre, on distingue trois couches de muscles profonds : les latérales, les dorsales et les ventrales.

La couche des muscles du dos est formée de
deux séries de fibres assez distinctes. L'une externe,
occupant les intervalles des dix premiers anneaux;
c'est-à-dire, de ceux qui sont garnis de stigmates.
Les muscles qui la forment sont étroits et dans
une direction longitudinale. La seconde série est
produite par des fibres un peu obliques étendues dans
le même espace, mais plus vers la ligne moyenne.
Ces muscles sont plus larges et plus forts du côté
de la tête; plus étroits et moins fibreux vers la
queue, ils se terminent entre le onzième et le
dixième anneau, par un filet charnu très-étroit.

L'usage de ces muscles doit être de raccourcir
la portion dorsale de chacun des anneaux; mouve-

ment qui diminue la convexité de cette partie et sert ainsi à la progression.

Entre le neuvième et le dixième anneau il y a, vers la ligne moyenne, deux petits muscles un peu obliques; mais entre le douzième et le dernier on n'apperçoit plus qu'une série de petits muscles courts qui occupent toute la convexité que décrit la courbe. Ces muscles agissent manifestement comme les précédens, et sont leurs accessoires.

Quand on a enlevé la première couche des muscles du dos, on rencontre au-dessous des fibres toutes semblables, mais opposées en direction.

Enfin, à cette même couche dorsale on apperçoit des lignes de fibres musculaires très-courtes au-dessus du plein que forment inférieurement le neuvième et le dixième anneaux. Ces petits muscles servent très-probablement, mais d'une manière moins sensible, aux mêmes usages que tous les précédens.

La couche des muscles du ventre a beaucoup d'analogie avec celle du dos. Comme eux, ils forment des plans opposés en direction, les plus profonds se portant du côté interne, et ceux qui sont les plus proches de la peau se dirigeant en montant du côté externe, ce qui produit dans la ligne moyenne ventrale une petite figure très-régulièrement rhomboïdale au milieu de chaque anneau.

L'action de ces muscles est opposée à celle des muscles du dos.

Sur le dernier segment et vers la partie qui correspond à l'anus, on remarque un trousseau de fibres transversales qui doivent par leur contraction servir de sphincter.

La couche latérale des muscles est formée de trois ordres de fibres bien distinctes par leur direction. Ils représentent une sorte de lacet passé dans des mailles. Tous ces muscles sont situés derrière les stigmates, et s'insèrent aux plis qui séparent le ventre d'avec le dos, de l'un et de l'autre côté.

Le premier ordre est absolument transversal ; il s'étend sur l'union de chaque anneau avec le suivant, dans l'espace compris entre les muscles ventraux et les dorsaux. Il doit manifestement, par ses contractions, diminuer le diamètre du corps, et par conséquent l'étendre sur sa longueur. Ces muscles sont en général très-étroits.

Le second ordre est formé par des fibres obliques qui se portent en montant de dehors en dedans, vers la ligne moyenne ventrale de l'union d'un anneau inférieur sur l'union du précédent. Ces muscles sont larges et très-forts. Ils servent à former le plis de séparation entre le dos et le ventre.

Le troisième ordre est moins oblique que le précédent, dont il paroît l'accessoire. Chacun des muscles qui le composent vient du milieu d'un anneau et va s'insérer sous la tête, ou l'insertion des précédens, c'est-à-dire, du côté du ventre.

Il faut remarquer que les deux derniers anneaux n'ont point de ces muscles latéraux.

Les muscles de la tête sont très-forts. Les fléchis-

eurs sont attachés sur les muscles ventraux, au-
essus de l'union du second anneau avec le troisième. Ils sont formés de trois faisceaux principaux,
qui s'insèrent, en se rapprochant les uns des autres,
sur la partie postérieure et inférieure de la tête
à la base de la ganache.

Les muscles extenseurs ou releveurs de la tête
sont aussi formés de trois faisceaux, mais plus
longs et plus forts. Il s'attachent sur la région latérale en plongeant sous les muscles transverses et
obliques, depuis le sixième anneau où s'attache
l'un d'eux, et le cinquième et le quatrième, qui
en reçoivent chacun un autre; ils s'insèrent aux
parties latérales postérieures de la tête.

III. *Muscles de la larve d'un hydrophile.*

Les *larves d'hydrophiles* sont alongées. Leur
corps est un peu applati, tous les anneaux en sont
distincts. Non-seulement elles marchent assez vîte,
mais encore elles nagent avec beaucoup de vélocité,
par les diverses inclinaisons qu'elles donnent subitement et successivement à leur corps.

Ces larves, ouvertes dans leur longueur, offrent
aussi quatre ordres de muscles : ceux du ventre,
du dos et des côtés.

Les muscles du ventre ont beaucoup de rapport
avec ceux des chenilles; ils sont formés de deux
couches distinctes. La plus profonde, ou celle qui
se trouve la première quand le ventre est vu
ouvert par le dos, est formée de fibres longitu-

dinales avec des intersections qui correspondent
à chaque anneau ; la seconde couche , ou celle
qui se trouve la plus voisine de la peau, est entièrement recouverte par la précédente. Elle est composée de fibres obliques qui s'entrecroisent en
forme d'X , et qui sont étendues dans la longueur
de chaque anneau.

Les muscles du dos sont alongés , étendus de la
tête à la queue, et forment de chaque côté deux
cordons de fibres qui paroissent torses sur elles-
mêmes comme des cordes : ils sont un peu plus
larges du côté de la tête. Toutes leurs fibres s'insèrent en partie au rebord inférieur d'un anneau
antérieur , et au rebord supérieur de l'anneau qui
suit.

Au-dessous de ces muscles longs, il en est d'obliques qui se croisent en X , et qui s'étendent de la
partie moyenne d'un anneau au rebord antérieur
de l'anneau qui suit.

Les muscles latéraux profonds ont une direction transverse , il sont nombreux. Chaque anneau
en porte trois ou quatre dont la direction respective est telle qu'ils ressemblent à des N ou à des
M couchées sur le côté. И Z

Au-dessous des transverses latéraux, il en est
de longitudinaux un peu obliques qui forment un
plan assez large qui se confond avec les obliques
du ventre , mais ce plan n'est point interrompu
dans sa longueur ; de manière que ses fibres déterminent les grands mouvemens du corps comme
les longs du dos et du ventre.

Les muscles des pattes sont les mêmes que ceux qu'on retrouve dans les insectes parfaits.

La tête n'a point ici de muscles particuliers. Les longs du dos s'insérant à l'occiput, deviennent des extenseurs. La première paire des transverses latéraux, s'attachant au-dessous de la tête, produit la flexion latérale. Les muscles longs obliques se terminant à la partie inférieure de la tête deviennent de véritables fléchisseurs.

IV. *Muscles de la larve d'un capricorne.*

On retrouve dans la larve du *capricorne* les mêmes muscles que dans celles des *scarabés* : mais comme la forme du corps de ces deux sortes de larves diffère beaucoup, il s'ensuit quelques variations dans les formes et l'étendue des organes musculaires.

La tête des larves de la famille des capricornes rentre en grande partie dans l'intérieur de la peau, à la volonté de l'animal. Des muscles très-forts, mais qui sont les mêmes que ceux que nous avons décrits dans le scarabé, sont destinés à cette fonction. Comme la tête, qui est très-large, rentre dans le corps, l'extrémité qui la reçoit est un peu plus grosse, et les muscles qui meuvent les anneaux ont beaucoup plus d'étendue.

Les tubercules charnus, applatis, qui règnent le long du dos et du ventre, sont les espèces de pieds dont cette larve se sert pour avancer son corps. Ils se meuvent par les contractions alternatives des muscles qui leur correspondent. Ainsi cette larve marche également sur le dos et sur le ventre.

ARTICLE VI.

Des organes du mouvement dans les insectes parfaits.

Parmi les animaux sans vertèbres, les insectes doivent occuper le premier rang, par le grand nombre des mouvemens dont ils sont susceptibles. On retrouve en effet dans ces petits êtres toutes les conditions nécessaires pour produire les actions volontaires dont le jeu nous étonne dans les animaux vertébrés beaucoup plus grands. Ils réunissent même plusieurs des facultés dont nous trouvons dans les autres animaux peu d'exemples de combinaison; car les insectes marchent, courent, sautent, nagent et volent aussi bien que les mammifères, les oiseaux, les poissons exercent l'une ou plusieurs de ces facultés.

Il est probable que les insectes doivent ce grand avantage aux articulations nombreuses dont leur corps est formé. Nous devons donc étudier ces articulations diverses avant d'entrer dans l'examen des actions qu'elles permettent et déterminent.

On peut, en général, diviser les corps des insectes en *tête, corselet, poitrine, abdomen* et *membres.* Cependant quelques genres, les *scorpions*, les *faucheurs*, et les *araignées*, par exemple, n'ont

la tête séparée du corselet. D'autres aptères,
comme les *jules*, *scolopendres*, *tiques*, *mittes*,
ces, etc. ont le corselet et l'abdomen confondus.
Enfin, dans quelques autres insectes l'abdomen est
à tout ou en partie prolongé en une queue mobile
destinée à des mouvemens particuliers. Tels sont
les *scorpions*, les *panorpes*.

Voyons maintenant les articulations diverses de
toutes ces parties, abstraction faite de leurs formes
extérieures qui sont du ressort de la simple histoire
naturelle.

1°. *De la tête.*

L'articulation de la tête des insectes sur le thorax présente deux sortes de dispositions principales.
Dans l'une, les points de contact sont solides, et le
mouvement est subordonné à la configuration des
parties. Dans l'autre, l'articulation est ligamenteuse ; la tête et le thorax sont réunis et maintenus rapprochés par des membranes.

L'articulation de la tête, par le contact des parties
solides, se fait de quatre manières différentes.

Dans la conformation la plus ordinaire, la tête
porte, à la partie qui correspond à la gorge, un
ou deux tubercules lisses que reçoivent des cavités correspondantes de la partie antérieure du
corselet. C'est ce qu'on observe dans les *scarabés*,
les *lucanes*, les *capricornes*, et dans le plus grand
nombre des coléoptères. Dans ce premier cas la tête
est mobile de devant en arrière, et la bouche se
dirige en avant et en dessous.

Le second mode d'articulation solide a lieu lorsque la partie postérieure de la tête est absolumen[t]
arrondie et tourne sur son axe dans une fossett[e]
correspondante de la partie antérieure du thorax
comme on le voit dans les *charansons*, les *béc-*
mares, les *brentes*, les *réduves*, etc. l'axe d[u]
mouvement est alors au centre de l'articulation, e[t]
la bouche de l'insecte se porte également en devan[t]
et en arrière, en dessus et en dessous, à droite
et à gauche.

La troisième sorte d'articulation, par surfaces
solides, a lieu lorsque la tête, tronquée postérieurement et présentant une surface plate, est articulée
tantôt sur un tubercule du thorax, tantôt sur
une autre surface applatie et correspondante,
comme dans presque tous les hyménoptères et dans
le plus grand nombre des diptères, tels que
les *mouches*, les *syrphes*, les *asiles*, les *stra-*
tyomes, etc.

La disposition de la quatrième sorte d'articulation permet à la tête le seul mouvement de charnière angulaire. Nous n'en connoissons jusqu'ici
d'exemples que dans quelques espèces du genre
attelabe de Fabricius. La tête de ces insectes se
termine en arrière par un tubercule arrondi, reçu
dans une cavité correspondante du thorax; le bord
inférieur de cette cavité est échancré, et ne permet
le mouvement de la tête que dans un seul sens.

Il n'y a guères que dans les insectes orthoptères
et dans quelques névroptères qu'on remarque l'ar-

culation ligamenteuse : la tête, dans cette disposition articulaire, n'est gênée que dans ses mouvemens vers le dos, parce qu'elle est là retenue
par une avance du thorax ; mais en dessous elle
est absolument libre. Les membranes ou ligamens
s'étendent du pourtour du trou occipital à celui
de la partie antérieure du corselet, ce qui donne
une grande étendue au mouvement.

Les muscles qui meuvent la tête sont situés dans
l'intérieur du corselet. Nous nous bornerons à faire
connoître ici ceux qui se trouvent le plus généralement. Les *releveurs* ou *extenseurs* de la tête
sont ordinairement situés dans la partie supérieure
du corselet, et les *abaisseurs* inférieurement.

Immédiatement au-dessous de la partie moyenne
dorsale du corselet, on trouve une paire de muscles
qui s'attachent à la portion antérieure de l'écusson,
quand cette partie existe ; ou à la partie supérieure
de la poitrine : ces muscles s'insèrent à la partie
postérieure et supérieure de la tête ; au bord du
trou occipital. Ils tirent la tête en arrière et la relèvent quand elle est baissée.

Sur les parties latérales de cette première paire,
on en trouve une autre beaucoup plus grêle qui,
s'insérant aussi sur le bord du trou occipital, mais
plus extérieurement, se dirige obliquement vers les
parties latérales et postérieures du corselet, où elle
s'attache. Ces muscles font tourner la tête de côté,
lorsqu'ils agissent séparément ; ils la redressent
et portent la bouche dans la ligne moyenne, lors-

qu'ils se contractent ensemble. On devine aisémen
que dans les insectes dont l'articulation de la têt
se fait en genou, ces muscles rotateurs sont beau
coup plus forts et plus prononcés.

Les fléchisseurs de la tête sont aussi au nombr
de quatre, deux de chaque côté.

La première paire s'attache dans la partie intern
et inférieure de la poitrine, sur une petite apophys
cornée qui, dans les coléoptères, est de figure quar
rée, avec les quatre angles terminés par des branche
solides. Ces muscles se portent directement à l
partie inférieure du trou occipital. D'après leur
position, ils doivent porter directement la tête e
arrière.

La seconde paire, beaucoup plus courte, vient
de la partie inférieure latérale du corselet, et se
porte sur le côté des précédens aux usages desquels
elle participe, quand les deux muscles agissent ensemble ; mais quand l'un d'eux se contracte séparément, il fléchit la tête de son côté.

2°. *Du corselet ou du thorax.*

Le thorax ou le corselet des insectes est situé
entre la poitrine et la tête. Cette pièce reçoit la
première paire de pattes, et contient les muscles
propres à en mouvoir les premières articulations,
ainsi que la tête. Le peu d'étendue du corselet
est remarquable dans les hyménoptères. Souvent
on ne l'apperçoit pas du côté du dos ; cependant
dans les *chrysides* il forme une articulation au de

rant de la poitrine, qu'on distingue très-facilement.

Le corselet présente encore une particularité de conformation qui produit le saut dans le *taupin.* Ce sont d'abord deux pointes postérieures et latérales qui s'opposent à son trop grand renversement sur la poitrine, et ensuite en dessous une pointe unique, recourbée, que l'animal fait entrer avec ressort dans une fossette de la poitrine.

3°. De la poitrine.

La poitrine est la troisième articulation du corps des insectes. C'est sur cette partie que sont articulées, en dessus, les ailes de ceux qui en ont, et en dessous, les quatre pattes postérieures. La face dorsale de la poitrine porte souvent, dans sa partie moyenne, une apophyse ou appendice corné, dont la figure varie, et qu'on nomme l'*écusson.* La situation entre les ailes de cet appendice paroît indiquer qu'il leur sert de point d'appui dans le vol. Les lépidoptères cependant n'en ont point.

Il y a aussi en dessous, dans la ligne moyenne et entre les hanches, une arête longitudinale plus ou moins saillante, selon les genres, qu'on nomme le *sternum;* elle est très-remarquable dans les *buprestes*, les *dytisques*, les *hydrophiles.*

C'est dans l'intérieur de la poitrine que sont contenus les muscles qui meuvent les ailes et les quatre dernières pattes, comme nous le verrons en traitant des membres. Mais il paroît aussi que cette partie est susceptible de compression et de dilata-

1

Ff

tion; au moins, trouve-t-on dans son intérieur des
muscles très-forts qui rapprochent la partie dorsale de la ventrale. Peut-être servent-ils plutôt au
mouvement général des ailes : c'est ce que nous
n'avons pu déterminer encore d'une manière précise. Quoi qu'il en soit, ces muscles sont au nombre
de quatre de chaque côté : leur couleur et leur
texture diffèrent de celles des autres muscles; car
ils sont d'un jaune rougeâtre et d'un tissu fort lâche.

4°. *De l'abdomen ou du ventre.*

L'abdomen des insectes est la quatrième et dernière portion du tronc. Il est ordinairement composé de plusieurs anneaux, dont le nombre est
très-variable. Tantôt il est sessile, c'est-à-dire,
tellement rapproché de la poitrine qu'il semble
en être la suite, comme dans la plupart des coléoptères; les *mouches à scie*, les *urocères*, les
scorpions, etc. Tantôt il est pétiolé, c'est-à-dire
qu'il y a entre la poitrine et l'abdomen un étran-
glement très-marqué, comme dans les *guêpes* et le
plus grand nombre des hyménoptères; quelques
diptères, les *araignées*, etc. Quelquefois l'abdomen est terminé par un aiguillon, des soies, des
lames, des pointes, des poils, des fils alongés, etc.
mais ces conformations sont du ressort des naturalistes, et nous ne devons considérer ici que les
mouvemens de l'abdomen. Ils sont de deux sortes :
l'un total et l'autre partiel.

Le mouvement total de l'abdomen n'est bien

marqué que dans les insectes chez lesquels il est pédiculé. Il y a alors une véritable articulation solide, une espèce de charnière dans laquelle le premier anneau est échancré en dessus et reçoit une portion saillante de la poitrine sur laquelle elle se meut. Cette articulation est rendue solide par des ligamens élastiques qui ont beaucoup de force. Des muscles attachés dans l'intérieur de la poitrine s'insèrent à ce premier anneau, et déterminent l'étendue de son mouvement.

Quant aux insectes dont l'abdomen est sessile, les muscles qui meuvent la première pièce sont les mêmes que ceux qui agissent d'un anneau sur un autre.

Le mouvement partiel des anneaux est produit par des muscles très-simples : ce sont des fibres musculaires qui s'étendent de tout le bord antérieur d'un anneau, au bord postérieur de celui qui précède. Si les fibres du côté du dos se contractent, par exemple, l'abdomen devenant plus court en dessus, se recourbe vers le dos. Si ce sont les fibres du côté du ventre ou les latérales qui se raccourcissent, l'abdomen se fléchit sous le ventre, ou se porte de l'un ou de l'autre côté. L'étendue du mouvement est ensuite subordonnée au nombre et à l'espèce d'articulation des anneaux. Dans les coléoptères, par exemple, les anneaux ne font que se toucher par les bords, et le mouvement est très-borné ; tandis que dans les hyménoptères les anneaux du ventre sont autant de petits cerceaux qui s'emboîtent les uns dans les autres, comme les tubes d'une lunette, et dont il ne paroît souvent au-dehors que le tiers de l'étendue.

Tels sont les mouvemens dont le ventre des insectes parfaits est susceptible.

5°. *Des membres.*

Il nous reste encore à étudier l'organisation des membres. Commençons par les pattes, et voyons successivement quel est leur *nombre*; leur *forme* générale, leur *composition*, leur *proportion respective*, leurs *mouvemens.*

Le *nombre* des pattes varie. Il n'y en a jamais ni plus ni moins de six dans les insectes ailés : mais le nombre en est très-variable parmi ceux qui n'ont pas d'ailes. Les *poux*, les *puces*, les *podures*, les *forbicines*, les *mittes*, en ont six attachées comme dans les insectes ailés; les *scorpions*, les *araignées*, les *faucheurs* en ont huit; les *cloportes*, les *jules* et les *scolopendres* en ont à tous les anneaux de leur corps; la tête et la queue exceptées. Dans les uns, on en trouve deux paires par anneau, et dans les autres une seule paire.

La *forme générale* des pattes dépend de la manière de vivre des insectes. Sont-ils destinés à demeurer dans l'eau, à nager? alors les pattes sont applaties, longues, ciliées. Doivent-elles servir à fouir la terre? elles sont élargies, crénelées, tranchantes. Servent-elles seulement à la marche? elles sont longues, cylindriques. Sont-elles propres

au saut ? la cuisse est plus grosse, la jambe plus
alongée, souvent arquée. Enfin d'après ces conformations diverses on peut très-bien reconnoître,
même dans l'insecte mort, ses habitudes, sa manière de vivre.

Les pattes des insectes sont *composées* de quatre
parties principales, qu'on nomme la *hanche*, la
cuisse ou *fémur*, la *jambe* ou *tibia*, le *tarse*
ou *doigt*.

Chacune de ces parties est enveloppée dans un
étui de substance cornée. Elles jouent l'une sur
l'autre par ginglyme, parce que la substance dure
étant en dehors, l'articulation n'a pu se faire par
moins de deux tubercules. Le mouvement de
chaque article ne se fait donc que dans un seul
plan, à l'exception de celui de la hanche, comme
nous allons le voir.

La *hanche* joint la patte au corps et joue dans
une ouverture correspondante du corselet ou de
la poitrine, sans y être articulée d'une manière
positive, mais comme emboîtée. La figure de la
hanche varie. Chez les insectes auxquels les pattes
ne servent qu'à la marche, comme les *capricornes*,
les *chrysomèles*, le plus grand nombre des hyménoptères, des diptères, etc. les hanches sont
globuleuses et forment un véritable genou des
mécaniciens. Mais chez ceux dont les pattes devoient
avoir ce mouvement latéral nécessaire à l'action
de nager, de fouir la terre, etc. la hanche est
large, applatie, et a ordinairement son plus grand

diamètre dans la direction transversale du corps.
Dans quelques-uns même, comme les *dytisques*,
la hanche postérieure est soudée et immobile. Elle
est comprimée en forme de lames dans les *blattes*,
les *forbicines*, et quelques autres genres d'insectes
qui marchent très-vite.

Le *fémur* suit immédiatement la hanche, à la
partie interne de laquelle il s'articule, de manière
à être parallèle à la face inférieure du corps
dans l'état d repos; ses mouvemens, sur cette
première pièce, se bornent à celui de devant en
arrière. La nature et l'étendue du mouvement
de la cuisse paroissent avoir déterminé ses formes.
Dans les insectes qui marchent beaucoup et qui
volent peu, comme les *carabes*, les *cicindèles*, etc.
il y a, à la base du fémur, une ou deux éminences qu'on nomme trochanters. Elles paroissent
destinées à éloigner les muscles de l'axe de l'articulation. Chez ceux qui avoient besoin de muscles
forts pour sauter, la cuisse est épaisse et souvent
alongée, comme dans les *sauterelles*, les *altises*,
quelques *charansons*, les *puces*, etc. Dans ceux
qui fouissent la terre et chez lesquels la cuisse
doit opérer un fort mouvement, elle porte une
facette articulaire qui correspond au plat de la
hanche sur laquelle elle appuie. C'est ce qu'on
observe dans les pattes antérieures des *scarabés*,
des *scarites*, des *taupes - grillons*, etc. Enfin la
forme de la cuisse est toujours subordonnée au
genre du mouvement.

La *jambe* est la troisième articulation de la patte. Elle se meut en angle sur la cuisse, et n'est point susceptible d'autre mouvement. La figure du tibia dépend essentiellement des usages auxquels il est destiné. C'est ce qu'on voit dans les insectes nageurs, où il est applati et cilié; dans les fouisseurs, où il est crénelé et tranchant sur ses bords. Dans les *népes*, les *mantes* et plusieurs autres, la patte antérieure est terminée par un onglet, et forme, avec la cuisse, une espèce de pince ou de tenaille dont ces insectes se servent pour retenir leur proie, qu'ils dévorent toute vivante.

Le *doigt* ou *tarse* des insectes forme la dernière pièce de la patte. Il est ordinairement composé de plusieurs articles, dont le dernier est terminé par un ou deux ongles crochus. Ces articles jouent les uns sur les autres; et quelquefois même ils sont opposables au tibia, et forment ainsi une espèce de pince. La configuration du tarse est toujours en rapport avec la manière de vivre de l'insecte. Les articles sont grêles, à peine distincts, sans pelottes ni houpes, dans le plus grand nombre de ceux qui creusent la terre, et qui marchent peu à sa surface, comme les *scarabés*, les *escarbots*, les *sphéridies*, les *scarites*, les *sphex*, etc. Ils sont applatis en nageoires, ciliés sur leurs bords, et souvent privés d'ongles dans les insectes qui nagent, comme les *hydrophiles*, *tourniquets*, *naucores*, *corises*, etc. Ils sont garnis de pelottes visqueuses, de houppes soyeuses ou de tubercules charnus, vésiculeux, chez ceux qui marchent sur des corps lisses et glissans, comme dans les *mouches*, les *chrysomèles*, les *capricornes*, les *thrips*, etc. Il sont formés de deux ongles mobiles, et opposables dans ceux qui doivent marcher et s'accrocher sur les poils, comme les *poux*, les *ricins*, les *cirons*. L'un des articles est extrêmement dilaté, et couvert de poils disposés sur des lignes parallèles, dans les mâles de quelques espèces du genre *crabro* et de quelques *dytisques*.

Le tarse est terminé par un seul ongle dans quelques *mélolonthes*, les *népes*, etc.; par deux dans le plus grand nombre des insectes; par deux et un appendice forchu au milieu, dans les *cerfs-volans*.

Le nombre des articles des tarses varie beaucoup. Il y en a cinq dans le plus grand nombre des coléoptères, dans tous les hyménoptères et les diptères; quatre dans les familles des *charansons*, des *chrysomèles*, des *capricornes*, des *sauterelles*; trois dans les *demoiselles*, les *forficules*; un seul dans les pieds de devant des *mantes*, des *népes*, des *naucores*; enfin pas du tout dans les pattes antérieures des *papillons nymphales*.

La *proportion respective* des pattes détermine, jusqu'à un certain point, l'espèce de marche de chaque insecte. Si les pattes sont égales entre elles, par exemple, il en résulte un mouvement uniforme; mais dont la vîtesse varie d'après leur longueur. Ainsi les espèces qui les ont longues marchent fort vîte. C'est ce qu'on voit dans les *fau-*

leurs, les *araignées*, les *scolopendres*, les *asyles*, les *rhagions*, les *capricornes*, les *molorques*, les *cicindèles*, les *carabes*, etc. ; tandis que ceux qui ont les pattes courtes ont une marche très-lente. Tels sont les *jules*, les *tiques*, les *gallin-sectes* femelles, etc.

Lorsque les pattes antérieures sont plus longues, elles retardent le mouvement. C'est ce qui arrive dans les *éphémères*, les *mantes*, les *népes*, les *ranâtres*, et dans quelques espèces de *scarabés*, de *capricornes*, de *clytres*, etc. Aussi ces sortes de pattes ne servent aux insectes qui en sont pour-vus que pour saisir les corps en quelques circons-tances, et s'y accrocher.

Lorsque les pattes postérieures sont plus longues, elles donnent à l'insecte la faculté de sauter. C'est ce qu'on voit dans les *sauterelles*, les *grillons*, les *puces*, etc. Cependant il est des insectes qui, n'ayant pas les jambes plus longues, ont les cuisses très-grosses, et garnies de muscles qui leur donnent la faculté de sauter. Tels sont les *altises*, les *cica-delles*, quelques *charansons* et quelques *ichneu-mons.*

Enfin il est des insectes qui ne sautent pas, quoi-qu'ils aient les pattes postérieures longues et les cuisses très grosses. Tels sont quelques *bruchus* de Fabricius, les *hories*, les *œdemères*, les *leucopses*, les *chalcides*, etc. Mais tous ces insectes ont les jambes très-arquées.

Nous pouvons étudier maintenant les *organes*

du mouvement des pattes. Celui de chaque article
ne se fait que dans un seul plan. Il n'est opéré
que par deux muscles qui sont enveloppés dans
l'article précédent, un extenseur et un fléchisseur

Dans les coléoptères, les hanches se meuvent par
une espèce de rotation sur leur axe longitudinal
lequel, comme nous l'avons dit, est placé en travers, et fait avec l'axe ou ligne moyenne du corps
un angle plus ou moins approchant de 90°. La
cuisse étant attachée à l'extrémité interne de la
hanche, est d'autant plus écartée de la cuisse
opposée, qu'elle est plus fléchie sur sa propre
hanche. On sent que la position du plan dans lequel
cette flexion se fait, dépend de la situation de la
hanche. Lorsque celle-ci est tournée en avant, le
plan est vertical. Lorsqu'elle est tournée en arrière,
il devient toujours plus oblique, et même horizontal dans les espèces qui nagent. C'est donc du
mouvement peu sensible de la hanche que dépendent les mouvemens les plus remarquables de
la patte.

Les muscles de chaque paire de hanches et de
cuisses sont placés dans la partie du corselet ou
de la poitrine qui est au-dessus; et, pour les bien
voir, il faut couper le corps de l'insecte par tranches
verticales.

Au-dessus de la dernière paire, dans la poitrine
est une pièce écailleuse en forme d'Y. Sa tige
donne attache au muscle qui fait tourner la hanche
en arrière en s'insérant à son bord postérieur.

Celui qui la fait tourner en avant est attaché au dos, et s'insère par un tendon mince à son bord antérieur.

Le muscle qui étend la cuisse, en la rapprochant de l'autre, est très-considérable, et s'attache à toute la branche de la pièce en forme d'Y, pour s'insérer au bord interne de la tête de la cuisse. Son antagoniste est logé dans l'épaisseur même de la hanche.

Quant aux deux paires de cuisses antérieures, les muscles qui les étendent sont attachés aux parties dorsales qui leur répondent, et non à des pièces intérieures particulières : mais ceux qui les fléchissent sont toujours situés dans l'épaisseur même des hanches.

Les muscles qui font tourner celles-ci sont aussi attachés aux parois du corselet ; savoir, celui qui les porte en arrière, à la partie dorsale ; et celui qui les porte en avant, à la partie latérale. Dans les *dytisques*, dont la hanche de derrière est, comme nous l'avons vu, soudée et immobile, ces muscles semblent se porter au fémur, qui en a ainsi quatre, deux extenseurs et deux fléchisseurs.

Les autres ordres d'insectes sont, à peu près, conformés de la même manière que les coléoptères.

Les muscles de la jambe sont situés dans l'intérieur de la cuisse. L'extenseur est court et grêle, attaché à son bord externe (le fémur supposé étendu dans la longueur du corps). Le fléchisseur est beaucoup plus fort et plus long. Il est situé du côté interne, et dans toute la partie supérieure.

Il y a de même deux muscles pour chacun des articles du tarse. L'un, sur la face supérieure ou dorsale : c'est un extenseur ; il est petit. L'autre sur la face inférieure, plus marqué, et agissant comme fléchisseur.

Les ailes sont, comme nous l'avons vu, des membres attachés aux parties latérales de la poitrine. Elles sont destinées spécialement au vol. Un ordre entier d'insectes en est privé, les aptères ; un autre ordre n'en a que deux, les diptères : mais le plus grand nombre en a quatre. Celles-ci varient beaucoup par leur nature. Dans les hyménoptères et les névroptères, les quatre ailes sont entièrement membraneuses. Celles des lépidoptères sont recouvertes d'écailles farineuses diversement colorées. Dans les coléoptères, les deux ailes supérieures sont des étuis cornés plus ou moins solides, qu'on nomme *élytres*. Elles recouvrent entièrement les deux inférieures, qui sont membraneuses, et se plient en charnière sur un coude qu'elles forment à leur bord externe. Dans les orthoptères, les ailes supérieures sont des élytres ou étuis demi-membraneux, recouvrant les deux ailes inférieures qui se plissent sur leur longueur, sans se plier transversalement, à l'exception du genre des *forficules*. Enfin, dans les hémiptères, les ailes inférieures membraneuses se replient et se croisent sous des élytres, moitié coriaces, moitié membraneux.

Il y a toujours au-dessous de l'aile, dans les insectes qui n'en ont que deux, un autre petit

...diment d'aile, de figure alongée et cylindrique, ...rminé par un petit bouton ou petite tête solide. ...n nomme cette partie le *balancier*, parce qu'on ...ppose qu'elle sert à l'insecte pour maintenir l'é-...uilibre de son corps dans le mouvement rapide ...e ses ailes. Ce qu'il y a de certain et de connu ...cet égard, c'est que toutes les fois que l'insecte ...rappe l'air avec l'aile, on voit un mouvement ...rès-rapide dans le balancier. Il y a en outre, dans ...es diptères, une écaille membraneuse voûtée entre ...e balancier et l'aile. On la nomme *cuilleron*. Le ...balancier, dans ses mouvemens, frappe rapide-...ment cette partie, et paroît produire sur elle ce ...bourdonnement si connu que les mouches font en-...tendre en volant.

Les muscles qui meuvent les ailes ne nous sont ...point encore bien connus. Il paroîtroit qu'il y en ...a de deux sortes : les uns, petits et courts, qui ...sont destinés à les étendre ou à les plier en même ...temps qu'ils les éloignent ou les rapprochent de ...l'axe du corps; et d'autres, un peu plus longs, ...propres à produire le mouvement d'élévation et ...d'abaissement par lequel l'air frappé, fait éprouver ...à l'insecte la résistance qui détermine la nature ...de son mouvement dans l'espace.

Les élytres des coléoptères, des orthoptères et ...des hémiptères ne paroissent pas servir manifeste-...ment à l'action du vol, à moins qu'ils ne soient mus ...également par l'action des muscles de la poitrine.

La manière dont se plient ou se plissent les

ailes mérite quelques considérations. Le citoyen
Jurine, de Genève, a fait des observations fort
curieuses sur les nervures des ailes supérieures,
dans les hyménoptères, et y a trouvé des notes
caractéristiques très-remarquables, au moyen desquelles il a établi des genres forts naturels. Sa
méthode, appliquée aux autres ordres, offriroit
peut-être aussi de très-bons résultats. Le genre des
cicindèles, par exemple, porte au coin de l'aile
une espèce de disque transparent. Les *perce-oreilles*
ont des ailes qui se plient trois fois transversalement, et qui se plissent ensuite dans leur longueur, etc.

Ici se termine l'étude des organes du mouvement dans les insectes parfaits.

ARTICLE VII.

Des organes du mouvement dans les vers.

Les vers ne sont pas pourvus d'organes du
mouvement aussi parfaits que les chenilles. Privés
de pattes écailleuses et membraneuses, quelques-
uns se traînent ou rampent sur le corps à l'aide de
poils ou de soies roides, dont ils sont recouverts
en tout ou en partie. Tels sont les *aphrodites*,
les *amphinomes*, les *néréides*, les *lombrics*, etc.
Deux ordres de muscles servent à leur mouvement.

Les uns s'étendent dans toute la longueur de
leur corps, et forment quatre faisceaux princi-

...ux, dont deux appartiennent au ventre, et
...eux au dos. Ces quatre muscles constituent, pour
...nsi dire, la masse du corps. On les trouve im-
...édiatement au-dessous de la peau. Leurs fibres
...nt parallèles; mais leur longueur n'excède pas
...elle des anneaux. Ils sont interrompus dans les
...lis de chacun d'eux par des espèces d'intersec-
...ons que produit un tissu cellulaire serré. C'est à
...l'intérieur qu'on reconnoît plus manifestement
...l'organisation de ces muscles. On voit qu'ils sont
...séparés entre eux par une ligne longitudinale, et
...enveloppés dans des espèces de poches d'un tissu
...cellulaire très-serré qui répondent à chaque anneau
...du corps. Ces quatre muscles produisent les grands
...mouvemens. Quand ceux du dos se contractent
...en tout ou en partie, par exemple, ils relèvent la
...portion du corps à laquelle ils appartiennent. Le
...même effet, mais en sens contraire, est produit
...par l'action contractile des muscles du ventre.

Le second ordre des muscles des vers est spécialement destiné au mouvement des épines ou
soies roides. Leur nombre égale celui des faisceaux
de poils. Ainsi les faire connoître pour l'un d'eux,
c'est la même chose que si on les décrivoit pour
tous.

Les soies, les poils, les épines, les tubercules, etc.
qui font plus ou moins de saillie à la surface du
corps de ces animaux, sont manifestement mobiles·
Ils rentrent et sortent à volonté. Les muscles qui
produisent ces mouvemens ne sont visibles que

lorsque l'animal est ouvert, qu'il est privé de son
canal intestinal, et que sa peau est retournée. Alors
on remarque que chaque faisceau de poils est reçu
dans la concavité d'un cône charnu, dont la base
est attachée aux muscles longitudinaux, et dont le
sommet se fixe à l'extrémité interne des poils.
Toutes les fibres qui forment ce cône sont longitudinales, mais enveloppées par un tissu cellulaire
serré. Par leur contraction, elles tirent les poils
au-dehors et dans le sens qu'elles déterminent.
Cette première sorte de muscles, qui appartient à
chacun des faisceaux de poils, pourroit être nommée les muscles *protracteurs des épines*.

Le mouvement par lequel les épines sorties
peuvent rentrer dans l'intérieur, est produit par
une autre sorte de muscles, qu'on pourroit appeler
rétracteurs. Ils ont beaucoup moins de fibres que
les premiers : aussi leur action doit-elle être foible.
Ils sont couchés sur la face interne des muscles
longs, à peu de distance des trous dont ceux-ci sont
percés pour laisser passer les poils ; et ils s'insèrent au faisceau même des épines, à peu près
à la hauteur où celles-ci doivent entrer intérieurement. On conçoit que lorsque les muscles protracteurs se contractent, ils poussent au-dehors le
rétracteur, qui, lorsque celui-ci se contracte à son
tour, tend à reprendre le parallélisme de ses
fibres, et tire ainsi les épines en dedans.

C'est à l'aide de ces muscles et des épines qu'ils
meuvent que ces vers rampent et changent lentement de lieu.

Une autre famille de vers, dépourvue d'épines et de soies, n'a pas la même organisation musculaire : aussi sa manière de ramper diffère-t-elle beaucoup de celle des premiers.

Ils se traînent à l'aide des deux extrémités de leur corps, qu'ils appliquent alternativement sur le plan qu'ils veulent parcourir. Une organisation particulière les rend propres à ce genre de progression. On pourroit en former deux ordres.

Les uns, comme les *sangsues*, et plusieurs autres *vers intestinaux*, ont la tête et la queue terminées par une espèce de disque charnu contractile qui ressemble un peu à ceux des poulpes. L'organisation de ces deux disques, qui font l'office de ventouses ou de suçoirs, n'est pas facile à déterminer ; car, lorsque la peau qui les recouvre est enlevée, on n'y voit que des fibres très-déliées entrelacées diversement.

Quoique cet ordre de vers à suçoirs soit très-contractile, on a cependant beaucoup de peine à reconnoître les muscles qui meuvent leur corps. En effet, toute leur peau peut être regardée comme un muscle ou une espèce de sac charnu, à fibres circulaires et longitudinales, qui renferme les vaisseaux, les viscères et les glandes. Cette peau musculeuse est épaisse, et recouverte intérieurement par un tissu cellulaire très-serré et très-solide.

Lorsque le ver veut changer de lieu, le corps appuyé sur l'une de ses extrémités, à l'aide de la ventouse qui la termine, il contracte isolément les

1   G g

fibres circulaires de sa peau ; alors son corps diminue de diamètre , et s'alonge. Quand son extrémité libre est parvenue ainsi au point sur lequel le ver a voulu la porter, il l'y applique ; et le suçoir s'y colle pour devenir le point fixe d'un nouveau mouvement : car l'animal, après avoir détaché son premier suçoir mis en usage, le ramène vers le second, à l'aide des fibres longitudinales de sa peau, et ainsi de suite. Voilà le mécanisme de la progression des vers à disques terminaux.

Le second ordre des vers qui ne marchent qu'en s'appliquant par les deux extrémités de leur corps, comprend le plus grand nombre des intestinaux. Ceux-ci ne sont point aussi contractiles que les *sangsues*, et leurs mouvemens sont plus lents. Leur tête, au lieu d'être terminée par un disque, est quelquefois armée de crochets, à l'aide desquels ils se cramponent sur les parties qu'ils sucent. Tels sont le *tœnia commun*, le *cucurbitain*, les *hydatides*, les *crampons*, les *échinorinque*, les *uncinaires*, etc. etc. La disposition des crochets et leur courbure varient beaucoup. Les naturalistes les ont décrits.

ARTICLE VIII.

Des organes du mouvement dans les zoophytes.

Les organes du mouvement des zoophytes varient tant dans leur nature, leur forme et leur action, que pour en donner une idée précise, nous serons obligés de les étudier particulièrement et successivement dans certains ordres de ces animaux. En effet, il y a souvent plus de différence de forme entre un animal infusoire et un échinoderme, par exemple, qu'entre un reptile et un poisson, qu'entre un poisson même et certains mammifères.

Dans l'examen des parties qui servent aux mouvemens des zoophytes, nous suivrons la marche des naturalistes, et nous les étudierons d'abord dans ceux qu'on appelle échinodermes, qui, pour la plupart, ont des pieds rétractiles nombreux, et une enveloppe plus ou moins solide.

Ces pieds rétractiles sont des espèces de suçoirs dont l'organisation est à-peu-près semblable dans les trois genres qui composent cet ordre. Chacun de ces suçoirs peut se contracter isolément. Leur forme est, à peu près, celle d'une ampoule à long tube, remplie d'une humeur très-fluide, dont les parois sont formées par des fibres circulaires. La portion tubuleuse ou alongée de ces ampoules est la seule qui paroisse au-dehors de l'animal quand il a le pied alongé. Elle est terminée par une espèce

de disque à partie moyenne concave. La portion
sphérique est renfermée dans l'intérieur du corps.
D'après cette organisation du pied, il est facile d'expliquer le mécanisme de son action. L'humeur contenue dans l'intérieur de l'ampoule devient, par son
déplacement, la cause du mouvement. Ainsi le pied
supposé rentré dans le corps, la partie sphérique
de l'ampoule est beaucoup plus grosse. Le pied
sort-il au dehors ? les parois de l'ampoule se contractent, chassent le fluide qu'elle contient dans
l'intérieur du tube, qui grossit et s'alonge. Le pied
rentre-t il ? c'est alors la tunique du tube qui se
contracte, et qui chasse l'humeur dans l'ampoule.

Le nombre et la position de ces pieds varie
beaucoup, même parmi les espèces, comme nous
allons le reconnoître en considérant les différens
genres.

Les *holoturies* sont recouvertes d'une peau épaisse
et coriace, qui peut se raccourcir et s'alonger au
gré de l'animal. Des bandes musculaires longitudinales, dont la largeur et le nombre varient selon
les espèces, et d'autres bandes transverses plus
minces, étendues sur toute la surface interne,
produisent ces deux mouvemens. Les animaux
compris dans ce genre ont les pieds disposés de diverses manières : quelques espèces même en sont
privées. Les autres les ont tantôt épars sur tout le
corps, tantôt situés du même côté, et quelquefois
disposés en rangées longitudinales.

Les *étoiles de mer* ou *astéries*, ont le corps

recouvert d'un tissu fibreux très-serré, dont les mailles sont remplies par des grains de substance calcaire dont la forme et la grosseur varient. Cette espèce de peau crustacée est cependant susceptible d'un mouvement qui, quoique lent, est très-remarquable. Leur corps est divisé, le plus ordinairement, en cinq branches, qui portent les pieds. Ceux-ci sont rangés en plusieurs files dans toute la longueur de ces branches du côté de la bouche. Ces branches sont quelquefois garnies d'épines ; souvent leur partie moyenne est entièrement calcaire, mais articulée à son origine, et mobile sur la partie centrale du corps.

Les *oursins* sont encroûtés d'une peau entièrement calcaire, dont la surface est garnie de tubercules disposés d'une manière très-régulière, et sur lesquels s'articulent et se meuvent des épines qui varient pour la forme, la grosseur et la longueur. Il est très-difficile de voir les fibres qui meuvent ainsi ces épines au gré de l'animal ; car on ne reconnoît dans leur articulation qu'une substance ligamenteuse très-solide, qu'il est très-difficile de couper. Les pieds sortent du corps de l'animal par des trous dont la coquille est percée d'une manière très-régulière, et qui forment des lignes symétriques et parallèles que les naturalistes ont nommées *ambulacres*, parce qu'ils les ont comparées à des allées de jardin.

On ne reconnoît plus les organes qui produisent le mouvement dans les autres ordres de zoophytes ;

ils échappent là à nos recherches par leur transparence. Un grand nombre ont la bouche garnie de tentacules mobiles au gré de l'animal, à l'aide desquels il saisit sa proie. Les *méduses* nagent en déplaçant l'eau par des mouvemens alternatifs qui rendent leur corps tantôt plat, tantôt convexe. Les *actinies* ont, dans la peau coriace qui les recouvre, une telle faculté contractile, qu'elles prennent à volonté les formes les plus dissemblables. Tantôt applaties en disque, tantôt élevées en cône, tantôt alongées en cylindre, etc. etc. Dans les *hydres* on ne retrouve plus que des tentacules mobiles. Dans les *vorticelles*, les *rotifères*, on apperçoit, à l'aide des instrumens, des cils de figures diverses tournant sur leur axe avec une rapidité étonnante.

Nous devons terminer ici l'étude anatomique des organes du mouvement, puisque nous ne pouvons plus qu'en reconnoître les formes extérieures que les naturalistes ont décrites, et que notre but est seulement d'en faire connoître la structure intérieure.

SEPTIÈME LEÇON.

Des organes du mouvement considérés en action.

Nous avons vu dans toute cette première partie de notre ouvrage, les formes, les connexions et les rapports de tous les organes du mouvement.

Nous avons sur-tout appuyé sur les articulations de chaque os, et l'action particulière de chaque muscle, et sur les variations que ces choses subissent dans les divers animaux.

Voyons à présent l'effet qui résulte de l'action simultanée ou successive de tous ces organes, dans la production des mouvemens généraux et partiels dont les animaux sont susceptibles; et examinons comment ces effets sont modifiés par les différences des organes de chaque espèce.

ARTICLE PREMIER.

De la station.

La station est cet état dans lequel un animal se tient sur ses jambes dressées et fermes.

Si un homme ou un animal, qui se tient debout, venoit à mourir subitement, ou cessoit, par quelque autre cause, de faire les efforts nécessaires pour le maintien de sa station, toutes les articulations de ses jambes céderoient sous le poids de son corps et se fléchiroient. La station est donc pro-duite uniquement par l'action soutenue des muscles extenseurs de toutes les articulations; les fléchis-seurs n'y entrent pour rien, et c'est-là une des causes pour lesquelles une station constante est plus fatiguante que la marche qui dureroit le même temps, mais dans laquelle les extenseurs cesseroient alternativement d'agir, pour céder aux fléchisseurs.

Il y a cependant des animaux dans lesquels certaines articulations sont maintenues dans l'état d'extension par leur propre forme, et par les ligamens qui s'y attachent. Telle est la *cigogne*. Son fémur s'articule sur son tibia par une facette, dans le milieu de laquelle est un creux où entre une saillie du tibia. Pour fléchir la jambe, il faut que cette saillie sorte du creux, et passe sur son bord postérieur; alors elle tiraille nécessairement les ligamens, plus que dans l'extension, lorsqu'elle est logée dans sa fossette. Ces ligamens doivent donc maintenir la jambe étendue comme des espèces de ressorts, et sans que les muscles ayent besoin d'y contribuer.

C'est pour cela que ces sortes d'oiseaux peuvent passer des jours et des nuits sur un seul pied sans se fatiguer.

Mais les choses ne sont point ainsi dans l'homme

et dans les quadrupèdes; leurs muscles seuls les retiennent. Au reste il ne faut point se représenter l'extension qu'ils produisent comme une immobilité parfaite; elle consiste plutôt dans une suite de vacillations, c'est-à-dire de flexions et d'extensions alternatives très-petites.

Les animaux peuvent se tenir debout sur deux pieds, ou sur quatre, ou sur davantage.

Ceux qui se tiennent sur deux pieds, peuvent avoir alors le corps vertical, ou plus ou moins approchant de l'horizontale.

A. *Station sur deux pieds, à corps vertical.*

Pour qu'un corps puisse se tenir dans une position verticale, il faut que toutes ses parties soient disposées de manière à être facilement maintenues en équilibre; que les muscles aient la force d'en corriger continuellement les mouvemens d'aberration; que la ligne de gravité du corps entier, tombe dans les bornes du plan qu'occupent les appuis du corps, ou ses pieds, et enfin que les pieds eux-mêmes soient disposés de manière à saisir, pour ainsi dire, les inégalités du sol, et à s'y cramponner.

L'homme est le seul animal qui réunisse toutes ces conditions au degré nécessaire.

D'abord quant à la ligne de gravité, il est clair que plus la surface circonscrite par les pieds est large, plus il est difficile que cette ligne en sorte. Or, l'homme a les pieds plus larges, et il peut les écarter l'un de l'autre plus que les autres animaux.

L'écartement des pieds de l'homme tient, 1°. à la largeur du bassin, qui surpasse proportionnellement celle de tous les animaux, qui auroient d'ailleurs quelqu'une des autres conditions requises pour la station perpendiculaire, comme sont les quadrumanes et les carnassiers; 2°. à la longueur et à l'obliquité du col du fémur, qui portent cet os plus en dehors, et le dégagent mieux de son articulation que dans tout autre animal.

La grandeur de la surface du pied de l'homme tient à ce qu'il appuye le tarse, le métatarse et tous les doigts à terre, ce qu'aucun autre animal ne fait aussi parfaitement; les *singes* et les *ours* mêmes ayant le bout du calcanéum relevé, tandis que dans l'homme il forme au contraire une saillie en bas comme pour soutenir le pied par derrière. Les *didelphes* approchent aussi beaucoup de l'homme par leurs pieds de derrière, mais ils manquent de toutes les autres conditions. Les quadrupèdes, qui ont le tarse plus alongé que l'homme, l'ont plus étroit, et ne touchent la terre que du bout des doigts.

L'homme surpasse également les autres quadrupèdes par la forme avantageuse de son pied, et par son aptitude à se bien affermir sur le sol.

Il est plat en dessous, et ses deux bords appuyent également à terre; dans les autres animaux il est ordinairement convexe, ou bien, comme dans les singes, il est articulé avec le tibia de manière à n'appuyer à terre que par son bord extérieur. Au reste, cette disposition étoit nécessaire aux singes, pour leur laisser le libre usage de leurs pouces et de leurs longs doigts. Cette même longueur des doigts, qui leur est si commode pour saisir les branches, leur nuit sur un sol plat ; car ils perdent d'autant plus de leur force qu'ils sont plus longs, lorsqu'ils ne peuvent que presser et non entourer quelque partie arrondie. Ceux de l'homme, au contraire, sont courts et épais ; son pouce est très-fort, et plus long que les autres doigts, ce qui augmente d'autant l'étendue du pied, et ne se retrouve point dans les autres mammifères. Ces doigts n'ont en dessous ni ongle ni corne qui les empêche de se bien appliquer au sol, et d'en discerner les inégalités.

Enfin le court fléchisseur des doigts est tout entier sous le pied, et prend sa première origine en avant du talon ; il n'a rien de commun avec le muscle appelé mal-à-propos plantaire grêle, qui se fixe au calcanéum avec les autres extenseurs du pied ; le long fléchisseur passe à côté du calcanéum, en sorte que ni l'un ni l'autre ne sont gênés par le talon, lorsqu'il appuye contre terre.

Dans les autres mammifères, et même en partie dans les singes, le muscle plantaire grêle sert à fléchir les doigts ; il passe sur la tête du calcanéum, et il seroit empêché dans son action si cette tête le comprimoit en appuyant contre terre.

Le poids du corps tend à fléchir la jambe en avant sur le pied. C'est donc par le moyen des extenseurs du talon, qu'elle est maintenue dans l'état où il faut qu'elle soit pour sa station. Ces muscles sont les jumeaux et le soleaire; ils sont plus épais dans l'homme, à proportion, que dans aucun autre mammifère, excepté, peut être, ceux qui font de grands sauts. C'est pour cela que l'homme seul a de vrais mollets, et que les hommes qui font le plus d'usage de ces muscles, comme les sauteurs, les ont plus épais que les autres.

La cuisse de l'homme se trouve, dans la station, former une même ligne avec le tronc et avec la jambe; dans les quadrupèdes, au contraire, elle est collée contre le flanc, et forme, avec l'épine, un angle souvent aigu. Voilà pourquoi elle est plate dans ces animaux et ronde dans l'homme.

Les extenseurs de la cuisse sont, à proportion, plus forts dans l'homme. C'est le contraire pour les fléchisseurs, qui, de plus, descendent beaucoup plus bas sur la jambe dans les quadrupèdes, et l'empêchent par là de se redresser entièrement sur la cuisse.

Dans ce redressement la rotule remonte dans une rainure placée au bas et au-devant du fémur, qui s'étend plus haut dans l'homme que dans les autres espèces.

Les mouvemens de la cuisse sur le bassin se font dans toute sorte de sens, mais le poids du

corps tend principalement à la faire fléchir en
avant. C'est pour cela que ses extenseurs, et sur-
tout le grand fessier, sont si considérables dans
l'homme, qui est le seul animal qui ait de véritables fesses, comme il est le seul qui ait de vrais
mollets.

Tels sont les moyens par lesquels nos extrémités inférieures nous fournissent une base suffisante
et des colonnes solides pour supporter le tronc. Il
faut que le tronc lui-même puisse se maintenir
en équilibre dans toutes ses parties.

Le premier des avantages de l'homme, à cet
égard, est la largeur de son bassin. Elle fait que
son tronc est en repos sur une base étendue,
et que les muscles de l'abdomen et tous ceux qui
viennent du bassin ont sur les parties supérieures
une prise suffisante pour en redresser sur-le-champ
les vacillations. Dans tous les animaux multidigités,
le bassin est si étroit que le tronc représente une
pyramide renversée : on sent aisément qu'avec
une telle forme son équilibre seroit beaucoup plus
difficile à maintenir, si ces animaux vouloient se
tenir debout. Les animaux qui approchent un peu
de l'homme par la largeur de leur bassin, savoir
les animaux à sabots, ont tant d'autres empêchemens,
que cette partie de leur organisation leur devient
inutile. Il n'y a que les *ours* et les *paresseux* dans
lesquels la largeur du bassin, qui est cependant
bien moins considérable que dans l'homme, ne
soit pas entièrement contrariée par la forme des

pieds ; aussi ces espèces se tiennent-elles plus fréquemment debout que les autres.

Le second avantage de l'homme, c'est la facilité avec laquelle il tient sa tête droite : nous avons vu , en parlant de son articulation, que la cause en est dans la position du trou occipital sous le milieu de la tête , et dans la direction de la bouche et des yeux en avant. Ces deux circonstances nuiroient autant à sa marche sur les quatre membres , qu'elles lui sont utiles pour se tenir sur deux seulement. L'homme marchant à quatre ne pourroit regarder devant lui. Il auroit même de la peine à soulever sa tête, parce qu'elle est très-pesante, que ses muscles sont foibles, et que le ligament cervical lui manque.

On remarque encore dans l'organisation de l'homme quelques circonstances qui , sans l'aider à se tenir debout, l'empêcheroient cependant de se tenir sur ses quatre extrémités. Ses membres postérieurs sont trop longs , à proportion des antérieurs, ce qui oblige même les enfans qui ne peuvent se tenir sur leurs pieds , à cause de leur foiblesse, à ramper sur les genoux ou à écarter les jambes d'une manière très-génaute ; et même alors leur tête se remplit tellement de sang , qu'ils sont obligés de chercher un appui pour se redresser , en s'y accrochant.

Les quadrupèdes qui veulent se tenir uniquement sur leurs pieds de derrière, soit pour employer ceux de devant à la préhension , soit pour que leur tête ne soit point trop abaissée, s'assoient, au lieu de se tenir debout., c'est-à-dire qu'ils s'appuient à la fois sur les pieds de derrière jusqu'au talon, et sur les fesses : encore faut-il pour cela que leur train de devant soit petit à proportion, comme dans les *singes*, les *écureuils*, les *sarigues*, etc. autrement sa pesanteur l'emporte ; et même étant assis, l'animal est obligé d'appuyer les pieds de devant, comme font les *chiens*, les *chats*, etc.

Quelques quadrupèdes s'aident de leur queue comme d'un troisième pied pour élargir la base de leur corps. Lorsqu'elle est robuste, ils peuvent se tenir ainsi pendant quelque temps. C'est ce qu'on voit dans les *kanguroos* et les *gerboises*.

B. *Station sur deux pieds à corps non vertical.*

Les oiseaux, dont les extrémités antérieures forment les ailes, ne pouvoient les employer, ni à se soutenir, ni à saisir les objets; il falloit donc qu'en se tenant sur leurs pieds de derrière, ils pussent néanmoins porter le bec à terre; il falloit aussi, à cause du vol, que le centre de gravité de leur corps fût à-peu-près sous les épaules, pour pouvoir être soutenus par les ailes. Ainsi leur corps devoit être plus pesant par devant. Ces deux conditions sont les causes de toutes les particularités que l'on observe dans les proportions de leur squélette.

D'abord, pour que, dans la station, ce même

centre vînt à être soutenu par les pieds, il a fallu que ceux-ci se portassent en avant : de là la grande flexion de la cuisse, et celle du tarse sur la jambe. La longueur des doigts antérieurs contribue aussi à étendre pardevant la surface sur laquelle peut tomber la ligne de gravité ; et en général, la longueur de ces doigts est telle, que l'oiseau peut très-aisément se tenir sur un seul pied, sans que ses vacillations puissent porter cette ligne en dehors d'une si large base.

Les oiseaux dans lesquels les pieds sont trop en arrière du corps, comme les *grèbes* et les *pingouins*, sont obligés de se tenir presque verticalement.

La longueur et la flexibilité du cou servent encore beaucoup à faire varier la position du centre de gravité, selon que l'équilibre l'exige. Dans la station, les oiseaux portent la tête relevée, ou ils la reculent même vers le dos, et la placent sous l'aile pour dormir, afin qu'elle charge d'autant le point qui répond au-dessus des pieds.

Nous avons déjà vu, au commencement de cette leçon, le moyen mécanique à l'aide duquel les oiseaux à longs pieds tiennent leur jambe étendue sur le tarse, sans avoir besoin d'imprimer à leurs muscles une contraction volontaire. Borelli avoit indiqué, il y a long temps, celui par lequel les oiseaux qui se perchent serrent les branches sans avoir besoin d'une attention constante, et même en dormant. Il consiste en ce que les tendons des fléchisseurs des doigts passent sur l'articulation du talon, et même qu'il se joint à eux un muscle qui vient de la région du pubis, et qui passe sur l'articulation du genou. Lorsque ces deux articulations se fléchissent, elles tirent nécessairement sur ces tendons, et elles font fléchir les doigts : aussi ne peut-on ployer le genou et le talon d'un oiseau, même mort, sans lui faire fléchir les doigts. Le simple poids de son corps, en affaissant ses cuisses et ses jambes, doit donc lui faire serrer mécaniquement les branches sur lesquelles il se perche. Nous ne voyons pas que les objections qu'on a faites contre cette explication soient valables, ni que les hypothèses qu'on lui a substituées soient admissibles.

C. *Station sur quatre pieds.*

Nous avons vu ci-dessus quelles sont les causes qui empêchent les quadrupèdes de se tenir debout. Ces causes deviennent d'autant plus fortes, que les animaux sont plus parfaitement quadrupèdes ; c'est-à-dire, qu'ils peuvent moins quitter la station sur quatre pieds ; et elles sont accompagnées de moyens particuliers propres à favoriser cette dernière sorte de station.

La station sur quatre pieds fournit à l'animal une base très-considérable sur laquelle il est soutenu : mais, à cause de la pesanteur du cou et de la tête, le centre de gravité est plus voisin des jambes de devant que de celle de derrière ; en sorte que l'extrémité antérieure, qui n'a point de support à donner

1.

Hh

au corps dans l'homme, en soutient presque toute la charge ici. Elle a reçu, en conséquence, des extenseurs beaucoup plus puissans, sur-tout ceux du coude, comme nous l'avons vu en les décrivant. L'omoplate est fortement abaissée, et par conséquent le tronc soutenu entre les épaules, par un muscle grand dentelé plus étendu que dans l'homme; en un mot, tout ce que l'extrémité postérieure paroît avoir perdu en force musculaire, semble être passé à l'antérieure.

La tête se trouvant hors de la verticale, et projetée en avant sur un cou souvent très-long, il a fallu beaucoup plus de moyens pour la soutenir. Ils consistent dans l'épaisseur des muscles cervicaux et l'étendue de leurs attaches, et dans la force du ligament cervical. Ces deux circonstances d'organisation ne se trouvent pas dans l'homme, dont la tête se soutient par sa propre position. L'une et l'autre existent dans un degré d'autant plus fort, que la tête est plus lourde, ou qu'elle supporte des cornes plus grandes : mais lorsqu'elle doit soulever encore des fardeaux étrangers, comme dans la *taupe*, les muscles se renforcent étonnamment, et le ligament cervical s'ossifie.

Le corps pèse entre les quatre jambes, et tend à courber l'épine vers le bas par son poids. Ce sont les muscles du bas-ventre, et sur-tout les muscles droits, qui empêchent cette courbure, par leur tension à en produire une contraire et à faire voûter l'épine. Les extenseurs de l'épine ne ser-

vent point à cela ; car leur action seconderoit, au
contraire, celle du poids du tronc. Ces muscles
de l'abdomen contribuent sur - tout avec force à
voûter la colonne vertébrale dans les espèces revê-
tues d'écailles ou d'épines, et qui ont l'habitude de
se rouler en boule lorsqu'elles apperçoivent du danger, comme le *hérisson*, les *tatous*, les *pangolins*.
Ces muscles sont plus forts dans ces espèces que
dans toutes les autres. Le *pangolin* à longue queue
ou *phatagin* a deux productions tendineuses et
même presque ossifiées, qui s'étendent depuis le
cartilage xiphoïde jusque près du bassin.

Les jambes des mammifères se fléchissent en
avant et en arrière, dans des plans à peu près
parallèles à l'épine, et peu éloignés du plan moyen
du corps, dans lequel agit la pesanteur. Les quadrupèdes ovipares, au contraire, ont leurs cuisses
dirigées en dehors, et les inflexions de leurs pattes
se font dans des plans perpendiculaires à l'épine :
par là, le poids du corps agit par un levier beaucoup plus long pour empêcher le redressement du
genou. Aussi ces animaux gardent-ils toujours les
genoux pliés, et leur ventre traîne à terre entre
leurs jambes. C'est de là que leur est venu le nom
de *reptiles*.

ARTICLE II.

De la marche.

Tous les mouvemens progressifs par lesquels l'homme et les animaux transportent leur corps entier d'un lieu à un autre, exigent qu'une vîtesse déterminée soit imprimée, dans une certaine direction, aux centres de gravité de ces corps. Pour cet effet, il faut qu'il y ait un déploiement d'un certain nombre d'articulations plus ou moins fléchies, dont la position soit telle, que leur déploiement soit libre du côté du centre de gravité, et gêné du côté opposé, ensorte que la plus grande partie du mouvement ait lieu dans le premier de ces sens.

On peut comparer le corps animal qui veut se mouvoir en entier, à un ressort à deux branches, dont l'une des deux est appuyée contre un obstacle résistant. Si ces branches, après avoir été rapprochées par une force extérieure, sont rendues à leur liberté primitive, leur élasticité tendra à les écarter également, jusqu'à ce qu'elles soient revenues à faire l'une avec l'autre l'angle qu'elles faisoient avant la compression : mais la branche appuyée contre l'obstacle ne pouvant le forcer, le mouvement se fera en entier dans le sens opposé, et le centre de gravité du ressort s'écartera de cet obstacle avec une vîtesse plus ou moins grande.

C'est là l'image la plus simple et la plus vraie qu'on puisse se faire des mouvemens progressifs des animaux. Les muscles fléchisseurs de la partie qu'ils emploient dans chaque sorte de mouvement, représentent la force étrangère qui comprime le ressort. Les muscles extenseurs représentent l'élasticité qui tend à en écarter les branches ; et la résistance du sol, ou celle du fluide dans lequel ils se meuvent, représente l'obstacle.

La marche est un mouvement sur un sol fixe, dans lequel le centre de gravité est mû alternativement par une partie des extrémités, et soutenu par l'autre partie, sans que le corps soit jamais entièrement suspendu au-dessus du sol. On la distingue ainsi du *saut*, qui est un élancement de tout le corps en l'air, et de la *course*, qui est une suite de sauts bas.

A. *Marche sur deux pieds.*

Les animaux qui se tiennent debout sur deux pieds, savoir, l'homme et les oiseaux, marchent aussi sur deux pieds ; mais plusieurs quadrupèdes, dans lesquels la station sur deux pieds est très-difficile, peuvent cependant marcher ainsi pendant plus ou moins de temps avec assez de facilité, parce qu'en général la marche est moins pénible que la station, les mêmes muscles n'y étant pas dans une contraction aussi constante ; et parce qu'il est plus facile de corriger les vacillations par d'autres va-

Hh 3

cillations contraires et alternatives, ce qui est aisé en marchant, que de les empêcher tout-à-fait.

Lorsque l'homme veut marcher sur un terrein uni, il porte d'abord un de ses pieds en avant; alors son corps est également appuyé sur les deux jambes. L'angle que celle qui est la plus avancée fait avec le tarse est obtus; celui de l'autre est aigu. Il étend ensuite le talon de celle-ci. Le bout du pied ne pouvant repousser le sol, il faut que le talon et tout le reste de la jambe soient élevés; car autrement, le talon ne pourroit s'étendre. Par là, le bassin et le tronc sont portés en haut, en avant et un peu de côté, en tournant autour du point fixe que leur fournit le pied immobile, et par un rayon, qui est la jambe qui appartient à ce pied, laquelle vient à faire avec lui un angle toujours plus petit; alors la jambe qui a donné cette impulsion est aussi portée en avant, pour y appuyer son pied sur le sol; et l'autre jambe, qui vient ainsi à faire un angle aigu avec le pied, étend à son tour son talon, et fait de même tourner le bassin et le tronc sur la première jambe.

On voit que, par ces mouvemens, le centre de gravité du corps est porté en avant à chaque pas, mais qu'en même temps il se porte alternativement à droite et à gauche pour être soutenu par les deux jambes, chacune à leur tour. On voit aussi que chaque jambe, immédiatement après avoir étendu son talon, se fléchit et s'élève pour se porter en avant; s'étend pour appuyer son pied sur le sol;

tourne sur ce pied comme sur un point fixe pour recevoir le poids du corps ; puis étend de nouveau son talon pour reporter ce poids sur l'autre jambe.

Chaque jambe portant à son tour le corps, comme dans une station qui se feroit sur un seul pied, les extenseurs de la cuisse et du genou agissent alors pour empêcher ces articulations de s'affaisser. Les fléchisseurs de ces mêmes articulations agissent l'instant d'après, lorsque cette jambe, après avoir poussé le corps sur l'autre, doit être relevée pour se porter en avant. Les trois articulations principales de chaque jambe sont dirigées en sens contraire, afin que, dans leur flexion, le pied se trouve élevé immédiatement au-dessus de la place qu'il occupoit dans leur extension. Sans cela, elles n'auroient pu se fléchir sans jeter le pied en avant ou en arrière.

Ce mouvement d'ondulation du corps ne pouvant se faire d'une manière parfaitement égale des deux côtés, est ce qui empêche l'homme de marcher en ligne droite, et même de conserver une direction constante, s'il ne fait pas une grande attention pour corriger ses écarts. Voilà pourquoi un homme ne peut marcher droit les yeux fermés.

Lorsque l'on marche sur un plan incliné descendant, ou lorsqu'on descend un escalier, la jambe avancée est plus basse que celle qui est restée en arrière ; et le corps tomberoit sur la première avec une vîtesse dangereuse et fatigante, si on n'avoit

Hh 4

soin de le retenir au moyen des extenseurs de la
hanche, qui ne le laissent descendre que par degrés. Voilà pourquoi la descente fatigue les reins.

Lorsque l'on marche sur un plan incliné ascen-
dant, ou lorsqu'on monte un escalier, il faut à
chaque pas, non-seulement transporter horizontalement le corps, comme dans la marche sur un terrein plat, mais le soulever contre son propre poids,
au moyen des extenseurs du genou de la jambe
avancée, et de ceux du talon de la jambe restée
en arrière : voilà pourquoi on se fatigue les genoux
et les mollets en montant. On a de l'avantage à
pencher alors le corps en avant, parce qu'on raccourcit d'autant le levier par lequel son poids agit
sur le genou.

Lorsque l'on marche à très-grands pas, on éprouve
une fatigue analogue à celle que produit l'action de
monter, parce que les jambes s'écartant beaucoup,
le corps est plus bas à l'instant de leur écartement,
et qu'il faut qu'il soit soulevé à proportion, en tournant alternativement sur chacune d'elles.

L'homme ne balance guère ses bras pour s'aider
dans sa marche, que lorsqu'il est sur un chemin
très-étroit dont il ne peut s'écarter : alors il emploie tous les moyens possibles pour corriger ses
vacillations. Mais les singes, lorsqu'ils veulent marcher, en ont toujours besoin ; et ce sont ceux
qui les ont le plus longs qui s'en servent avec le
plus d'avantage, comme le *gibbon* et *l'orang-
outang.*

B. *Marche sur quatre pieds.*

Lorsqu'un quadrupède veut marcher, après avoir légèrement fléchi les articulations de ses pieds de derrière, il les étend pour porter son corps en avant. La partie du poitrail étant poussée en avant par ce mouvement, auquel contribuent sur-tout les extenseurs du genou et du talon, les pieds de devant se trouvent inclinés en arrière ; et l'animal finiroit par tomber, s'il ne les portoit à l'instant même en avant pour les soutenir. Alors il retire le tronc sur les pieds de devant ainsi fixés, et l'impulsion des pieds de derrière recommence.

Mais il faut bien remarquer que ces mouvemens ne se font pas à la fois par les deux pieds de chaque paire, lorsque l'animal ne fait que marcher ; car alors l'animal seroit nécessairement suspendu en entier pendant un instant au-dessus du sol ; et ce ne seroit plus une marche, mais une suite de sauts, qui porte en particulier le nom de *galop forcé*, et dont nous parlerons plus bas.

Deux pieds seulement contribuent à la formation de chaque pas, un de devant et un de derrière : mais tantôt ce sont ceux du même côté, tantôt ceux des côtés opposés.

Ce dernier cas est celui de la marche que les écuyers nomment *le pas* dans les *chevaux.* Le pied de devant droit se porte en avant pour soutenir le corps qui y est poussé par l'extension du pied de derrière gauche : en même-temps, celui-ci se fléchit pour se porter en avant. Pendant qu'ils sont en l'air, le pied de derrière droit commence à s'étendre ; et au moment où ils se posent, le pied de devant gauche se porte en avant pour soutenir l'impulsion du pied droit, qui lui-même se porte aussi en avant. Le corps se trouve ainsi porté alternativement sur deux pieds placés en diagonale.

Lorsque le pied de devant droit part pour soutenir le corps poussé en avant par le pied gauche droit, cette marche se nomme l'*amble.* Le corps étant porté alternativement sur deux pieds de même côté, est obligé de se balancer à droite et à gauche pour ne pas tomber ; et c'est ce balancement qui rend cette allure douce et agréable pour les femmes et les personnes foibles.

Dans les animaux qui ont les pieds de devant plus longs, et chez lesquels la partie antérieure du corps est la plus forte, c'est le pied de devant qui donne l'impulsion principale au corps en s'étendant. Alors le pied de derrière part pour le suivre ; et ce n'est qu'au moment où celui-ci s'étend à son tour, que le pied de devant s'élève. On dit que c'est ainsi que marche la *giraffe.*

Mais lorsque les pieds de devant sont par trop disproportionnés, et sur-tout lorsque le train de derrière est foible et mal articulé, comme nous l'avons vu dans la description de celui du *paresseux,* l'animal ne peut que se traîner au moyen des pieds de devant, en les étendant en avant, et les fléchissant ensuite pour attirer le corps après

eux, les pieds de derrière ne l'aidant que foible-
ment par leur impulsion. C'est là ce qui rend la
marche des paresseux si pénible.

Les animaux qui ont les pieds de devant très-
courts à proportion de ceux de derrière ne pourroient soutenir assez efficacement leur corps, et
tomberoient sur le nez à chaque impulsion de ceux-
ci, s'ils n'avoient la précaution de se cabrer ; c'est-
à-dire, d'élever le train de devant en entier avant
de le pousser en avant par le moyen des pieds de
derrière : aussi ne marchent-ils point, à proprement
parler ; ils ne font que sauter. C'est le cas de la
plupart des rongeurs, comme les *lièvres*, les *rats*,
et sur-tout les *gerboises*. Ce n'est que lorsqu'ils
montent, que ces animaux peuvent marcher réellement. Lorsqu'ils veulent aller lentement en plaine,
ils sont réduits à se mouvoir sur leurs pieds de
devant, et à traîner simplement ceux de derrière.
Cela se voit dans les *lapins*, et encore mieux dans
les *grenouilles*.

Lorsque les pieds de derrière sont très-écartés,
leur impulsion devient plus latérale ; il en résulte
que le tronc est poussé à chaque pas alternativement
sur les côtés, et que la démarche en devient tor-
tueuse. C'est ce qui se remarque dans les animaux
nageurs, dont le genre de vie exigeoit cet écartement
des pieds de derrière. Tels sont les *loutres*, les
castors, les *tortues*, etc.

ARTICLE III.

De l'action de saisir, et de celle de grimper.

L'homme et un certain nombre d'animaux peuvent empoigner les objets, en les entourant et en les serrant de leurs doigts ; il faut pour cet effet des doigts séparés, libres, flexibles, et d'une certaine longueur. L'homme n'en a de tels qu'à la main ; mais les *singes* et beaucoup d'autres animaux en ont aux mains et aux pieds.

Il n'y a que l'homme, les *singes* et les *makis*, qui aient les pouces séparés, et qui puissent les opposer aux autres doigts, en formant une espèce de tenaille ; aussi n'y a-t-il qu'eux qui puissent tenir d'une seule main des objets mobiles. Nous verrons, dans un autre chapitre, la grande différence qui existe cependant entre la main des singes et celle de l'homme, et l'avantage qu'a cette dernière pour toutes les opérations délicates qui exigent qu'on saisisse ou qu'on pince de très-petits corps. Les autres animaux, qui ont les doigts assez grêles et assez mobiles pour porter ainsi les objets, sont obligés de les tenir à deux mains ; c'est ce que font les *écureuils*, les *rats*, les *sarigues*, etc. ; d'autres qui ont les doigts plus courts, et qui, d'ailleurs, sont obligés de s'appuyer sur leurs pieds de devant, comme les *chiens* et les *chats*, ne peuvent retenir les corps qu'en les fixant contre le sol avec leurs pattes. Enfin ceux qui ont les doigts réunis et rapprochés sous la peau, ou enveloppés de sabots de corne, ne peuvent exercer aucune préhension.

Nous avons déja vu que la perfection de la préhension est toujours accompagnée de celle de la faculté de tourner la main sur l'avant-bras; et que dans les animaux qui en sont pourvus, les os de l'épaule y sont disposés de manière à empêcher le déplacement de l'omoplate en avant.

Cette faculté de saisir et d'empoigner fermement, est très-utile aux animaux dans l'espèce de mouvement progressif que l'on nomme *grimper*. Ce mouvement consiste à se suspendre en serrant fortement les inégalités des branches, ou toute autre chose susceptible d'être empoignée ou accrochée, et de s'élever ainsi par des efforts successifs contre la direction de la pesanteur.

L'homme est un assez mauvais grimpeur, parce qu'il ne peut empoigner qu'avec ses mains; ses pieds ne peuvent que s'appuyer, ce qui leur donne beaucoup moins de solidité pour élever le corps par le déploiement des talons et des genoux. Il est obligé d'employer principalement ses bras, en les portant en avant, et en tirant ensuite son corps sur eux après qu'il a fixé ses mains.

Les quadrumanes sont les grimpeurs par excellence : ils peuvent également bien saisir avec leurs quatre extrémités; et la position de leur extrémité de derrière, dont la plante regarde en

dedans au lieu d'être dirigée en dessous, les favorise encore.

Les autres animaux, qui grimpent continuellement, comme les *sarigues*, les *phalangers*, les
fourmiliers et les *paresseux*, ont aussi cette disposition. Les deux premiers genres ont le pouce
presque tout-à-fait dirigé en arrière, et formant
une sorte de talon très-puissant. Dans les paresseux et les fourmiliers, il y a au talon une protubérance considérable qui remplit, jusqu'à un
certain point, le même effet.

Plusieurs quadrumanes, les *sarigues*, les *phalangers* et les *fourmiliers*, ont, pour ainsi dire, un
cinquième membre, qui les aide à grimper. C'est
leur queue, au moyen de laquelle ils peuvent
saisir les corps presque aussi fortement qu'avec une
main. Les muscles qui produisent ce mouvement
ne diffèrent de ceux des autres queues que par
une force plus grande.

Le genre des *chats* grimpe en enfonçant ses
griffes aiguës, tranchantes et crochues dans les
corps. Nous avons déja vu comment ces ongles
sont retenus en arrière et entre les doigts, la
pointe tournée vers le ciel, par le moyen de deux
ligamens élastiques, indépendans de la volonté de
l'animal. Lorsqu'il veut s'en servir, il fait agir le
fléchisseur profond des doigts, qui fait tourner
la dernière phalange sur la pénultième, et dirige
la pointe de l'ongle en dessous. C'est aussi par ce
moyen que les chats saisissent les objets mobiles,
et qu'ils déchirent leur proie.

Les *paresseux* ont une disposition contraire dans les ligamens. Leurs ongles sont naturellement reployés sous les doigts, et l'animal est obligé de les étendre par le moyen des muscles extenseurs, lorsqu'il veut s'en servir. Au reste, ces doigts sont fort peu commodes à cet animal, n'étant composés que de deux phalanges, dont une très-courte, et l'autre entièrement revêtue par l'ongle; et les os métacarpiens étant soudés ensemble et immobiles.

Les oiseaux grimpeurs se retiennent aussi par le moyen de leurs ongles aux inégalités de l'écorce; ce sont principalement les ongles de derrière qui servent à les soutenir, et à empêcher les culbutes. Quelques genres, comme les *grimpereaux* et les *sittelles*, n'ont qu'un seul doigt dirigé en arrière, mais il est-très fort: la plupart en ont deux, pour être mieux soutenus. Le genre des *pics* et celui des *grimpereaux* ont encore un autre arc-boutant, qui est leur queue, dont les pennes sont très-roides, et se fixent avec force contre les surfaces sur lesquelles ces oiseaux grimpent.

Les oiseaux ne peuvent exercer la préhension que par le moyen de leurs pieds; et comme ils en ont besoin pour se soutenir, il n'y a qu'un petit nombre de genres qui les employent à cet usage; excepté toutefois en volant, parce qu'alors leurs pieds sont libres; et quelques espèces en nageant d'un seul pied, comme les *pélicans* et les *cormorans*.

Les espèces qui se servent le plus souvent d'un de leurs pieds pour porter à la bouche., pendant qu'elles sont debout sur l'autre, sont les *perroquets* et les *chouettes ;* d'une part à cause de la disposition commode de leurs doigts, et de l'autre, à cause de la pesanteur de leur tête, qui leur causeroit des chûtes fréquentes, s'ils vouloient toujours la porter en avant pour becqueter.

Les espèces d'oiseaux de rivages qui, par la nature de leurs articulations, n'ont pas besoin de grands efforts pour les tenir étendues, ont l'habitude de rester sur un seul pied, en tenant de l'autre une pierre ou quelque autre corps pesant pour se donner plus d'aplomb.

Le *caméléon*, parmi les reptiles, semble être aussi avantagé que les quadrumanes parmi les mammifères, relativement à la faculté de grimper, à cause de ses mains en tenaille et de sa queue prenante.

ARTICLE IV.

Du saut.

Le saut est un mouvement qui élève le corps tout entier au-dessus du sol, et par lequel il est comme jeté en l'air, et demeure sans aucun appui, pendant un instant, dont la longueur dépend de la force de la projection.

Le saut se fait par un déploiement subit des articulations inférieures jusqu'à la dernière inclusivement, qui avoient été ployées auparavant plus que de coutume. Ce déploiement imprime aux os qui les composent des mouvemens violens de rotation, dont l'impulsion se communique au centre de gravité du corps, et le lance avec une vîtesse déterminée, plus ou moins directement opposée à la pesanteur.

Le corps sautant doit être considéré comme un projectile qui perd par degrés la vîtesse qu'il a acquise pour monter, parce que la pesanteur lui imprime à chaque instant une vîtesse contraire. Ainsi sa vîtesse de départ étant donnée, on peut déterminer le chemin qu'il décrira dans l'air, l'instant et le lieu de sa chûte.

La vîtesse du départ, et par conséquent l'étendue du saut, dépend de la longueur proportionnelle des os, et de la force des muscles. Aussi les animaux qui sautent le mieux sont-ils ceux qui ont les cuisses et les jambes de derrière les plus longues et les plus épaisses, comme les *kanguroos*, les *gerboises*, les *grenouilles*, les *altises*, les *sauterelles*, les *puces*, etc.

L'espace que les petits animaux franchissent d'un seul saut est plus considérable, à proportion, que celui que franchissent les grands animaux, parce que, lorsque les forces sont proportionnelles aux masses, elles leur impriment des vîtesses égales, et les espaces parcourus dépendant uniquement des vîtesses, ils doivent être à peu près

1. I i

les mêmes pour les petits animaux que pour les grands.

La direction du saut dépend de la position du centre de gravité par rapport au membre dont il reçoit l'impulsion : c'est pourquoi l'homme et les oiseaux sont les seuls qui puissent sauter verticalement , parce qu'ils sont les seuls où le tronc soit verticalement au-dessus du membre qui produit le saut ; cependant ils peuvent aussi sauter en avant, en donnant plus de force à la rotation de la cuisse qu'à celle de la jambe, ou même en arrière , en faisant le contraire.

Les quadrupèdes et les insectes ne peuvent sauter qu'en avant. Les *araignées*, qui ont de chaque côté plusieurs longues pattes, sautent de côté comme en avant.

La *course* est une suite de sauts bas faits alternativement sur chaque jambe. Elle ne diffère de la marche que parce que le corps est élancé à chaque pas, et que le pied postérieur est élevé avant que l'antérieur soit posé. Elle est plus rapide que la marche même à grands pas , parce que la vitesse acquise se conserve et s'augmente à chaque élan, par la nouvelle vîtesse qui vient s'y ajouter : aussi ne peut-on s'arrêter subitement en courant, tandis qu'en marchant on peut s'arrêter à chaque pas. C'est cette vîtesse acquise par la course, qui favorise les sauts en avant, en ajoutant à celle que le saut lui-même peut donner dans ce sens, mais elle nuiroit à un saut vertical ; elle l'empêcheroit même entièrement. Le coureur penche son corps en avant, afin que son centre de gravité soit dans la position nécessaire pour être poussé dans ce sens par la jambe postérieure ; il est obligé aussi de porter l'autre jambe rapidement en avant pour empêcher la chûte. Le moindre obstacle qui arrête cette jambe, et l'empêche d'arriver assez tôt pour soutenir le corps, fait tomber le coureur : les retards de ce genre étant beaucoup plus dangereux dans la course que dans la marche, à cause de la plus grande vitesse, les chûtes y sont plus fréquentes.

L'homme ne varie sa manière de courir qu'en faisant ses pas plus ou moins longs, ou plus ou moins rapides ; mais les quadrupèdes les varient encore par l'ordre selon lequel ils élèvent chacun de leurs pieds ou le ramènent à terre.

Le *trot* est une course dans laquelle les pieds opposés en diagonales partent à la fois, et tombent à la fois, chaque paire alternativement, de manière cependant qu'il y a un instant très-court où ils sont tous les quatre en l'air. Cela produit une allure égale, dont les pas se font entendre en deux temps.

Le *galop* est une course dans laquelle l'animal soulève, à chaque pas, son train de devant, et l'élance par le déploiement de celui de derrière. Lorsque les deux pieds de devant tombent à la fois, et ensuite les deux pieds de derrière aussi à la fois, c'est le *galop forcé*, qui est l'espèce de course la plus rapide que le *cheval* puisse exécuter, et la seule qu'aient les *chiens*, les *lièvres*, etc. Dans cette sorte de course, les pas du cheval se font aussi entendre en deux temps. Le *galop ordinaire* est lorsque les deux pieds de devant sont inégalement avancés et tombent l'un après l'autre. On le divise en galop à trois et quatre temps, parce que les pieds de derrière peuvent aussi ne retomber que l'un après l'autre. Au reste tous ces objets ont été suffisamment développés par les écuyers et les hippotomistes.

Il y a plusieurs genres d'animaux qui sautent au moyen d'organes différens des pieds, mais toujours par un déploiement subit de plusieurs articulations successives.

Les *serpens* sautent en ployant leur corps en plusieurs ondulations qu'ils détendent toutes à la fois, ou successivement, selon qu'ils veulent se donner plus ou moins de vîtesse. Ils peuvent être aidés par les écailles de leur ventre, qui se redressent, et ensuite se reportent contre le corps, mais il n'y a que quelques genres qui puissent employer ce moyen.

Certains poissons sautent aussi au-dessus des cataractes, en ployant leur corps fortement et en le débandant ensuite.

Les *écrevisses* à longue queue, sur-tout les *salicoques*, sautent en déployant leur queue qu'elles avoient recourbée sous le corps.

La larve de *mouche*, appelée vulgairement ver du fromage, se contourne en cercle, se contracte le plus qu'elle peut ; puis se débandant subitement, elle est lancée à une distance assez considérable.

Les *podures* ont une queue formée de deux articulations, qu'elles reployent sous leur abdomen, et qui leur fait faire des sauts très-considérables en se détendant.

ARTICLE V.

De la natation.

Le saut ordinaire a lieu sur un sol fixe, qui résiste par sa masse et son peu de flexibilité. Si ce sol cédoit jusqu'à un certain point, en vertu de ce qu'il seroit mou ou élastique, le saut pourroit avoir lieu cependant ; mais le mouvement en arrière que le sol auroit reçu seroit autant de diminué sur la vîtesse du saut, qui est produite par la résistance du sol, et qui est par conséquent d'autant plus grande que cette résistance est plus complète ; car pour suivre l'exemple que nous avons pris d'abord d'un ressort à deux branches, qui se débande, il est clair que si l'une des extrémités n'éprouvoit pas plus de résistance que l'autre, le milieu du ressort ne changeroit point de place : mais pour peu qu'il y ait de différence, il faut qu'il y ait un mouvement vers l'opposite du corps résistant.

La natation et le vol sont des sauts qui ont lieu dans des fluides, et qui sont produits par la ré-

I i 3

sistance de ces fluides à admettre le mouvement que les animaux qui nagent ou qui volent leur impriment par l'impulsion de certaines surfaces qu'ils meuvent avec beaucoup de vîtesse.

Cette vîtesse a besoin d'être d'autant plus grande que le milieu est plus rare, et il faut que les muscles qui la produisent aient une force bien supérieure à celle qui est exigée pour le simple saut sur un milieu solide ; mais il y a encore une condition de plus pour les mouvemens qui ont lieu dans des fluides. Comme l'animal est entièrement entouré par ces milieux, il trouveroit une résistance égale de toutes parts, et la vîtesse qu'il auroit acquise, en frappant le fluide en arrière, seroit bientôt perdue par celui qu'il seroit obligé de déplacer en avant, s'il ne pouvoit diminuer considérablement sa surface immédiatement après s'en être servi pour donner le coup.

La natation et le vol ont été attribués à des animaux de classes très-différentes : il y en a même qui réunissent ces deux espèces de mouvement ; mais cependant l'une se trouve exécutée de la manière la plus parfaite par la classe des poissons, et l'autre par celle des oiseaux. Nous considérerons d'abord les moyens que ces deux classes y employent, et nous les comparerons ensuite à ceux des espèces des autres classes.

Les poissons eux-mêmes ne nagent pas tons bien, comme tous les oiseaux ne volent pas. Ceux

qui nagent le mieux sont ceux qui ont le corps un
peu alongé, et médiocrement comprimé.

La natation peut se faire dans un plan horizontal, ou dans des directions plus ou moins in-
clinées. Voyons d'abord celle qui a lieu dans un
plan horizontal. Le poisson supposé en équilibre
avec l'eau (et il a des moyens de s'y mettre que
nous indiquerons), lorsqu'il veut se porter en
avant, ploye sa queue en deux sens différens,
comme en S, par le moyen des muscles latéraux,
si forts et si compliqués, que nous avons décrits.
Il étend ses nageoires du dos, de l'anus et de la
queue, le plus qu'il peut, pour augmenter d'autant la surface de sa queue. Alors il la déploye
avec une grande vîtesse, et selon que nous l'avons
exposé ci-dessus, la résistance du fluide, c'est-à-
dire la différence de la vîtesse qu'il admet, d'avec
celle que l'effort du poisson tendoit à lui imprimer,
tient lieu, pour ainsi dire, d'un appui solide, qui
force la machine entière du poisson à se porter
en avant avec le reste de cette vîtesse.

L'eau qui est au-devant du poisson résiste moins
à son mouvement en avant, d'abord parce que la
vîtesse avec laquelle il avance est beaucoup moindre
que celle avec laquelle il tendoit à étendre sa
queue; ensuite parce que sa queue est revenue à
la ligne droite, et qu'il ne présente plus au fluide
que la largeur peu considérable de son corps.

Comme il faut qu'il reploie sa queue pour frapper un second coup, ce mouvement se faisant en

sens contraire de l'extension , produiroit de la
part du fluide une résistance égale en sens contraire, qui anéantiroit le mouvement , si les surfaces étoient restées les mêmes ; mais alors les
nageoires du dos et de l'anus sont couchées contre
le corps. Celle de la queue est serrée et rétrécie :
d'ailleurs ce ployement se fait avec beaucoup plus
de lenteur que le développement, qui est subit
et violent. C'est après avoir passé par la ligne
droite que la queue se reploye une seconde fois.
Elle se fléchit alors précisément en sens contraire ;
et l'impulsion qui en résulte ayant une obliquité
égale, mais opposée à celle qui a résulté du premier coup, la direction du corps reste droite.

C'est en frappant plus fort dans un sens que
dans l'autre que le poisson se dirige à droite ou
à gauche, et qu'il tourne horizontalement.

Quant à ses mouvemens en haut et en bas , ils
paroissent dépendre , dans la plupart des poissons ,
de leur vessie natatoire. Nous décrirons la forme,
les connexions et la structure intime de cet
organe important, lorsque nous traiterons des sécré-
tions. Ici, où nous ne considérons que son usage
dans le mouvement progressif : il nous suffit de
dire que c'est une vessie plus ou moins grande,
tantôt simple, tantôt double, mais dont alors les
deux parties communiquent ensemble par un canal
étroit, qui est situé dans l'abdomen des poissons,
tout contre l'épine du dos. Il y a le plus souvent
un conduit qui mène de cette vessie dans l'œso-

phage, ou dans l'estomac; mais il paroît que ce conduit ne laisse passer l'air contenu dans la vessie, qu'autant que l'animal y consent. Cet air est produit, du moins je crois pouvoir le prouver dans le chapitre déja annoncé, par le moyen de certains organes qui le séparent de la masse du sang, et dans un poisson bien portant, il tient toujours la vessie distendue.

Lorsque l'on crève la vessie natatoire, le poisson ne peut plus s'élever dans l'eau, et il se tient toujours couché sur le dos. Il en résulte que cette vessie donne au dos la légèreté convenable pour qu'il demeure en haut, et que dans son état de plus grande extension, elle rend le corps entier du poisson assez léger pour s'élever dans l'eau. Il y a même des poissons dans lesquels la chaleur la dilate tellement, que lorsqu'ils sont restés quelque temps à la surface de l'eau à un soleil ardent, ils ne peuvent plus la comprimer assez pour redescendre. Mais, dans l'état ordinaire, le poisson la comprime précisément au degré qu'il faut pour être en équilibre avec l'eau, lorsqu'il veut demeurer dans un plan horizontal; il la comprime encore davantage lorsqu'il veut s'enfoncer.

Cette compression a lieu au moyen des muscles latéraux du corps, qui tendent à rétrécir cette vessie en l'alongeant. Alors, sous une surface égale elle renferme moins de capacité, puisqu'elle s'éloigne davantage de la forme sphérique.

Les poissons qui n'ont point de vessie natatoire

ont beaucoup moins de moyens de changer leur
hauteur dans l'eau. La plupart restent au fond,
à moins que la disposition de leur corps ne leur
permette de frapper l'eau de haut en bas avec
beaucoup de force : c'est ce que font les *raies* avec
leurs vastes nageoires pectorales, qui portent avec
raison le nom d'ailes, puisque le moyen que ces
poissons employent pour s'élever, est absolument
le même que celui des oiseaux.

Les *pleuronectes* frappent l'eau de haut en bas
avec les côtés de leur corps, parce qu'ils ne nagent
pas comme les autres poissons le dos en haut et le
ventre en bas, mais dans une position très-oblique,
à laquelle ils sont aussi forcés par la position de
leurs yeux, qui sont tous les deux du même côté.

Ces raies et ces pleuronectes ne pouvant com-
modément frapper l'eau à droite et à gauche, sont
obligés, pour conserver au total une direction horizontale, de faire une suite de sauts, c'est-à-dire,
de frapper plus fortement avec leur queue vers le
bas ; ce qui les élève un peu : et ce mouvement,
en se combinant avec la pesanteur, les ramène
par une courbe près de la ligne horizontale, d'où
ils repartent par un nouveau saut, comme nous
l'expliquerons plus au long en parlant du vol des
oiseaux.

C'est aussi le même moyen qu'employent les
cétacés, dont le corps est d'ailleurs aussi parfaitement organisé pour la natation que celui des poissons, dont ils diffèrent cependant en ce point, que

les principaux efforts de leur queue sont dirigés dans le sens vertical. La vessie natatoire est suppléée chez eux par les poumons, qu'ils peuvent comprimer et relâcher au moyen des muscles intercostaux et du diaphragme.

Les nageoires pectorales et ventrales ne paroissent pas être d'un grand usage dans le mouvement progressif des poissons ; mais ils s'en servent pour se tenir en équilibre et en repos, en les étendant chaque fois qu'il faut corriger une vacillation. Ils les employent aussi pour les légères inflexions de leur mouvement progressif, et pour s'empêcher de tomber sur le côté en nageant. Cependant ceux qui les ont très-grandes en font sans doute un usage plus efficace : mais on n'a point d'observations assez exactes sur cet objet.

Il y a plusieurs classes d'animaux qui nagent à la manière des poissons, c'est-à-dire par les inflexions de leur corps. Tels sont les serpens et les larves d'insectes à corps alongé et sans nageoires, comme celles des *dytisques*, des *hydrophiles*, des *éphémères*, des *tipules aquatiques*, des *cousins*, etc.

Mais les quadrupèdes, les oiseaux aquatiques, les quadrupèdes ovipares et les crustacés nagent au moyen de leurs pieds, qui sont pour eux ce que les rames sont pour un bateau.

La rame, dans son état tranquille, fait avec le bateau deux angles ; un en avant et un en arrière, qui peuvent être égaux ou différens. Le batelier meut cette rame de manière à rendre l'angle

qu'elle fait en avant plus ouvert, et celui qu'elle
fait en arrière plus aigu. Si l'eau ne résistoit point,
le bateau ne changeroit pas de place; mais sa résistance arrêtant le mouvement de la rame, l'angle
en question s'ouvre par le mouvement que le
bateau prend en avant. Cette impulsion. une fois
donnée, le batelier retire sa rame ou lui fait
tourner son tranchant; pour qu'elle n'arrête point
le mouvement, et il recommence les mêmes opérations pour donner une seconde impulsion.

Le corps des oiseaux d'eau est naturellement
plus léger que l'eau, à cause de leurs plumes grasses
et imperméables à l'humidité, et à cause de la
grande quantité d'air contenue dans les cellules de leur abdomen. Ils sont donc absolument
dans le cas du bateau, et n'ont besoin d'employer
leurs pieds que pour se mouvoir en avant. Ces
pieds sont très en arrière, parce que leur effort
est plus direct, et qu'ils n'ont pas besoin de soutenir le devant du corps que l'eau soutient suffisamment. Les cuisses et les jambes en sont courtes,
pour laisser moins d'effet à la résistance de l'eau
sur les muscles. Le tarse en est comprimé pour
fendre l'eau; et les doigts sont très-dilatés, ou
même réunis par une membrane, pour former
une rame plus large, et frapper l'eau par une
plus grande surface : mais lorsque l'oiseau reploye
son pied pour donner un nouveau coup, il serre
les doigts les uns contre les autres pour diminuer
la résistance.

Lorsque ces oiseaux veulent plonger, ils sont obligés de comprimer fortement leur poitrine pour chasser l'air qu'elle peut contenir, d'alonger le cou pour faire pencher leur corps en avant, et de frapper avec leurs pattes en haut, pour recevoir de l'eau une impulsion vers le bas.

Quelques oiseaux d'eau, notamment le *cygne*, prennent le vent avec leurs ailes en nageant, et s'en servent comme de voiles.

Les quadrupèdes qui nagent le mieux sont ceux qui ont les intervalles des doigts garnis de membranes, comme la *loutre*, le *castor*, etc. ; mais les autres peuvent aussi nager plus ou moins facilement, en se servant de leurs quatre pieds : ceux de derrière servent à lancer le corps en avant, et ceux de devant à soutenir sa partie antérieure, qui est la plus lourde. L'homme est de tous les mammifères celui qui a le plus besoin de se servir de ses mains, à cause de la pesanteur de sa tête. Il est même à peu près le seul qui ne sache pas nager naturellement.

Les *phoques* et les *morses*, dont le corps approche le plus de celui des cétacés et des poissons pour la forme, sont aussi de tous les mammifères ceux qui nagent le mieux ; et ils sont nommés à juste titre amphibies.

ARTICLE VI.

Du vol.

Lorsqu'un oiseau veut voler, il commence d'abord par s'élancer dans l'air, soit en sautant de terre, soit en se précipitant de quelque hauteur. Pendant ce temps-là, il élève l'humérus, et avec lui toute l'aile, encore ployée; il la déploye ensuite dans un sens horizontal, en étendant l'avant-bras et la main : l'aile ayant acquis ainsi toute l'étendue de surface dont elle est susceptible, l'oiseau l'abaisse subitement, c'est-à-dire qu'il lui fait faire, avec le plan vertical de son corps, un angle plus ouvert par en haut, et plus aigu par en bas. La résistance de l'air à admettre ce mouvement qui lui est subitement imprimé, reporte une partie de l'effort vers le corps de l'oiseau, qui est mis en mouvement de la même manière que dans tous les autres sauts. Une fois l'impulsion donnée, l'oiseau serre l'aile, en reployant les articulations, et il la relève pour donner ensuite un second coup.

La vîtesse que l'oiseau acquiert ainsi pour monter, est graduellement diminuée par l'effet de la pesanteur, comme celle de tout autre projectile, et il arrive un instant où cette vîtesse est nulle, et où l'oiseau ne tend ni à monter ni à descendre. S'il prend précisément cet instant pour donner un

nouveau coup d'aile, il acquerra une nouvelle
vîtesse ascendante, qui le portera aussi loin que
la première, et en continuant ainsi il montera d'une
manière uniforme.

S'il donne le second coup d'aile avant d'arriver
au point où la vîtesse acquise par le premier est
anéantie, il ajoutera la nouvelle vîtesse à celle
qu'il avoit encore, et en continuant ainsi il montera d'un mouvement accéléré.

S'il ne vibre pas à l'instant où sa vîtesse ascendante est anéantie, il commencera à redescendre
avec une vîtesse accélérée. S'il se laissoit retomber
jusqu'à la hauteur du point de départ, il ne pourroit remonter aussi haut que la première fois, à
moins d'une vibration d'ailes beaucoup plus forte ;
mais en saisissant dans sa chûte un point tel, que
la vîtesse acquise pour descendre, et le moindre
espace qu'il y a à redescendre, se compensent réciproquement, il pourra, par une suite de vibrations
égales, se maintenir toujours à la même hauteur.

S'il veut descendre, il n'a qu'à répéter moins
souvent ses vibrations, ou même les supprimer
tout-à-fait. Dans ce dernier cas, il tombe avec
toute l'accélération des graves : c'est ce qu'on
nomme *fondre* ou *descente foudroyante.*

L'oiseau qui descend ainsi peut retarder subitement sa chûte en étendant ses ailes, à cause de la
résistance de l'air qui augmente comme le carré
de la vîtesse ; et il peut, en y ajoutant quelques
vibrations, se mettre de nouveau en état de s'élever. C'est ce qu'on nomme une *ressource.*

Nous avons jusqu'ici considéré le vol comme simplement vertical, sans avoir égard à ses autres directions. Il ne peut être tel que dans les oiseaux dont les ailes sont entièrement horizontales, et il est probable qu'elles le sont dans les *alouettes*, les *cailles* et les autres oiseaux que nous voyons s'élever verticalement ; mais dans la plupart des autres, l'aile est toujours plus ou moins inclinée, et regarde en arrière. La cause en est sur-tout dans la longueur des pennes, qui présentent plus d'avantage à la résistance de l'air qui agit sur leur extrémité, et qui en sont plus élevées à cause que leur point fixe est à leur racine. Il paroît cependant que cette inclinaison peut varier jusqu'à un certain point par la volonté de l'oiseau.

Quoi qu'il en soit, on doit considérer les mouvemens obliques comme composés d'un mouvement vertical sur lequel seul peut agir la pesanteur, et d'un mouvement horizontal qu'elle ne peut altérer.

Ainsi, lorsque l'oiseau veut voler horizontalement en avant, il faut qu'il s'élève par une direction oblique, et qu'il donne son second coup d'aile lorsqu'il est près de retomber à la hauteur dont il est parti. Il ne volera point dans une ligne droite ; mais il décrira une suite de courbes d'autant plus surbaissées, que son mouvement horizontal l'emportera davantage sur le vertical.

S'il veut monter obliquement, il faudra qu'il vibre plutôt ; s'il veut descendre obliquement, il vibrera plus tard ; mais ces deux mouvemens se feront également par une suite de courbes.

Il paroît qu'il y a des oiseaux qui ne sont pas maîtres de diminuer autant qu'ils veulent l'obliquité de leurs ailes , et dans lesquels le mouvement horizontal est toujours très-considérable. Si ce mouvement vient encore à être favorisé par le vent , ces sortes d'oiseaux ne pourront monter que par une ligne très-inclinée. C'est pourquoi les oiseaux de proie , appelés *nobles* par les fauconniers , sont obligés de voler contre le vent, lorsqu'ils veulent s'élever perpendiculairement; autrement ils seroient emportés à de grandes distances. Ces oiseaux ont un mouvement horizontal plus grand à proportion , parce que les pennes antérieures de leurs ailes sont fort longues , et que les extrémités en sont serrées les unes contre les autres. Dans les oiseaux *ignobles* , au contraire , les pennes du bout de l'aile ont leurs extrémités écartées et laissant passer l'air entre elles; ce qui lui donne moins de prise pour rendre l'aile oblique.

Les inflexions du vol , à droite ou à gauche , se font principalement par l'inégalité des vibrations des ailes. Pour tourner à droite , l'aile gauche vibre plus souvent ou avec plus de force ; le côté gauche est alors mu plus vîte , et il faut bien que le corps tourne : l'aile droite fait de même tourner à gauche. Plus le vol est rapide en avant, plus il est difficile à une aile de surpasser l'autre en vîtesse , et moins les inflexions sont brusques.

K k

Voilà pourquoi les oiseaux à vol rapide ne tournent que par de grands circuits.

La queue, en s'étalant, contribue à soutenir la partie postérieure du corps; en l'abaissant lorsque l'oiseau a acquis une vîtesse en avant, elle produit un retardement qui fait relever la partie postérieure du corps, et abaisse l'antérieure. Elle produit un effet contraire en se relevant. Certains oiseaux l'inclinent de côté, pour s'en aider comme d'un gouvernail, lorsqu'ils veulent changer leur direction horizontale.

Le premier élan que l'oiseau se donne est produit par un saut ordinaire des pieds. Ceux qui ont les pieds très-courts et les ailes très-longues, comme les *martinets*, les *fous*, etc. ne peuvent sauter assez haut pour avoir l'espace nécessaire au développement de ces ailes : aussi, lorsqu'ils sont à terre, ils ne prennent leur vol qu'avec beaucoup de peine.

Il est à peine besoin de dire que la résistance de l'air est d'autant plus grande que la masse frappée à la fois est plus considérable, et que c'est pour cela que les oiseaux à ailes courtes sont obligés d'en répéter si souvent les vibrations, qu'ils se fatiguent vîte, et ne peuvent voler long-temps. Tels sont les mouvemens qui constituent le vol des oiseaux. Voyons comment ces êtres ont été rendus capables de les exécuter.

Leur tronc est un ovale plus large par devant, plus étroit par derrière; leur épine est à peu près inflexible et plus courte à proportion que dans les quadrupèdes : ce qui fatigue moins les muscles de l'épine, et rend plus facile le changement de position du centre de gravité, qui devoit être suspendu entre les ailes dans le vol, et sur les pieds dans la station. Leur tête est généralement petite, et le bec acéré en pointe, forme commode pour fendre l'air. Leur cou est plus long, beaucoup plus flexible que celui des mammifères, pour suppléer au défaut des bras et à l'inflexibilité du tronc, et pour changer, suivant le besoin, la position du centre de gravité, en portant la tête en avant ou en la retirant en arrière.

Il falloit que ce centre de gravité fût constamment dans la partie inférieure du corps, autrement l'oiseau n'auroit pu s'empêcher de tomber sur le dos. C'est ce que produisent la grandeur des muscles pectoraux abaisseurs de l'aile, et la position des releveurs, qui sont situés sous le thorax et non dessus, comme dans les quadrupèdes.

La légèreté du corps des oiseaux leur donne aussi plus de facilité pour s'élever. Elle est produite par les vuides de leurs os, qui les allègent sans les affoiblir ; un cylindre creux étant plus robuste qu'un plein de même poids et de même longueur : et encore mieux par les grandes cellules aériennes qui occupent plusieurs parties de leur corps, et qui sont toutes en communication avec le poumon. L'air que les oiseaux respirent les gonfle de toutes parts, sur-tout à cause de la dilatation qu'il reçoit par la grande chaleur de leur corps. Nous décrirons toutes ces cellules en traitant des organes de la respiration.

Enfin, le tissu des plumes, et sur-tout celui des pennes, et leur fermeté élastique, contribuent puissamment au vol par la légèreté et la grande étendue qu'elles donnent aux ailes. Nous les décrirons en détail, en traitant des tégumens de ces animaux. Mais ce ne sont pas seulement leurs plumes qui servent à agrandir l'aile ; l'angle compris entre l'humérus et l'avant-bras, et celui qui est entre l'humérus et le tronc, sont garnis d'une expansion de la peau, qui est tendue par des muscles particuliers que nous décrirons en traitant du pannicule charnu.

Il y a des oiseaux qui ne volent point du tout : ce sont les *autruches*, parmi les terrestres, et les *pingoins* et les *manchots*, parmi les aquatiques. Leurs ailes sont si petites qu'elles paroissent n'être là que pour ne pas faire d'exception trop marquée aux règles de ressemblances des classes.

En revanche, il y a des mammifères qui volent assez bien, quoique sans avoir d'ailes. Ce sont les *chauve-souris* ; leurs bras, leurs avant-bras, et sur-tout leurs quatre doigts sont excessivement alongés, et interceptent un grand espace, qui est rempli par une membrane fine, qui s'étend encore jusqu'aux pattes, et des deux côtés de la queue. Elle forme une surface assez étendue et assez ferme pour élever dans l'air l'animal auquel elle appartient Les chauve-souris ont d'ailleurs des muscles pectoraux très-puissans, un corps court, étroit et grêle en arrière, de manière que le centre de gravité est sous les ailes; mais cette disposition de leur corps, qui les rend propres au vol, fait aussi qu'elles ne peuvent que ramper, parce que leurs jambes de derrière ne peuvent pas les soutenir seules.

D'autres mammifères, savoir les *galéopithèques*, les *polatouches* ou *écureuils volans*, et les *phalangers volans*, ont des membranes entre les pattes, mais sans alongement des doigts; elles ne peuvent servir à les élever, mais elles les soutiennent assez bien en l'air pendant quelque temps, et les mettent à même de faire de très-grands sauts en descendant, auxquels on ne peut point donner le nom de vol.

Le *dragon* est un petit lézard des Indes orientales, qui se soutient aussi en l'air pendant quelques instans, au moyen d'une membrane soutenue comme un éventail, sur quelques rayons osseux articulés à l'épine du dos.

Les ailes des poissons volans sont assez analogues, pour la structure, à celles du dragon; mais elles sont formées par l'extension des nageoires pectorales, ou de quelques rayons situés au-dessous de ces nageoires. Elles ne fournissent pas non plus à un vol continu.

N. B. En décrivant les muscles et les autres

Kk 3

organes du mouvement des animaux à sang blanc, nous en avons assez expliqué l'emploi pour que nous n'ayons pas besoin d'y revenir ici.

Fin du premier volume.

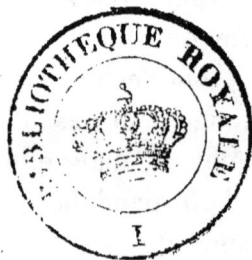

ADDITIONS

Au premier volume.

Page 84, *après la ligne* 17 : Ces deux divisions correspondent aux deux genres établis par Linnæus sous les noms de *cancer* et de *monocles.*

Page 192, *après la ligne* 16 :

Les muscles de la queue des oiseaux sont courts, mais très-marqués et faciles à disséquer. Les uns sont destinés à relever ou à abaisser la queue; les autres la portent sur les côtés.

Il n'y a que deux muscles releveurs de la queue, un pour chaque côté. Vicq-d'Azyr les a nommés *releveurs du coccyx* (*sacro-sus-caudiens*); ils tiennent à la partie postérieure et supérieure des os du bassin et du sacrum, et se portent à la face externe des apophyses transverses des vertèbres de la queue, par des languettes tendineuses, qui descendent obliquement; aux apophyses épineuses supérieures de ces vertèbres et au dernier os de la queue, sur lesquels ils s'insèrent. Lorsque l'un d'eux agit isolément, il doit porter la queue de côté, en même temps qu'il la releve.

Les abaisseurs de la queue sont aussi au nombre de deux seulement, un pour chaque côté: Vicq-d'Azyr les a appelés *abaisseurs du coccyx* (*sacro-*

sous-caudiens). Ils sont placés dans l'intérieur du bassin. Leur forme est pyramidale , ils tiennent par leur base à l'échancrure postérieure de l'os des îles et à la pointe du sacrum. Ils viennent aussi en partie des apophyses transverses des premières vertèbres de la queue , et ils s'insèrent par des languettes tendineuses aux apophyses épineuses des mêmes vertèbres , et à la lozange saillante du dernier os qui porte les pennes. Il agit absolu- ment comme le précédent , mais en sens con- traire.

Les fléchisseurs latéraux de la queue sont tous éloignés de la ligne moyenne et au nombre de quatre de chaque côté.

Le premier et le plus long de tous a été nommé *cruro-coccygien* par Vicq-d'Azyr (*fémoro-cau- dien*). Il vient du fémur, sur lequel il s'attache postérieurement vers son tiers supérieur, et il va s'insérer au côté supérieur de la lozange du der- nier os de la queue. Il porte la queue de côté lorsqu'il agit seul. Lorsque les deux se contrac- tent, ils fléchissent la queue inférieurement ou l'a- baissent. C'est à ce muscle qu'on doit attribuer cet abaissement forcé de la queue qui a lieu lorsque l'oiseau court.

Le second s'insère d'une part au ligament qui re- tient la penne la plus extérieure de la queue sur le dernier os, et il s'attache au tranchant postérieur de la branche de l'os pubis. Lorsque ces deux mus- cles agissent ensemble , ils étalent les plumes en éventail ; ils font faire la roue à la queue des *paons*, des *dindons*, des *faisans*, etc.

Le troisième est presque parallèle au précédent ; mais il est situé à son côté interne. Il s'attache aussi au pubis, mais un peu à la branche de l'ischion, et va se fixer à l'angle latéral de la lozange saillante, qui est située, comme nous l'avons dit, au-dessous du dernier os de la queue.

Le quatrième est le plus court de tous ; Vicq-d'Azyr l'a nommé *moteur latéral du coccyx*. Il tient à la pointe externe des apophyses épineuses des quatre vertèbres de la queue qui suivent la première, et il s'insère au bord latéral du ligament qui joint les pennes de la queue. Il étale aussi les pennes, mais moins fortement que le second, dont on doit le regarder comme un accessoire.

Page 365, *ligne* 25 : Le péroné des *sarigues* est fort gros et très-arqué ; ce qui l'écarte beaucoup du tibia.

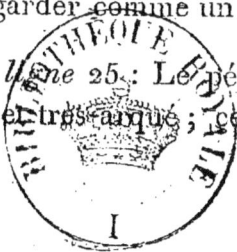

FAUTES à corriger avant la lecture, dans le premier volume.

Pages 20, ligne 26 : au lieu de *azoth*, lisez *azote*.

34, ligne 17 : au lieu de *où*, lisez *ou*.

37, ligne 27 : au lieu de *peut*, lisez *veut*.

46, ligne 18 : au lieu de *représente*, lisez *ressente*.

47, ligne 3 : au lieu de *celles*, lisez *celle*.

62, ligne 11 : au lieu de *exception*, lisez *exclusion*.

116, ligne 12 : au lieu de *intérieures*, lisez *extérieures*.

123, ligne 9 : au lieu de *us*, lisez *os*.

124, ligne 24 : au lieu de *des fossiles*, lisez *des tests fossiles*.

139, ligne 30 : au lieu de *hoïdien*, lisez *hyoïdien*.

144, ligne 14 : au lieu de *qu'ils*, lisez *qu'elles*.

156, ligne 9 : au lieu de *noctul*, lisez *noctule*.

180, ligne 19 : au lieu de *épinohe*, lisez *épinoche*.

183, ligne 26 : au lieu de *inférieurement en haut*, lisez *inférieurement. En haut*.

184, ligne 22 : au lieu de *intermédiaire*, lisez *externe*.

ibid., ligne 26 : au lieu de *externe*, lisez *intermédiaire*.

197, ligne 1 : au lieu de *de l'épaule*, lisez *de l'épine*.

201, ligne 1 : au lieu de *de l'épaule*, lisez *de l'épine*.

205, ligne 16 : au lieu de *herbivore*, lisez *herbivores*.

239, ligne 2 : au lieu de *matoïdien*, lisez *mastoïdien*.

255, ligne 23 : au lieu de *les terno-*, lisez *Le sterno-*.

259, ligne 9 : au lieu de *passent*, lisez *passe*.

291, ligne 8 : au lieu de *oudyles*, lisez *condyles*.

295, ligno 6 : au lieu de *interne*, lisez *externe*.

303, ligne 12 : au lieu de *rousettes*, lisez *roussettes*.

318, ligne 18 : au lieu de *ne peut se*, lisez *ne peut que se*.

326, ligne 19 : ajoutez entre les lignes 19 et 20, en titre ; *Muscles courts des doigts*.

353, ligne 1 : au lieu de *des os*, lisez *de l'os*.

359, lignes 12 et 28 : au lieu de *pectineux*, lisez *pectineus*.

380, ligne 12 : au lieu de *calcanum*, lisez *calcaneum*.

384, ligne 13 : au lieu de *bifulques*, lisez *bisulques*.

457, ligne 2 : au lieu de *asyles*, lisez *asiles*.

462, ligne 7 : au lieu de *forts*, lisez *fort*.

466, ligne 22 : au lieu de *échinorinque*, lisez *échinorinques*.

490, ligne 10 : au lieu de *pied gauche*, lisez *pied de derrière*.

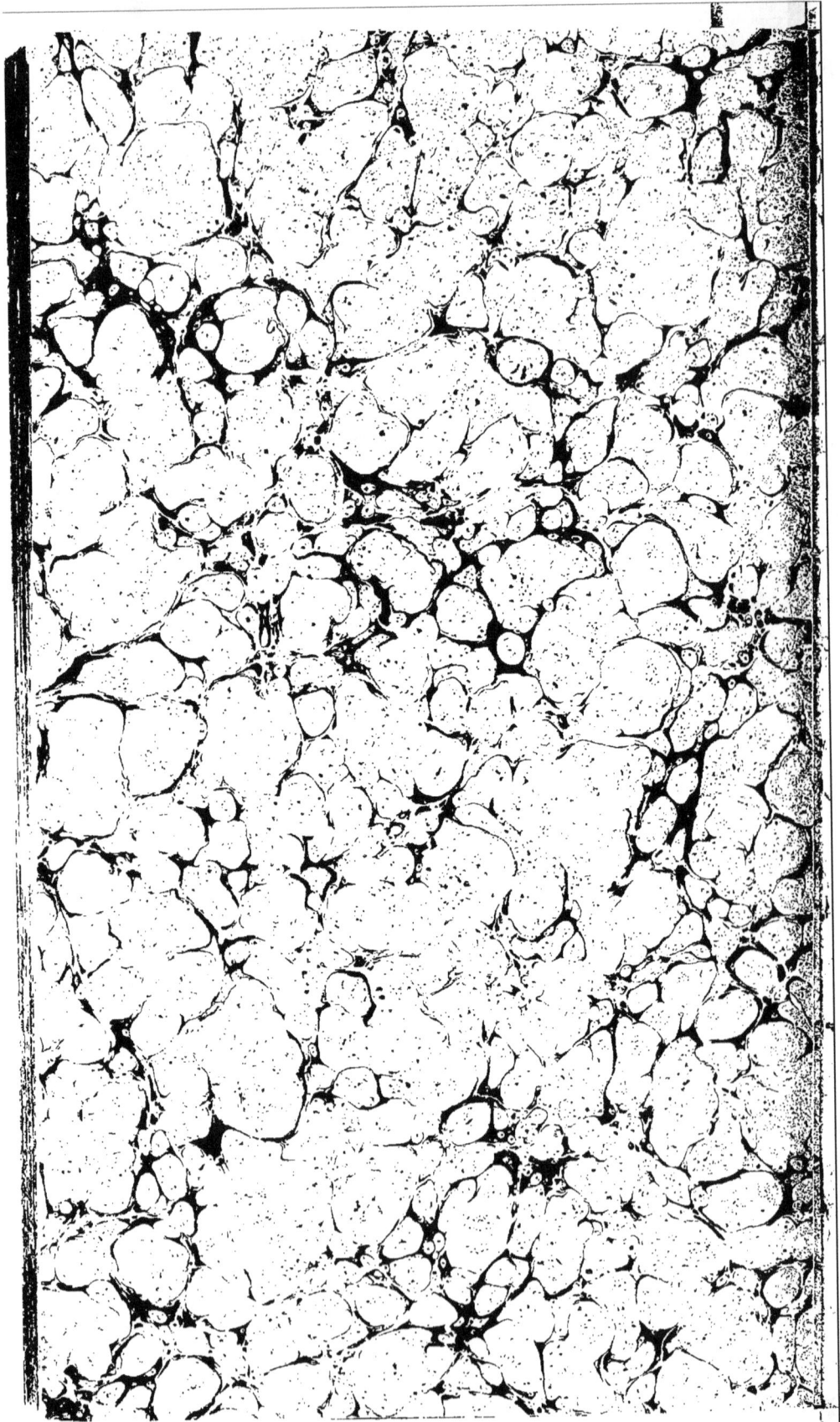

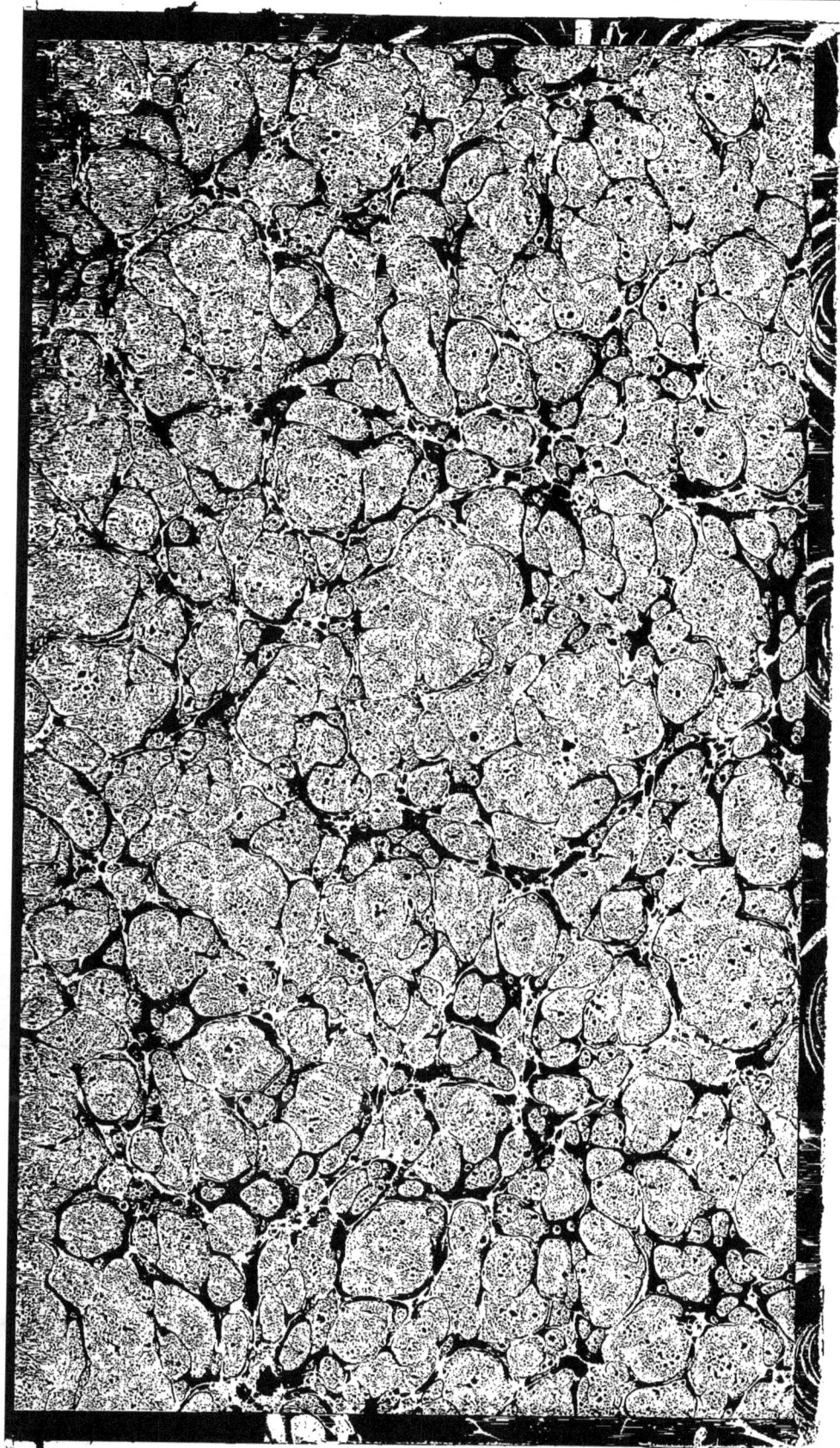